Kohlhammer

Störungsspezifische Psychotherapie

Herausgegeben von
Anil Batra und Alexandra Philipsen

Weitergeführt von
Anil Batra und Fritz Hohagen

Begründet von
Anil Batra und Gerhard Buchkremer

Eine Übersicht aller lieferbaren und im Buchhandel angekündigten Bände der Reihe finden Sie unter:

 https://shop.kohlhammer.de/stoerungsspezifische-psychotherapie

Franziska Schober
Friederike Wernz
Anil Batra

Psychoedukatives Training bei Abhängigkeitserkrankungen

Ein Therapiemanual für die Arbeit mit Suchtpatienten

2., überarbeitete Auflage

Verlag W. Kohlhammer

Dieses Werk einschließlich aller seiner Teile ist urheberrechtlich geschützt. Jede Verwendung außerhalb der engen Grenzen des Urheberrechts ist ohne Zustimmung des Verlags unzulässig und strafbar. Das gilt insbesondere für Vervielfältigungen, Übersetzungen und für die Einspeicherung und Verarbeitung in elektronischen Systemen.

Pharmakologische Daten verändern sich ständig. Verlag und Autoren tragen dafür Sorge, dass alle gemachten Angaben dem derzeitigen Wissensstand entsprechen. Eine Haftung hierfür kann jedoch nicht übernommen werden. Es empfiehlt sich, die Angaben anhand des Beipackzettels und der entsprechenden Fachinformationen zu überprüfen. Aufgrund der Auswahl häufig angewendeter Arzneimittel besteht kein Anspruch auf Vollständigkeit.

Die Wiedergabe von Warenbezeichnungen, Handelsnamen und sonstigen Kennzeichen berechtigt nicht zu der Annahme, dass diese frei benutzt werden dürfen. Vielmehr kann es sich auch dann um eingetragene Warenzeichen oder sonstige geschützte Kennzeichen handeln, wenn sie nicht eigens als solche gekennzeichnet sind.

Es konnten nicht alle Rechtsinhaber von Abbildungen ermittelt werden. Sollte dem Verlag gegenüber der Nachweis der Rechtsinhaberschaft geführt werden, wird das branchenübliche Honorar nachträglich gezahlt.

Dieses Werk enthält Hinweise/Links zu externen Websites Dritter, auf deren Inhalt der Verlag keinen Einfluss hat und die der Haftung der jeweiligen Seitenanbieter oder -betreiber unterliegen. Zum Zeitpunkt der Verlinkung wurden die externen Websites auf mögliche Rechtsverstöße überprüft und dabei keine Rechtsverletzung festgestellt. Ohne konkrete Hinweise auf eine solche Rechtsverletzung ist eine permanente inhaltliche Kontrolle der verlinkten Seiten nicht zumutbar. Sollten jedoch Rechtsverletzungen bekannt werden, werden die betroffenen externen Links soweit möglich unverzüglich entfernt.

2., überarbeitete Auflage 2022

Alle Rechte vorbehalten
© W. Kohlhammer GmbH, Stuttgart
Gesamtherstellung: W. Kohlhammer GmbH, Heßbrühlstr. 69, 70565 Stuttgart
produktsicherheit@kohlhammer.de

Print:
ISBN 978-3-17-038708-9

E-Book-Formate:
pdf: ISBN 978-3-17-038709-6
epub: ISBN 978-3-17-038710-2

Für Effi

Nachruf

Kurz vor Fertigstellung der ersten Auflage dieses Therapiemanuals verstarb viel zu früh und unerwartet unser Freund, Kollege und Mitautor Dr. Peter Peukert. Seine Erfahrung, Kompetenz, Kreativität und sein Ideenreichtum haben grundlegend zur Erstellung dieses Manuals beigetragen. Wir danken ihm dafür.

Franziska Schober
Friederike Wernz
Anil Batra

Geleitwort zur Buchreihe

Wer in die Vergangenheit blickt, stellt fest: Psychotherapie ist immer im Wandel.

Nach einer Phase der methodenspezifischen Diversifizierung spielen in der heutigen ambulanten und stationären Versorgung von Patientinnen und Patienten mit psychischen Erkrankungen störungsspezifische Behandlungsansätze eine zunehmende Rolle. In vielen Fällen sind diese verhaltenstherapeutisch geprägt und multimodal aufgebaut. Dabei werden nicht nur schulenübergreifend wirksame Behandlungskomponenten, sondern auch Erkenntnisse zu Basisvariablen der psychotherapeutischen Arbeit verwendet und integriert.

Die Reihe »Störungsspezifische Psychotherapie« hat die störungsspezifische Entwicklung bereits im Jahr 2004 aufgegriffen und bietet mittlerweile für über 20 Störungsbilder evidenzbasierte Manuale an. Klassische Themen wie die Therapie von Angst- oder Essstörungen, Suchterkrankungen oder Psychosen wurden um störungsspezifische Anleitungen für die Behandlung von Symptomen, Syndromen oder speziellen Fragestellungen (Tourettesyndrom, Adipositasbehandlung, Insomnie, stationäre Behandlungsbesonderheiten u. v. m.) ergänzt und durch einzelne Manuale zu Techniken und verwandten Methoden in der Psychotherapie (Achtsamkeitstraining, Hypnotherapie, Interpersonelle Therapie) erweitert.

Die Reihe »Störungsspezifische Psychotherapie« wurde 2004 begründet von Anil Batra und Gerhard Buchkremer, in der Folge weitergeführt von Anil Batra und Fritz Hohagen und mittlerweile herausgeben von Anil Batra und Alexandra Philippsen. Die Buchreihe wird fortlaufend erweitert und aktualisiert, wobei neue Techniken, alternative Vorgehensweisen und die aktuelle Studienlage berücksichtigt werden. Damit sollen die Bände psychotherapeutisch arbeitenden Ärztinnen und Ärzten, Psychologinnen und Psychologen in der praktischen Arbeit neben einer Einführung in die besondere Problematik verschiedener Erkrankungen auch konkrete Anleitungen, online abrufbare praxisnahe Tools sowie Techniken und Vorgehensweisen auch in therapeutisch herausfordernden Situationen zur Verfügung stellen.

Wir hoffen, Ihnen mit dieser Reihe hilfreiche Anregungen für die klinische Praxis geben zu können.

Anil Batra, Tübingen
Alexandra Philipsen, Bonn

Inhalt

Geleitwort zur Buchreihe		7
Arbeitsmaterial zum Download		14
Arbeitsblätter		14
Informationsblätter		14
Vorlagen		15
Vorwort zur zweiten Auflage		17

I Theoretische Grundlagen

1 Entwicklung des Manuals 21
    Qualifizierte Entgiftung 21
    Patientenkollektiv und Behandlungssetting 22
    Substanzen und Veränderungen der Konsumgewohnheiten 24

2 Allgemeine psychotherapeutische Grundlagen und Methoden .. 26
    Aufbau einer therapeutischen Beziehung 26
    Ambivalenz 27
    Motivational Interviewing (MI) 28
    Kognitive Dissonanz 32

3 Gruppentherapie: Stand der Wissenschaft 34

4 Über das vorliegende Programm 36
    Ziel des Programms 36
    Gestaltung des Gruppentherapieprogramms 36
    Anwendung des Manuals 37
    Feste Bausteine der Therapiesitzungen 37
    Haltung des Therapeuten 38
    Therapievereinbarung und Behandlungsziele 39
    Umgang mit Widerstand und anderen schwierigen Situationen innerhalb der Therapie 40
    Abstinenz oder reduzierter Konsum? 47
    Umgang mit Rückfällen 47
    Literatur 51

II Psychoedukativer Teil
Module 53

5 Suchtverlauf und Suchtverlagerung **55**
Ziel der Sitzung 55
Inhalt 55
Schwierige Situationen 58
Tipps 59

6 Körperliche Folgen des Suchtmittelkonsums **62**
Ziel der Sitzung 62
Inhalt 62
Schwierige Situationen 70
Tipps 71

7 Psychosoziale Folgen des Suchtmittelkonsums **79**
Ziel der Sitzung 79
Inhalt 79
Schwierige Situationen 82
Tipps 83

8 Entzug **86**
Ziel der Sitzung 86
Inhalt 86
Schwierige Situationen 91
Tipps 91

9 Medikamente in der Suchtbehandlung **97**
Ziel der Sitzung 97
Inhalt 97
Schwierige Situationen 102
Tipps 103

10 Therapie – wie und wo kann ich mir helfen lassen? **104**
Ziel der Sitzung 104
Inhalt 104
Schwierige Situationen 107
Tipps 108

11 Alkohol in Lebensmitteln **112**
Ziel der Sitzung 112
Inhalt 112
Schwierige Situationen 115
Tipps 116

12	**Substanzfreie Zone**	**119**
	Ziel der Sitzung	119
	Inhalt	119
	Schwierige Situationen	124
	Tipps	124
13	**Tabakinformation**	**126**
	Ziel der Sitzung	126
	Inhalt	126
	Schwierige Situationen	131
	Tipps	131
	Literatur	133
III	**Psychotherapeutischer Teil**	
	Module	135
14	**Kriterien der Abhängigkeit**	**137**
	Ziel der Sitzung	137
	Inhalt	137
	Schwierige Situationen	140
	Tipps	141
15	**Suchtentwicklung – Sitzung 1**	**144**
	Ziel der Sitzung	144
	Inhalt	144
	Schwierige Situationen	146
	Tipps	147
16	**Suchtentwicklung – Sitzung 2**	**149**
	Ziel der Sitzung	149
	Inhalt	149
	Schwierige Situationen	154
	Tipps	155
17	**Aufbau einer Abstinenzmotivation – Sitzung 1**	**158**
	Ziel der Sitzung	158
	Inhalt	158
	Schwierige Situationen	161
	Tipps	162
18	**Aufbau einer Abstinenzmotivation – Sitzung 2**	**164**
	Ziele der Sitzung	164
	Inhalt	164
	Schwierige Situationen	165
	Tipps	165

19	**Entwicklung von Zielen**	**167**
	Ziel der Sitzung	167
	Inhalt	167
	Schwierige Situationen	168
	Tipps	169

20	**Problemlösen: Meine Baustellen – Sitzung 1**	**171**
	Ziel der Sitzung	171
	Inhalt	171
	Schwierige Situationen	174
	Tipps	175

21	**Problemlösen: Auf geht's zum Gipfel! – Sitzung 2**	**177**
	Ziel der Sitzung	177
	Inhalt	177
	Schwierige Situationen	179
	Tipps	179

22	**Emotionsregulation**	**181**
	Ziele der Sitzung	181
	Inhalt	181
	Schwierige Situationen	185
	Tipps	186

23	**Stärken und Ressourcen**	**188**
	Ziel der Sitzung	188
	Inhalt	188
	Schwierige Situationen	190
	Tipps	191

24	**Umgang mit Risikosituationen – Sitzung 1**	**194**
	Ziel der Sitzung	194
	Inhalt	194
	Schwierige Situationen	196
	Tipps	197

25	**Umgang mit Risikosituationen – Sitzung 2**	**200**
	Ziel der Sitzung	200
	Inhalt	200
	Schwierige Situationen	203
	Tipps	204

26	**Tagesstruktur**	**208**
	Ziel der Sitzung	208
	Inhalt	208

	Schwierige Situationen	211
	Tipps	212
27	**Genuss und Achtsamkeit**	**214**
	Ziel der Sitzung	214
	Inhalt	214
	Schwierige Situationen	218
	Tipps	218
28	**Im Notfall**	**219**
	Ziel der Sitzung	219
	Inhalt	219
	Schwierige Situationen	223
	Tipps	224
29	**Angehörigengruppe**	**225**
	Ziel der Sitzung	225
	Inhalt	226
	Schwierige Situationen	230
	Tipps	231
	Literatur	231

Hinweis zum Downloadmaterial **233**

Stichwortverzeichnis **235**

Autorinnen und Autor **238**

Arbeitsmaterial zum Download

Die folgenden Materialien sind enthalten:

Arbeitsblätter

Arbeitsblatt Nr. 1   Krankheitsverlauf
Arbeitsblatt Nr. 2   Körperliche Folgen
Arbeitsblatt Nr. 3   Psychosoziale Folgen
Arbeitsblatt Nr. 4   Therapiemöglichkeiten
Arbeitsblatt Nr. 5   Alkohol in Lebensmitteln
Arbeitsblatt Nr. 6   Substanzfreie Zone
Arbeitsblatt Nr. 7   Die Diagnose der Abhängigkeit
Arbeitsblatt Nr. 8   Entstehung von Sucht
Arbeitsblatt Nr. 9   Pro und Contra
Arbeitsblatt Nr. 10 Meine Gedanken zur Abstinenz
Arbeitsblatt Nr. 11 Ziele
Arbeitsblatt Nr. 12 Probleme lösen
Arbeitsblatt Nr. 13 Auf geht's!
Arbeitsblatt Nr. 14 Fieberkurve
Arbeitsblatt Nr. 15 Daumen hoch!
Arbeitsblatt Nr. 16 Risikosituation bewältigen
Arbeitsblatt Nr. 17 Risiko
Arbeitsblatt Nr. 18 Bevor es eng wird
Arbeitsblatt Nr. 19 Tagesplan

Informationsblätter

Informationsblatt Nr. 1   Stadien des Krankheitsverlaufs
Informationsblatt Nr. 2   Körperliche Folgen bei Alkoholabhängigkeit

Informationsblatt Nr. 3	Körperliche Folgen bei Abhängigkeit von Beruhigungs- und Schlafmitteln
Informationsblatt Nr. 4	Körperliche Folgen bei Cannabisabhängigkeit
Informationsblatt Nr. 5	Körperliche Folgen bei Opiatabhängigkeit
Informationsblatt Nr. 6	Entzugszeichen bei Alkoholabhängigkeit
Informationsblatt Nr. 7	Entzugszeichen bei Abhängigkeit von Schlaf- und Beruhigungsmitteln
Informationsblatt Nr. 8	Entzugszeichen bei Abhängigkeit von Cannabis
Informationsblatt Nr. 9	Entzugszeichen bei Abhängigkeit von Opiaten
Informationsblatt Nr. 10	Therapiemöglichkeiten
Informationsblatt Nr. 11	Alkohol in Lebensmitteln
Informationsblatt Nr. 12	Tabakrauchbestandteile

Vorlagen

Vorlage Therapievereinbarung
Vorlage Fagerström-Test für Zigarettenabhängigkeit
Folien zu Belohnungssystem und Konditionierung

Vorwort zur zweiten Auflage

Die Suchttherapie nimmt einen großen Teil der psychiatrisch-psychotherapeutischen Versorgung ein. Der Konsum legaler und illegaler Drogen und die missbräuchliche Einnahme von Medikamenten stellen sowohl Patienten als auch Therapeuten immer wieder vor Herausforderungen.

Aufgrund der eingeschränkten Behandlungsdauer, die uns zur Verfügung steht, wächst die Bedeutung von kurzen und praktikablen Programmen, welche es den Patienten möglich machen, Fertigkeiten und Verhaltensweisen kennen zu lernen und einzuüben, die ihnen zu einem abstinenten Leben verhelfen können.

Während in früheren Jahren eine Trennung in Abhängige legaler und illegaler Substanzen die Regel war, wird mittlerweile häufig die strikte Trennung zugunsten einer gemeinsamen Behandlung aller substanzabhängigen Personen aufgegeben. Dies beinhaltet sowohl Schwierigkeiten als auch therapeutische Chancen.

An der Universitätsklinik für Psychiatrie und Psychotherapie wurden schon Mitte der 1970er Jahre erste suchtspezifische psychotherapeutische Programme etabliert und seither kontinuierlich weiterentwickelt.

Das hier beschriebene Programm für ärztliche und psychologische Psychotherapeuten wird in der Tagesklinik für Patienten mit Abhängigkeitserkrankung seit Juli 2008 angeboten und regelmäßig aktualisiert. Es lässt sich ebenso im ambulanten wie im stationären Bereich einsetzen. Vorteil ist der modulare Aufbau, der eine Auswahl oder eine Umstellung von Themen und Inhalten möglich macht. Dem Anwender stehen 12 psychotherapeutische und 9 psychoedukative Module zur Auswahl, die jeweils durch Arbeits- oder Informationsblätter ergänzt werden. Diese umfassen bekannte grundlegende Bausteine der Suchttherapie sowie psychotherapeutische Elemente, die auch in der Therapie anderer psychischer Erkrankungen ihren festen Platz haben. Alle Sitzungen sind so dargestellt und formuliert, dass sie auf jede Substanzklasse angewendet werden können (mit Ausnahme der Gruppensitzung »Alkohol in Lebensmitteln«), wobei jeweils auf Alkohol, Benzodiazepine, Cannabis und Opioide eingegangen wird. Die Beschreibungen der Sitzungen beziehen Formulierungsvorschläge und die Diskussion möglicher schwieriger Situationen mit ein. Auf den Arbeitsmaterialien wird der Begriff Opiate verwendet, da dieser alltagssprachlich von Betroffenen – im Vergleich zum Terminus Opioide – häufiger gebraucht wird.

Alle personenbezogenen Formulierungen in diesem Manual sind in der männlichen Form verfasst, gleichberechtigt gemeint ist stets auch die weibliche Form.

Unser Manual basiert auf jahrelanger Vorarbeit aller Kollegen der Suchtabteilung und hat sich gut bewährt. Wir danken den therapeutischen und pflegerischen Teams der stationären Suchttherapie unseres Hauses und der Tagesklinik für Suchtpatienten, die allesamt sehr viel dazu beigetragen haben, dass dieses Handbuch publiziert werden konnte. Bei der Überarbeitung der ersten Auflage wurden die neuen Erkenntnisse und Entwicklungen im Bereich der Suchterkrankungen und der Suchttherapie berücksichtigt. Wir konnten damit sicherstellen, dass das Manual auch in den nächsten Jahren einen wichtigen Beitrag zur Suchtkrankenhilfe leisten kann.

Tübingen, im September 2021
Franziska Schober
Friederike Wernz
Anil Batra

I Theoretische Grundlagen

1 Entwicklung des Manuals

Die Universitätsklinik für Psychiatrie und Psychotherapie in Tübingen bietet breit gefächerte Hilfsmöglichkeiten für Patienten[1] mit einer Suchterkrankung an. Dabei werden sowohl Menschen mit einer Abhängigkeitserkrankung als auch mit einem Missbrauch von Suchtmitteln angesprochen. Schaltstelle des Suchtbereichs ist die Suchtambulanz, welche die Patienten in die Sucht-Tagesklinik, auf die Entgiftungsstation oder auf die Psychotherapiestation vermittelt. Dort wird eine Kurzzeitbehandlung für Patienten mit einer Suchtmittelabhängigkeit und einer komorbiden psychischen Störung angeboten. Nach den stationären Behandlungen stehen ambulante Unterstützungsangebote als weitere Bestandteile der Suchtkrankenhilfe zur Verfügung. Dieses Manual entstammt dem in der Tübinger Universitätsklinik angewendeten psychoedukativen und psychotherapeutischen Gruppentherapieprogramm für substanzbezogene Störungen aus den Bereichen Alkohol, Medikamente, Cannabis und andere illegale Drogen.

Qualifizierte Entgiftung

Die Qualifizierte Entgiftung bezeichnet einen Prozess, der – außer der somatischen Behandlung des Entzugssyndroms – auf die Schaffung und Förderung einer Abstinenzmotivation ausgerichtet ist. Ziel ist neben einer Stabilisierung eines abstinenten Verhaltens die Vermittlung in eine ambulante, teilstationäre oder stationäre Entwöhnungsbehandlung. Für die Durchführung einer *Qualifizierten* Entgiftung gibt es eine klare Empfehlung in der leitliniengerechten Behandlung (S3 Leitlinie Screening, Diagnostik und Behandlung alkoholbezogener Störungen; AWMF 2015).

Die zur Verfügung stehenden psychotherapeutischen Mittel im Rahmen der Qualifizierten Entgiftung sind angesichts der begrenzten Zeit, die dem Patienten seitens der Kostenträger in psychiatrischen Einrichtungen gewährt wird, auf Techniken der motivierenden Gesprächsführung und Psychoedukation beschränkt.

Bei der Psychoedukation steht die Wissensvermittlung über Entstehungsbedingungen und aufrechterhaltende Faktoren der Suchterkrankungen im Vordergrund.

---

1 Zugunsten einer lesefreundlichen Darstellung wird in diesem Buch bei personenbezogenen Bezeichnungen in der Regel die männliche Form verwendet. Diese schließt, wo nicht anders angegeben, alle Geschlechtsformen ein (weiblich, männlich, divers).

Die Patienten erhalten Informationen über ihre Erkrankung, die sie brauchen, um in Zukunft verantwortungsvoll mit ihr umzugehen. Die funktionale Bedeutung des Konsums und der dysfunktionalen Lebensstile werden in den Mittelpunkt gestellt. Oft muss der unspezifische Wunsch nach einem »neuen Leben« konkretisiert werden: Was möchte der Patient durch seine Abstinenz erreichen? Welche Dinge zeichnen die Abstinenz für ihn aus? Nicht zuletzt sollen die Betroffenen Werkzeuge an die Hand bekommen, die sie für den Erhalt ihrer Abstinenz einsetzen können. Diese Werkzeuge umfassen allgemeine Kompetenzen zur kognitiven Arbeit sowie spezielle Fertigkeiten zum Umgang mit dem Suchtmittel. Strategien zur Verhinderung weiterer Rückfälle und die Bewältigung bisheriger Rückfallereignisse haben ihren festen Platz in der Qualifizierten Entgiftung.

Dass eine Qualifizierte Entgiftung gegenüber einer reinen körperlichen Entgiftung zu bevorzugen ist, unterstrichen auch Loeber et al. (2009). In ihrer vergleichenden Untersuchung einer qualifizierten dreiwöchigen suchtspezifischen psychotherapeutischen Gruppentherapie und einer herkömmlichen körperlichen Entgiftung berichteten die Patienten nach Durchlaufen der Qualifizierten Entgiftung von einer höheren Abstinenzzuversicht. Sie waren zum Katamnesezeitpunkt häufiger abstinent und besuchten regelmäßiger Selbsthilfegruppen.

Die Qualifizierte Entzugsbehandlung dient lt. Definition der S3-Leitlinien der AWMF (www.awmf.org; 2020) der Förderung der Änderungsbereitschaft, der Änderungskompetenz und der Stabilisierung der Abstinenz. Die Wirksamkeit der Qualifizierten Entzugsbehandlung in Bezug auf Abstinenzrate, Abstinenzzeit, Verhinderung von Rückfällen und Vermittlung in Langzeittherapie im Vergleich zu einer rein körperlichen Entgiftung wird in o. g. Behandlungsleitlinie ausführlich diskutiert (S. 48/49). Es wird dabei festgehalten, Patienten wiesen nach einer Qualifizierten Entgiftung eine höhere Abstinenzrate, eine höhere Rate von Vermittlung in eine weiterführende Therapie, einen besseren Therapieerfolg einer nachfolgenden Rehabilitationsbehandlung und eine reduzierte Wiederaufnahmerate auf. Die Qualifizierte Entzugsbehandlung sei für die Kostenträger kosteneffizient und wirke sich bei längerer Behandlungsdauer positiv auf den Behandlungserfolg aus.

Patientenkollektiv und Behandlungssetting

Die Zusammensetzung stationärer und tagesklinischer Patientengruppen kann sehr heterogen sein. Sowohl Alkohol- als auch Drogenabhängigkeit sind eine Indikation für die Aufnahme einer Behandlung. Tagesklinische Behandlungskonzepte nehmen auch in der suchtspezifischen Therapie zu. Laut Lotz-Rambaldi und Kollegen (2002) ist eine tagesklinische Rehabilitationsbehandlung für alkoholkranke Menschen im Vergleich zum vollstationären Angebot bezüglich wesentlicher Outcome-Variablen wie Reduktion psychischer Belastung, Abstinenzquoten und Wiedereingliederung ins Erwerbsleben durchaus vergleichbar. Die Heterogenität der Gruppe hat dabei große Vorteile.

Beispiele:

- Erleichterung der Perspektivenübernahme bei Patienten, die noch sehr bagatellisierend sind
- Patienten, die auf eine lange Suchtkarriere zurückblicken, können diejenigen, die sich erstmalig in Behandlung befinden, aus der Sicht des Betroffenen gut und glaubwürdig auf typische Denkfehler, Rationalisierungen und Bagatellisierungstendenzen hinweisen
- Verschiedene Substanzen können verschiedene Aspekte einer Abhängigkeitserkrankung hervorheben. So finden wir im Bereich Alkohol eine Vielzahl körperlicher Schäden als Beispiel für negative Folgen des Konsums. Berichte von opioidabhängigen Patienten verdeutlichen das Konstrukt des Suchtdrucks usw.

Das vorliegende Behandlungsprogramm kann in allen Stadien einer Suchterkrankung vermittelt werden.

Patienten, die sich zwar Sorgen um ihren eskalierten Alkoholkonsum machen, sich aber noch nicht von einem Suchtmittel abhängig ansehen, junge Menschen, die mittlerweile auf ihren Cannabiskonsum nicht mehr verzichten können, aber von der Umgebung zu einer Behandlung aufgefordert werden und Patienten, die wiederholt zur Entgiftung von Alkohol oder Drogen und einer weiteren Behandlung vorstellig werden, können profitieren. Auch substituierte Personen, die einen Beikonsum von Alkohol, Benzodiazepinen oder illegalen Substanzen entwickelt haben und therapeutische Hilfe brauchen, um auf diesen wieder verzichten zu können, können das Gruppenangebot sinnvoll nutzen.

Günstig sind niedrigschwellige Behandlungsangebote, in die Betroffene schnell aufgenommen werden und wo sie Kriseninterventionen zur Rückfallabwehr oder Rückfallunterbrechung durchlaufen können. Eine tagesklinische Behandlung kann nicht stattfinden, wenn starke körperliche Entzugszeichen zu erwarten oder in der Vorgeschichte ein Entzugsdelir oder ein Krampfanfall aufgetreten sind.

Eine Herausforderung, aber ebenso auch eine Chance, für die Patienten in einer ambulanten oder teilstationären Therapie ist der Umgang mit den Tages- und Nachtstunden, in denen keine Behandlung stattfindet. Sie müssen eigenverantwortlich mit ihrem Abstinenzbemühen umgehen. Das hilfreiche Element an dieser Herausforderung ist, dass die Betroffenen in der Therapie erlernte Strategien zur Rückfallprophylaxe sowie zur Rückfallbewältigung und ihre Notfallpläne erproben können. Die »Käseglocke«, die Patienten in stationären Behandlungen oft bemängeln, gilt hier nur bedingt. Eindrücklich ist das Beispiel eines unserer substituierten Patienten, der zunächst stationär unter Clomethiazol von seinem Alkoholbeigebrauch entgiftet hatte. Erst als er im Rahmen unserer tagesklinischen Behandlung in seine Wohnung ging, wurde ihm wieder bewusst, dass er diese notfallmäßig verlassen hatte, um den Schutz der Klinik aufzusuchen. Er fand viele leere und halbleere Bier- und Weinflaschen vor, die Suchtdruck auslösten. Ihm gelang die Entsorgung der Überreste seiner Konsumzeit mit Hilfe der tagesklinischen Unterstützung, ohne direkt wieder zu trinken.

Neben der Vermittlung der Strategien und Inhalte während der Gruppensitzungen müssen die Patienten auch in ihrem Alltag begleitet werden. Einige neigen dazu, sich sehr schnell besonders schwierigen Situationen auszusetzen. Bspw. wird der konsumierende Freundeskreis weiterhin aufgesucht, das Suchtmittel behält seine Präsenz und das »Standhaftbleiben« dient zur Steigerung des Selbstwerts. Therapeuten sollten immer auf das große Risiko hinweisen, das mit solchen »Feuerproben« verbunden ist. Patienten unterschätzen häufig die Zeitdauer, die sie benötigen, um in der Therapie Schutzmechanismen zu erwerben, mit denen sie solche Extremsituationen gut überstehen.

Die Heterogenität der Patientengruppe wird gelegentlich von Mitarbeitenden oder von Patienten, kritisch gesehen. Sowohl von Betroffenen als auch von Therapeutenseite werden die Unterschiede zwischen Abhängigen von Alkohol und illegalen Drogen betont. In den letzten Jahren bauen sich diese Vorurteile auf Seiten der Therapeuten zunehmend ab, nicht zuletzt aufgrund der Erfahrung, dass die gemeinsame Behandlung Sinn macht und das Behandlungsprogramm gut an die Bedürfnisse beider Gruppen angepasst werden kann. Patienten tauschen sich vielmehr für beide Seiten gewinnbringend aus. Schnell erkennt sich ein junger Mann, der wegen Amphetaminkonsums in Behandlung ist, vielleicht in Schilderungen eines älteren alkoholkranken Patienten wieder, der von seinen Strategien berichtet, den Alkoholkonsum vor seiner Partnerin zu verbergen.

Substanzen und Veränderungen der Konsumgewohnheiten

Die Autoren haben sich im psychoedukativen Teil für die Aufnahme ausgewählter einzelner Substanzen bzw. Substanzklassen entschieden. Im Zentrum stehen die Substanzen, wegen derer häufig Behandlungen in Anspruch genommen werden (Alkohol, Cannabis, Medikamente mit Abhängigkeitspotential, Opioide). Die meisten Materialien des psychoedukativen Teils des Manuals sowie sämtliche Materialien aus dem psychotherapeutischen Teil können ebenso für Konsumenten anderer Substanzen oder auch für Patienten mit Mischkonsum verwendet werden.

Die Drogenszene und die Konsumgewohnheiten der Patienten mit Substanzabhängigkeit verändern sich stetig und in den letzten Jahren teilweise rasant (Europäischer Drogenbericht 2017). Um sich über die aktuellen Trends und Entwicklungen auf dem Drogenmarkt zu informieren, empfehlen sich Online-Angebote, da diese am schnellsten die Veränderungen abbilden können (bspw. www.drogenbeauftragte.de; www.emcdda.europa.eu; www.dhs.de).

Die hier im Manual repräsentierten Substanzklassen gehören sicher zu den »klassischen«. In den letzten Jahren hat eine Vielzahl chemischer Substanzen den Drogenmarkt erreicht. Konsum und Beschaffung im Graubereich zwischen Legalität und Illegalität sowie Substanzbeschaffung via Internet sind häufiger denn je. Dabei stehen die sogenannten neuen psychoaktiven Substanzen (NPS) im Fokus. Diese werden häufig fehlbezeichnet, bspw. als Räuchermischung oder Dünger, um den eigentlichen Zweck des Konsums zu verschleiern. Eine eigene Übersichtskategorie wurde 2016 eingeführt. Durch eine geringe Veränderung der Molekülstruktur klassischer Suchtmittel oder bereits unter Betäubungsmittelgesetz (BtmG) gestellter Substanzen werden gesetzliche Verkehrsgebote umgangen. Dem entgegenzutreten trat 2016 das NPS-Gesetz in Kraft, das in Ergänzung zum einzelstofflichen Ansatz des BtmG auch eine Stoffgruppenregelung umfasst (www.drogenbeauftragte.de).

Viele NPS lassen sich den synthetischen Cannabinoiden, den Cathinonen oder Phenethylaminen zuordnen. Auf dem Markt kursiert ebenfalls eine Vielzahl synthetischer Opioide und Benzodiazepine.

Der Konsum dieser neuartigen synthetischen Substanzen ist äußerst gefährlich, denn

- den Konsumenten fehlt oft die Erfahrung im Umgang mit den verschiedenen chemischen Substanzen
- Untersuchungen ergaben, dass der Wirkstoffgehalt in den Verpackungseinheiten stark schwankt: »Man weiß nie, wie viel man bekommt«
- Untersuchungen zeigen, dass die Verpackungseinheiten häufig viele unterschiedliche psychoaktiv wirksame Substanzen enthalten (Angerer und Auwärter 2015): »Man weiß nie, was man bekommt«
- Dosen, die Überdosierungen hervorrufen, sind schnell erreicht (Fletcher et al. 2015)
- Folgen von Mischintoxikationen bei Konsum zusätzlicher Substanzen sind nicht abschätzbar
- Mischintoxikationen und Überdosierungen sind zumeist schwerwiegend und können letal sein (z. B. Stanciu 2016)
- in der Applikationsform wird teilweise auch auf i.v. Konsum zurückgegriffen, was ernstzunehmende körperliche Folgen haben kann
- Intoxikationen gehen gelegentlich mit schwerwiegenden psychischen und physischen Symptomen einher, bspw. agitierten Delirien oder Cathinonpsychosen (Hohmann et al. 2014)
- die psychische Abhängigkeit ist teilweise ausgeprägt
- körperliche und psychische Entzugssyndrome sind vielgestaltig und manchmal schwer zu behandeln (z. B. Hervas 2017; Tracy 2017)

2 Allgemeine psychotherapeutische Grundlagen und Methoden

Aufbau einer therapeutischen Beziehung

Gemeinsame therapeutische Arbeit erfordert zunächst eine gute Beziehung zwischen Therapeuten und Patienten. Insbesondere in der Suchttherapie kann es passieren, dass sehr therapieerfahrene Patienten am Gruppenprogramm teilnehmen. Sie bringen Erwartungen an den Therapeuten sowie Erfahrungen mit, die Vergleiche ermöglichen. Gruppenmitglieder, die sich erstmalig in Behandlung begeben, sind eventuell sehr vorsichtig: Was erwartet mich? Wie wird mir der Therapeut gegenübertreten? Kann ich meine Schwächen zeigen?

Die folgenden Merkmale einer Therapeut-Patienten-Beziehung sind bezüglich ihrer positiven Wirkung untersucht bzw. belegt (Zimmer 2008):

- Empathie und Verständnis: Förderlich ist das Vermitteln von Verständnis für die Belange des Patienten, ohne störungsbezogene Verhaltensweisen zu verstärken.
- Therapeutische Allianz: Hier steht das gemeinsame Arbeitsbündnis im Vordergrund. Am günstigsten ist eine freiwillige Therapieteilnahme. Liegt Vertrauen vor, können gemeinsame Anliegen und Ziele verfolgt werden.

Hinweise für einen positiven Einfluss auf die therapeutische Beziehung gibt es auch für:

- *Wertschätzung:* Im besten Fall verbessert die Wertschätzung des Therapeuten die Selbstakzeptanz des Patienten.
- *Kongruenz und Echtheit:* Der Therapeut kann mit offenen Äußerungen bezüglich der eigenen Person als Modell fungieren und den Patienten dazu anregen, sich mehr zu öffnen.
- *Rückmeldung:* Es gibt verschiedene Formen konstruktiver Rückmeldung, die in der Therapie eingesetzt werden:
  - *Validierung:* Durch die Rückmeldung des Therapeuten, dass das Denken und Fühlen des Patienten nachvollziehbar und verständlich ist, können Erfahrungen mit Invalidierung korrigiert werden.
  - *Anerkennung von Bemühungen:* Das Streben nach Veränderungen und das Aufzeigen von kompetentem Verhalten werden vom Therapeuten kontinuierlich verstärkt. Die positive Rückmeldung findet nicht erst mit Erreichung des letzten Teilzieles statt.

- *Subtile Verstärkungsprozesse:* Der Aufbau einer therapeutischen Beziehung findet auch auf der nicht-bewussten Ebene statt. Durch Aufmerksamkeit und Beachtung werden bestimmte Äußerungen oder Verhaltensweisen des Patienten verstärkt.
- *Angstreduktion:* Eine Psychotherapie bietet einen Rahmen, in dem auch über Themen gesprochen werden kann, die in anderen Kontexten aufgrund von Angst oder Scham unausgesprochen bleiben.
- *Neues Konzept und neue Sprache:* Die Therapie verhilft den Patienten zu einem besseren Verständnis ihrer Probleme. Unklarheiten werden beseitigt, die Probleme werden durch die Entwicklung eines Konzeptes greifbarer. Es lassen sich leichter neue Perspektiven erarbeiten.

In verschiedenen Studien konnte der positive Einfluss von Empathie und therapeutischer Allianz auf die zu behandelnden Symptome nachgewiesen werden. Dieser Effekt zeigt sich in der Behandlung von psychiatrischen Erkrankungen im Allgemeinen sowie spezifischer auch in suchttherapeutischen Behandlungen (Urbanowski et al. 2012, Miller und Moyers 2015). In einer großen Metaanalyse konnte die Belastbarkeit dieser Ergebnisse in der allgemeinen Erwachsenen-Psychotherapie bestätigt werden (Flückiger et al. 2018).

Priebe et al (2019) untersuchten den Einfluss des Kommunikationsstils des Therapeuten. Die verbale Kommunikation wie bspw. Klarheit der Sprache, Empathie, »zwischen den Zeilen Lesen« hatten höheren Einfluss auf Prozessvariablen wie Zufriedenheit mit der Behandlung und therapeutische Beziehung als auf klinische Ergebnis-Maße (Symptomausprägung und Rückfälle).

In einem Review mit zehn eingeschlossenen Studien konnte von Kadur et al. (2020) gezeigt werden, dass folgende Punkte in der therapeutischen Beziehung positiven Einfluss auf die zu behandelnden Symptome hatten: stützende und explorative Äußerungen des Therapeuten sowie das Thematisieren von verschiedenen Gesichtspunkten der therapeutischen Beziehung.

Ambivalenz

Ambivalenz tritt in der Suchttherapie häufig auf. Die Entscheidung für ein suchtmittelfreies Leben verlangt den Betroffenen viel Kraft ab. Dies lässt die Fortsetzung des Konsums vielleicht wieder attraktiv erscheinen. Aus einer Ambivalenz kann eine Veränderungsmotivation entstehen, sofern sie vom Therapeuten nicht als Widerstand oder mangelnde Krankheitseinsicht eingestuft wird (Demmel 2008).

Motivational Interviewing (MI)

Der motivationale Ansatz der Gesprächsführung von Miller und Rollnick (1991, 2013) ist in der Suchttherapie unverzichtbar und soll die hier beschriebene Gruppentherapie durchweg begleiten. Grundlegendes Modell für den Ansatz ist das stages of change Modell von Prochaska und DiClemente (1986). Dieses weist die verschiedenen motivationalen Stadien im Veränderungsprozess aus. Eine der wichtigsten therapeutischen Annahmen in dieser evidenzbasierten, klientenzentrierten und direktiven Methode zur Verbesserung der intrinsischen Motivation für Veränderung ist, dass Patienten keineswegs unmotiviert, häufig aber ambivalent sind. Die Erarbeitung einer guten und tragfähigen therapeutischen Beziehung ist Voraussetzung für die gemeinsame Arbeit am Veränderungsprozess (Moyers 2014). Die Gesprächsführungstechnik soll bei Patienten Äußerungen mit veränderungsmotivierten Anteilen fördern, anstatt bestimmte Verhaltensweisen vorzugeben. In der ersten Phase des Motivational Interviewings (MI) ergibt sich als Ziel die Förderung der Änderungsmotivation. Im zweiten Schritt wird an der Festigung der Ziele, des Weges dorthin und eines planvollen Herangehens gearbeitet. Dabei stehen bei der Arbeit mit MI die vier folgenden Prinzipien im Vordergrund (in Anlehnung an Körkel und Veltrup 2003):

- *Versetze dich in den Klienten, um seinen Standpunkt verstehen zu können:* Dies umfasst das respektvolle Zuhören und den Versuch, die Sicht des Patienten zu verstehen und zu akzeptieren. Dies heißt nicht, dass man seinen Einstellungen damit zustimmt.
- *Entwickle Diskrepanzen:* Die Abhängigkeit von einem Suchtmittel steht häufig in Kontrast zu den eigenen Zielen und Werten. Ein Aufzeigen dieser Diskrepanz kann einer angestrebten Veränderung mehr Bedeutung geben.
- *Gehe mit dem Widerstand, anstatt dich gegen ihn zu stellen:* Machtkämpfe innerhalb des Therapiegesprächs sollen vermieden werden. Ein Ringen um Recht und Unrecht bringt keine Veränderung mit sich. Im besten Fall versucht der Therapeut, den Widerstand des Patienten aufzunehmen und daraufhin seine Gesprächsführung zu ändern: Widerstand wird in diesem Kontext nicht als Angriff gesehen! Der Therapeut versucht immer, die Reaktionen des Patienten nachzuvollziehen.
- *Stärke die Zuversicht des Patienten zur Veränderung:* Durch die entsprechende Gestaltung des Gesprächs kann der Therapeut die Zuversicht des Patienten zur Veränderung stärken. Hilfreich ist das Aufzeigen von früheren Erfolgen und das Herausfiltern von Äußerungen des Patienten, die Zuversicht ausdrücken.

Für die Umsetzung dieser Prinzipien sind sieben Methoden von Bedeutung (in Anlehnung an Körkel und Veltrup 2003):

- *Offene Fragen stellen:* Offen gestellte Fragen lassen sich nicht mit »Ja.« oder »Nein.« beantworten, sondern verlangen dem Patienten eine Mitteilung seiner Meinung

ab (»*Warum haben Sie Ihrer Meinung nach die Trinkmenge gesteigert?*«). Dadurch setzt er sich aktiv mit dieser Frage auseinander.
- *Aktives Zuhören:* Der Therapeut soll sein Interesse und seine Aufmerksamkeit zum Ausdruck bringen. Dies gelingt gut mit einer mimisch und gestisch teilnehmenden Haltung und mit intermittierenden Zusammenfassungen des vom Patienten Mitgeteilten.
- *Würdigung:* Der Therapeut äußert seine Wertschätzung für das, was der Patient sagt oder tut. Damit wird auch eine positive therapeutische Beziehung gefördert (»*Die restlichen Vorräte zu entsorgen, war sicherlich eine große Herausforderung für Sie.*«).
- *Methoden zu Förderung von »change talk«:* Folgende Strategien helfen dem Patienten, Diskrepanzen in der eigenen Haltung zu spüren und Äußerungen zu tätigen, welche die Möglichkeit einer Veränderung mit einbeziehen.

Strategie	Beispiel
offene Fragen	»An welcher Stelle Ihres Lebens sind Sie aktuell mit den Folgen Ihres Drogenkonsums konfrontiert?«
Wichtigkeitsrating	»Wie wichtig ist Ihnen die Veränderung der aktuellen Situation?«
4-Felder-Entscheidungsmatrix	Pro und Contra von Konsum und Clean-Sein werden aufgeführt.
Veränderungsmotive erkunden	»Wie würde Ihre Familie darauf reagieren, wenn Sie keinen Alkohol mehr trinken?«
Extrementwicklungen erfragen	»Wenn es sich zum Schlechten entwickeln würde, wie ginge es Ihnen dann in einem Jahr?«
Rückschau halten	»Wie ging es Ihnen in den zwei Jahren, in denen Sie keine Benzodiazepine eingenommen haben?«
Zukunft nach Konsumreduktion imaginieren	»Welche Vorstellungen verbinden Sie mit einem abstinenten Leben?«
Lebensziele explorieren	»Was wären Ihre Erwartungen an den Kontakt zu Ihren Kindern?«... »Würde ein fortgesetzter Heroinkonsum diese gefährden?«

- *Methoden des Umgangs mit Widerstand*: Die folgenden Strategien helfen, mit Verhaltensweisen der Patienten umzugehen, die Einwände und Vorbehalte ausdrücken.

Strategie	Beispiel
einfaches Widerspiegeln	P: »Ich habe das Gefühl, Sie wollen mich hier zum Alkoholiker abstempeln.« T: »Sie sehen sich selbst nicht als so schwer betroffen und wollen auch nicht, dass ich es so sehe.«

Strategie	Beispiel
überzogenes Widerspiegeln	P: »Cannabis ist doch eine natürliche Substanz, wieso sollte das überhaupt schaden.« T: »Eine Droge ohne Chemie sollte man ohne Bedenken konsumieren können.«
Widerspiegeln der Ambivalenz	P: »Also ich kann ja sehen, dass ich mit dem Alkohol ziemlich übertrieben habe. Aber ich kann mir nicht vorstellen, wie ich ein gutes Essen ohne ein Glas Rotwein genießen soll.« T: »Sie merken, dass Sie etwas verändern müssen, aber mit dem kompletten Verzicht können Sie sich nicht anfreunden.«
Verschiebung des Fokus	P: »Sie sprechen immer von Abstinenz. Aber erklären Sie mir mal, wie ich vom Heroin loskommen soll, wenn alle meine Bekannten auch konsumieren!« T: »Ich verstehe gut, dass Sie diese Frage beschäftigt, aber sprechen wir heute zunächst einmal über …«
Umdeuten	P: »In der letzten Zeit lag mir mein Chef immer wieder in den Ohren und hat mich aufgefordert, etwas gegen das Kiffen zu unternehmen.« T: »Wahrscheinlich ist er Ihnen damit auf die Nerven gegangen. Aber es scheint so zu sein, dass Sie ihm wirklich etwas bedeuten.«
Zustimmung mit einer Wendung	P: »Hier geht es immer nur darum, dass ich Schwierigkeiten mit Drogen bekommen habe, und dass es so nicht weitergeht. Aber dass ich auch viele Dinge gut gemacht habe, das scheint hier nicht zu interessieren.« T: »Stimmt, wir haben viel über die Dinge gesprochen, die nicht gut gelaufen sind. Natürlich ist es auch wichtig, die andere Seite anzuschauen. Ich bin gespannt, was Sie berichten können.«
Herausstellen der eigenen Wahlfreiheit	P: »Wenn ich Ihnen jetzt sage, dass ich heute mit Freunden in den Club gehe, dann sind Sie vermutlich nicht begeistert.« T: »Sie haben die Clubbesuche selbst als Risiko eingeschätzt. Es ist Ihre Entscheidung, wann Sie sich dieser Situation wieder aussetzen. Das entscheiden nur Sie.«
mit der Position des Gegenübers konform gehen	T: »Wenn Sie so berichten, wie gut Ihnen ein kühles Bier geschmeckt hat, dann ist wirklich die Frage, ob man das aufgeben möchte.«

- *Methoden zur Förderung von »confidence talk«:* Durch diese Strategien soll die Zuversicht des Patienten, etwas verändern zu können, gestärkt werden.

Strategie	Beispiel
evokative Fragen	T: »*Was spricht dafür, dass eine Veränderung möglich wäre?*«
Zuversichts-Rating	T: »*Auf einer Skala von 0 bis 10, wie sicher sehen Sie sich in Ihren Möglichkeiten, etwas verändern zu können? Was hat Sie dazu gebracht, sich an dieser Stelle einzustufen?*«
Rückblick auf vergangene Erfolge	T: »*Wie haben Sie es in der Vergangenheit geschafft, abstinente Phasen einzurichten? Welche Schwierigkeiten mussten Sie dafür überwinden?*«
Ansprechen persönlicher Stärken und Unterstützungsmöglichkeiten	T: »*Auf welche Ihrer Fertigkeiten können Sie bauen, wenn Sie etwas verändern möchten? Welche Person könnte Sie unterstützen?*«
Brainstorming	T: »*Wir versuchen jetzt mal alle Ideen mit einzubeziehen, die Ihnen für die Umsetzung der Veränderung hilfreich sein können. Egal wie realistisch sie erscheinen.*«
Weitergabe an Informationen und Empfehlungen	Der Therapeut macht den Patienten mit den vorhandenen Möglichkeiten, die er in bestimmten Situationen hat, vertraut: »*Für viele sind Selbsthilfegruppen eine wichtige Anlaufstelle, andere profitieren mehr von Einzelgesprächen bei der Suchtberatung ...*«
Umdeuten	P: »All meine Versuche haben mich nicht dorthin gebracht, wo ich hinwollte. Jetzt sitze ich wieder in einer Therapie.« T: »Die Erfahrungen, die Sie gesammelt haben, sind dadurch nicht verloren: Welche Schritte waren denn positiv und hilfreich?«
Thematisieren hypothetischer Veränderungen	T: »*Stellen Sie sich vor, Sie haben es geschafft und sind in einem Jahr immer noch drogenfrei. Was könnte Sie dort hingebracht haben?*«

- *Zusammenfassungen:* Sie dienen dazu, die Auseinandersetzung mit Argumenten pro und contra Veränderung aufrecht zu halten, in dem die wichtigsten besprochenen Punkte am Ende eines Abschnitts oder einer Sitzung zusammengefasst werden.

In der zweiten Phase des MI rücken dann, nach Aufbau einer Änderungsmotivation, die Zielvereinbarung und der Aufbau eines Änderungsplans in den Vordergrund. Im letzten Schritt sollte mit dem Patienten eine Verbindlichkeit für den Veränderungsplan hergestellt werden.

Die Effektivität des MI in Bezug auf eine Reduktion von Alkoholkonsum wurde in einem Cochrane Review (Smedslund et al. 2011) belegt. In Wirksamkeitsstudien mit und ohne Vergleichsintervention ergaben sich positive Effekte. In einer Metaanalyse mit 48 eingeschlossenen, randomisiert kontrollierten Studien zur Wirksamkeit der motivierenden Gesprächsführung in verschiedenen Verhaltensbereichen (Lundahl et al. 2013) ergab sich eine statistisch signifikante, moderat ausgeprägte Überlegenheit von MI gegenüber Vergleichsinterventionen.

Positive Korrelationen ergaben sich in einer Meta-Analyse für die durch die Patienten wahrgenommene Empathie und Echtheit des Therapeuten (Nienhuis et al. 2018).

Kognitive Dissonanz

Ein wichtiger Fokus motivationsfördernder Interventionen ist die kognitive Dissonanz. Das Konstrukt wurde von Festinger in seiner »Kognitiven Dissonanztheorie« (1957) beschrieben.

Sind die Kognitionen einer Person übereinstimmend, also konsonant, werden Verhalten und Erleben der Person stabilisiert. Ist sie mit widersprüchlichen, dissonanten Kognitionen beschäftigt, kann dies innere Anspannung und damit eine Veränderung im Verhalten auslösen, da das Individuum die Anspannung reduzieren möchte (Haisch und Haisch 2007). Das Ausmaß der Dissonanz zwischen zwei Kognitionen bestimmt die Motivation zur Veränderung. Im Fall der Suchtpatienten stehen sogenannte erlaubniserteilende Gedanken in Konflikt mit dem Abstinenzwunsch. Ein Patient kann bspw. überzeugt sein, dass der Konsum von Alkohol die beste Möglichkeit darstellt zu entspannen (erlaubniserteilender Gedanke: »*Mit einem Glas Wein würde ich schnell zur Ruhe kommen.*«). Eine dazu dissonante Kognition, die eine Verhaltensänderung mit sich bringen könnte, wäre, in Zukunft ohne Suchtmittel auskommen zu wollen, gepaart mit dem Wissen, dass bei länger bestehendem Alkoholkonsum verstärkte Nervosität auftritt und damit die Entspannung erschwert wird. Im besten Fall ermöglicht die Dissonanz zwischen den Kognitionen eine Verhaltensänderung dahingehend, alternative Entspannungstechniken auszuprobieren. Abhängige Patienten können aber auch andere Strategien an den Tag legen, um die Dissonanz zu überwinden. Diese sind durch die Sucht etabliert:

- Überbewertung der positiven Aspekte des Konsums
- mangelnde Wahrnehmung der negativen Aspekte des Konsums
- negative Sicht der Abstinenz
- unrealistische Selbstkontrollüberzeugung.

Bringt der Therapeut immer mehr Argumente an, um den Patienten zu einer Abstinenz zu »überreden« und »Druck« aufzubauen, wird der Betroffene zunehmend in die Reaktanz gehen. Dies bezeichnet man dann als Konfrontations-Leugnungs-Falle (Körkel und Veltrup 2003).

Eine zu ausgeprägte, als sehr unangenehm erlebte Dissonanz kann Veränderung verhindern. Dies wäre bei einem zu konfrontativen Ansatz in der Psychotherapie der Fall, in dem der Betroffene mit dissonanten Annahmen überschüttet wird und dem Gefühl der zunehmenden Anspannung und des Ausgeliefertseins nur die »bewährten« Techniken des Suchtmittelkonsums zur Überwindung negativer Affekte entgegensetzen kann.

3 Gruppentherapie: Stand der Wissenschaft

Früher sah man die Interaktion zwischen Gruppenteilnehmern als hauptsächlichen Wirkfaktor der Gruppentherapie (Weiss et al. 2004). Später wurde der Begriff der Gruppentherapie verwendet, um psychoedukative und kognitiv-behaviorale Settings zu beschreiben. Stinchfield et al. (1994) definierten Gruppentherapie als regelmäßige Zusammenkunft von einem Therapeuten mit zwei oder mehr Patienten, zwischen denen ansonsten keinerlei Verbindung besteht. Ziel des Treffens ist die Reduktion des Suchtmittelkonsums oder die vollständige Abstinenz. Einbezogen werden dabei auch die Verhaltensweisen der Patienten, die mit dem Suchtmittelkonsum in Zusammenhang stehen. Weiss et al. (2004) beschreiben in ihrem Review von 24 prospektiven kontrollierten Studien oder prä- und post-Vergleichen innerhalb eines Behandlungsarms drei wichtige Resultate: Ergänzt eine spezifizierte Gruppenpsychotherapie das »treatment as usual«, so verbessert sich die Effektivität der Behandlung. Es ergaben sich keine signifikanten Unterschiede zwischen Gruppen- vs. Einzeltherapie. Obgleich unterschiedliche Arten von Gruppentherapie identifiziert wurden, konnte kein signifikanter Unterschied zwischen den einzelnen Therapieformen gefunden werden.

In einem systematischen Review und einer Metaanalyse von 33 randomisiert-kontrollierten Studien wiesen Lo Coco und Kollegen (2019) ähnliche Ergebnisse nach: es zeigten sich gering signifikante Effekte zugunsten von Gruppenpsychotherapie hinsichtlich des Faktors Abstinenz (im Vergleich zu keiner Behandlung, Einzeltherapie und anderen Behandlungsarten). Keine Verbesserung zeigte sich in Bezug auf die Häufigkeit des Substanzkonsums und hinsichtlich der Symptome der Suchterkrankung. Effekte auf die allgemeine Befindlichkeit zugunsten der Gruppentherapie im Vergleich zu keiner Behandlung waren moderat.

Der Einfluss vom Zusammenhalt innerhalb der Gruppe einer Gruppenpsychotherapie auf das Behandlungsergebnis wurde 2018 in einer Metaanalyse untersucht (Burlingame et al. 2018). Die Korrelation zwischen den beiden Variablen erwies sich als signifikant mit moderater Effektstärke. Der Gruppenzusammenhalt wurde von folgenden Moderatorvariablen beeinflusst: Art der Zielvariablen, Intervention zur Erhöhung des Zusammenhalts, theoretische Orientierung, Art der Gruppe, Schwerpunkt der Gruppeninteraktion sowie Anzahl der Gruppensitzungen.

Weitere Reviews (Carroll und Onken 2005; Denis et al. 2006) belegen, dass kognitiv-behaviorale Therapieansätze in ihrer anhaltenden Effektivität bei Alkoholabhängigkeit und in der ambulanten Behandlung von Cannabisabhängigen bestätigt sind. Die Wirkung der kognitiv-behavioralen Therapie bei Sucht scheint durch die Beeinflussung der Selbstwirksamkeitserwartung und des Selbstbewusstseins sowie durch das Erlernen von substanzbezogenen und allgemeinen Coping-Strategien und der Reduktion der positiven Erwartungen an den Substanzkonsum zustande zu kommen (Moos 2007).

Amato et al. (2008) zeigen in einem Cochrane-Review, dass die Kombinationen einer pharmakologischen Behandlung mit einer psychosozialen Behandlungskomponente bei opioidabhängigen Patienten in der Entgiftung die Wahrscheinlichkeit für eine reguläre Beendigung der Entgiftung erhöht, den weiteren Gebrauch von Opioiden reduziert und die Compliance und langfristigen Erfolge positiv beeinflussen.

Einzelbelege für die Wirksamkeit einer kognitiv-behavioralen Therapie liegen vielfach vor: In einer Untersuchung an 73 Opiatabhängigen zeigten Scherbaum et al. (2005), dass eine kognitiv-behaviorale Gruppenpsychotherapie zusätzlich zur Methadonsubstitution sechs Monate nach der Behandlung zu einem signifikant geringeren Beigebrauch von illegalen Drogen neben der Substitution führt. Die Gruppenintervention stellt also eine wichtige und sinnvolle Ergänzung zur medikamentösen Behandlung dar.

Yen et al. (2004) prüften die Wirksamkeit einer kurzen kognitiv-behavioralen Intervention an Methamphetamin- und Heroinabhängigen bezüglich des Selbstvertrauens für die Bewältigung drogenbezogener inter- und intrapersoneller Situationen in einem kontrollierten Design. Heroinkonsumenten zeigten in dieser Studie signifikant mehr Selbstvertrauen im Umgang mit drogenbezogenen interpersonellen Situationen, wenn sie das kognitiv-behaviorale Programm durchlaufen hatten. Die Konsumenten von Methamphetamin verbesserten sich in ihrem Selbstvertrauen in inter- und intrapersonellen drogenbezogenen Situationen signifikant im Vergleich zur Kontrollgruppe.

Auch im Vergleich zweier dreistündiger Gruppensitzungen »Focus on alcohol concerns division program«, in denen Themen wie Alkohol- und Suchtmittelgebrauch und deren Folgen besprochen und durch eine schriftliche Information und Videomaterial ergänzt wurden, mit einer dreistündigen »Alkohol Information Group«, die soziale, verhaltensbezogene und biologische Effekte von Alkohol- und Suchtmittelkonsum zum Inhalt hatte sowie mit einer »Group motivational enhancement therapy« (GMET) auf der Basis der motivierenden Gesprächsführung und individualisierten Rückmeldungen, zeigte letztere Behandlungsoption die beste Wirkung auf die Reduktion problematischen Trinkens (LaChance et al. 2009).

Sobell et al. (2009) belegten schließlich in einer kontrollierten Untersuchung, dass eine kognitiv-behaviorale, motivationale Intervention im Gruppensetting bei gleicher Wirksamkeit deutlich zeitökonomischer zu vermitteln ist als in der Einzeltherapie. Dies bestätigte die Ergebnisse einer Untersuchung von Marques und Formigoni (2001): suchtspezifische Einzel- und Gruppentherapie unterschieden sich in ihrer Wirksamkeit kaum, das Setting Gruppentherapie war allerdings im Kosten-Nutzen-Verhältnis deutlich überlegen, was für die Autoren für den Einsatz von Gruppenpsychotherapie in der Suchtkrankenbehandlung spricht.

In einer Studie von Joyce et al (2007) zeigte sich die durch den Patienten bewertete therapeutische Beziehung als Prädiktor für das Outcome. Die Varianz der Ergebnisse wurde ebenfalls durch zwei Faktoren erklärt: die Möglichkeit der Perspektivübernahme für andere Gruppenteilnehmer sowie die durch die Patienten bewertete Passung zur Gruppe.

4 Über das vorliegende Programm

Ziel des Programms

Bei der Erstellung des vorliegenden Therapieprogramms wurden zwei Aspekte in den Vordergrund gestellt:

- Es sollte in der Behandlung aller Formen der stoffgebundenen Suchtmittelprobleme anwendbar sein. Damit gewährleistet es seinen Einsatz für Konsumenten unterschiedlicher Substanzen oder in heterogenen Gruppen.
- Die einzelnen Module bauen nicht aufeinander auf und müssen damit nicht nacheinander abgehandelt werden. Je nach Konstellation der Gruppe und Situation können die einzelnen Module in der Reihenfolge ausgetauscht werden. Einzelne Sitzungen können auch ausgelassen werden, wenn sie thematisch nicht relevant sind (bspw. die Gruppensitzung zu »Alkohol in Lebensmitteln«, wenn kein Gruppenteilnehmer einen problematischen Alkoholkonsum aufweist).

Dieses Therapieprogramm beinhaltet alle wichtigen suchttherapeutischen Themen und ist aufgrund seiner Struktur breit einsetzbar.

Gestaltung des Gruppentherapieprogramms

Das Programm ist im teilstationären, stationären und ambulanten Rahmen durchführbar. Die Gruppengröße sollte acht Teilnehmer nicht überschreiten. Je nach Gruppengröße und Heterogenität der Gruppe kann die Dauer der Sitzungen zwischen 60 und 90 Minuten liegen. Lassen es die personellen Ressourcen zu, ist eine Idealbesetzung mit zwei Therapeuten anzustreben, das Programm ist aber durchaus auch allein durchführbar. Da Arbeitsblätter zum Einsatz kommen, sollten die Teilnehmer am Tisch sitzen können. Um den Austausch unter den Teilnehmenden zu erleichtern, ist eine Anordnung der Tische in U-Form zu bevorzugen. Der Therapeut benötigt für seine Arbeit ein Flipchart. Da in den einzelnen Sitzungen Arbeitsblätter und Materialien ausgeteilt werden, hat sich die Ausgabe von Mappen bewährt, in die jeder Gruppenteilnehmer seine Unterlagen einsortieren kann.

Anwendung des Manuals

Das Manual besteht aus drei Teilen: Neben diesem ersten Teil, in dem das Manual und die psychotherapeutischen Grundlagen vorgestellt werden, gibt es einen psychoedukativen Teil und einen psychotherapeutischen Teil. Diese können nacheinander oder auch parallel mit den Patienten bearbeitet werden. Sie bestehen aus Modulen, die ein oder zwei Gruppensitzungen umfassen. Die Module können in der Reihenfolge umgestellt werden. Besteht ein Modul aus zwei Sitzungen, sollten diese allerdings nicht getrennt werden. Für das Modul »Problemlösen« stehen zwei alternative Vorschläge für die Durchführung der Sitzungen zur Verfügung, da die Bearbeitung des Themas sehr von der Gruppenkonstellation (kognitive Leistungsfähigkeit etc.) abhängt. Der psychotherapeutische Teil enthält zudem die Beschreibung für eine Sitzung mit den Angehörigen der Gruppenteilnehmer.

Arbeitsblätter, Informationsblätter und Folien

Für die einzelnen Gruppensitzungen steht Arbeitsmaterial zu Verfügung. Unterschieden wird zwischen Arbeitsblättern, die von den Patienten entweder innerhalb der Gruppensitzung oder als Hausaufgabe ausgefüllt werden, und Informationsblättern, die Teile der Inhalte des psychoedukativen Abschnittes wiedergeben. Auf die entsprechenden Unterlagen wird im Text verwiesen und sie sind am Ende des Abschnittes, der die jeweilige Gruppensitzung behandelt, abgedruckt. Alle Materialien stehen außerdem auf der Verlagshomepage zum Download zur Verfügung. Für die Erklärung der neurobiologischen Faktoren, die für Suchterkrankungen eine Rolle spielen, stehen Vorlagen zur Verfügung, die ausgegeben oder auch als Präsentation eingebracht werden können.

Feste Bausteine der Therapiesitzungen

Starten alle Teilnehmer gleichzeitig, ist es sinnvoll, zunächst eine Stunde vorzuschalten, in der sich alle Beteiligten kennen lernen und vorstellen. Es kann dann auch gemeinsam die Therapievereinbarung (▶ Kap. 4, darin »Therapievereinbarung und »Behandlungsziele«) durchgesprochen werden. Andernfalls sollten jeweils neu hinzugekommene Patienten gebeten werden, sich kurz vorzustellen.

Jede Sitzung startet mit der Begrüßung durch den Therapeuten. Es kann nachgefragt werden, ob es etwas Wichtiges anzusprechen gibt, das im Vorfeld einen Platz braucht (bspw. Rückfall oder Störungen). Da jede Sitzung ein eigenes Thema umfasst, sollte für diesen ersten Teil nicht zu viel Zeit aufgewendet werden.

Im Anschluss folgt die Besprechung der Hausaufgabe – sofern es eine zu erledigen gab. Nicht alle Gruppenstunden erfordern Hausaufgaben. Da die Module flexibel eingesetzt werden können, ist in jeder Beschreibung der Sitzungen Zeit für die Besprechung der Hausaufgabe vorgesehen.

Haltung des Therapeuten

Der Beginn der Behandlung durch die Gruppenteilnehmer zeigt, dass sie an ihrer aktuellen Situation etwas verändern wollen! Bereits eine regelmäßige Teilnahme beweist eine Veränderungsbereitschaft. Auch wenn es den Patienten manchmal schwerfällt, sich auf die Themen einzulassen, oder sie in das Bagatellisieren ihrer Problematik zurückfallen, sollte der Therapeut davon ausgehen, dass der Patient sich in der gemeinsamen Arbeit bemüht.

Veränderung kann am besten auf der Verhaltensebene stattfinden. Einzig das Besprechen einer Risikosituation macht den Betroffenen beim nächsten Eintreten dieser nicht sicherer in der Umsetzung einer Alternative. Vielmehr sollte neues Verhalten ausprobiert werden. Kleine Rollenspielsequenzen und nachgespielte Dialoge sind gute Übungsmöglichkeiten. Gleichzeitig können die übrigen Gruppenmitglieder anhand eines Modells prüfen: Würde ich das auch so machen? Gibt es eine Alternative, die besser zu mir passt? Das Ablehnen von Suchtmitteln in der Zukunft erfordert soziale Kompetenz und Umgangsformen, die höflich, aber bestimmt sind. Darin müssen die Teilnehmer erst Sicherheit gewinnen. Der Therapeut sollte also regelmäßig in den Gruppensitzungen auf Übungen und Rollenspiele achten und sich selbst auch als Modell zur Verfügung stellen.

Eine Therapie erfordert einen sicheren Rahmen und eine feste Struktur. Die Stunden müssen im vorher festgelegten Rhythmus stattfinden. Kurzfristiges Absagen oder Verschieben durch den Therapeuten wird die Motivation der Gruppenteilnehmer auf eine harte Probe stellen. Fest besprochen werden sollte auch die hohe Verbindlichkeit zur Pünktlichkeit.

Störungen gehen vor! In einer Therapiegruppe kommt es immer wieder zu Störungen. Diese sollten zunächst beseitigt werden. Solche Störungen können psychische Krisen einzelner Teilnehmer sein oder bspw. das Aufkommen einer Stimmung, die einen vertrauensvollen Austausch untereinander unmöglich macht. Diesen Umständen sollte Raum gegeben, die Konflikte wenn möglich geklärt werden. Auch klingelnde Handys und oder der Genuss von Lebensmitteln in der Gruppe sind Störungen.

Der Therapeut hat einen Einfluss auf den Umgang der Gruppenteilnehmer untereinander. Niemand sollte aufgrund einer bestimmten Eigenschaft ausgeschlossen werden. Gerade im Fall einer sehr heterogenen Gruppe gilt es, auf die Gemeinsamkeiten zu achten und die Gruppe in ihrem gemeinsamen Ziel, der Abstinenz, zu bestärken. Die gemeinsame therapeutische Arbeit mit alkohol- und drogenabhängigen Patienten kann herausfordernd sein, wenn die einen versuchen, sich von den anderen abzugrenzen. Der Weg aus dieser Situation heraus ist klar: Die Sucht nach einer bestimmten Substanz schafft Leidensdruck sowie soziale und gesundheitliche

Folgen – unabhängig davon, welcher Art die Substanz ist. Persönliche Abwertungen sind in einem Gruppensetting nicht zu tolerieren.

Das Programm ist abstinenzorientiert. Die Autoren sehen in kontrolliertem Suchtmittelkonsum eine zu große Gefahr des Rückfalls. Patienten dagegen haben oft den Wunsch, die Kontrolle wieder zu erlangen und nicht komplett und für immer verzichten zu müssen. Aus ihren Erfahrungen wissen wir aber auch, dass dieses Vorhaben meist nur zeitweise erfolgreich umzusetzen ist und sich die Patienten bald wieder Schritt für Schritt an die früheren Konsumgewohnheiten annähern. Es bleibt die Entscheidung der Gruppenteilnehmer, ob sie nach dem Therapieprogramm ein kontrolliertes Konsumieren ausprobieren wollen (▶ Kap. »Abstinenz oder kontrollierter Konsum«).

Therapievereinbarung und Behandlungsziele

Das vorliegende Programm kann in unterschiedlichen Settings durchgeführt werden. Daraus können sich Besonderheiten in der Therapievereinbarung ergeben. Das hier enthaltene Beispiel ist eine Orientierung (▶ Vorlage Therapievereinbarung).

Wichtige Bestandteile der Therapievereinbarung sind:

- Festlegung der Rahmenbedingungen (Anzahl und Dauer der Sitzungen, Art der Veranstaltung)
- Umgang mit Fehlterminen und Absagen: Es sollte eine klare Vereinbarung geben, bis wann und wo die Absage eines Termins erfolgen kann. Fehlzeiten müssen eine Ausnahme bleiben, da der Patient sonst nicht in den therapeutischen Prozess einsteigen kann.
- Umgang mit Hausaufgaben: Hausaufgaben gehören zum Programm und sind notwendig, um die in der Gruppe besprochenen Inhalte vertiefen zu können. Eine Teilnahme an der Therapie setzt auch die regelmäßige Erledigung der Hausaufgaben voraus.
- Gruppenregeln: Durch die allgemeinen Gruppenregeln werden die Rahmenbedingungen geschaffen, in denen eine produktive therapeutische Arbeit stattfinden kann. Sie sollten mit der gesamten Gruppe besprochen werden. Ein Plakat mit den Regeln kann im Gruppenraum aufgehängt werden (▶ Vorlage Therapievereinbarung).
- Persönliche Offenheit: Um seine Suchtmittelabstinenz und die eigene Psyche zu stabilisieren, sollte jeder Gruppenteilnehmer mit der dafür notwendigen Offenheit teilnehmen. Dazu gehört zum Schutz des Einzelnen auch die Mitteilung von krisenhaften Zuspitzungen.
- Schweigepflichtserklärung: Alle Gruppenteilnehmer erfahren persönliche Dinge von den anderen Betroffen. Jeder sollte sich zur Verschwiegenheit Dritter gegenüber verpflichten.

- Störungen gehen vor: Ist ein Gruppenmitglied verärgert, fühlt sich missverstanden oder ist mit einem Thema beschäftigt, das keine Ressourcen für die aktive Therapieteilnahme bietet, dann sollte dies von dem Betreffenden angesprochen werden.
- Respektvoller Umgang mit der Abstinenzmotivation anderer: Im Rahmen der Suchtbehandlung kann es zu Phasen verstärkter Ambivalenz und vielleicht auch zu einer Aufgabe der Abstinenz als Therapieziel kommen. In einem solchen Fall sollten andere Gruppenteilnehmer nicht in ihrer Therapieteilnahme gefährdet werden. Suchtdruckauslösende Gespräche, Aufforderungen zum gemeinsamen Konsum oder das Mitbringen von Suchtmitteln sind Verhaltensweisen, die einen Ausschluss aus der Gruppe zur Folge haben können.
- Gewaltausübung oder -androhung sind tabu!
- Was gegen die Teilnahme an der Therapie spricht: Sollte sich ein Gruppenteilnehmer entgegen der Therapievereinbarung verhalten, kann er aus dem Therapieprozess ausgeschlossen werden. Eine Teilnahme kann nur in nüchternem Zustand stattfinden!

Weitere Bestandteile des Therapievertrags sind die individuellen Behandlungsziele des Patienten, die möglichst konkret und operationalisierbar aufgeführt werden sollten.

Hilfreich für eine erfolgreiche Therapie ist die Einbeziehung eines Angehörigen. Dieser sollte kontaktiert werden dürfen, wenn der betreffende Teilnehmer den Sitzungen unentschuldigt fernbleibt. Wenn das Setting dies erlaubt, können eine Gruppensitzung für die Angehörigen angeboten oder einzelne Angehörigengespräche geführt werden.

Umgang mit Widerstand und anderen schwierigen Situationen innerhalb der Therapie

Schwierige Situationen treten immer wieder auf und können auch mit Widerstand der Gruppenteilnehmer einhergehen. Ergänzend zu den Strategien des Motivational Interviewing werden hier Möglichkeiten zum Umgang damit beschrieben.

Vernachlässigen der Hausaufgaben

Die in den Gruppensitzungen besprochenen Inhalte werden durch die Hausaufgaben vertieft. Eine Verweigerung der Hausaufgaben kann für eine fehlende Motivation sprechen, einen noch größeren persönlichen Bezug der suchtspezifischen Themen herzustellen. Der Therapeut sollte sicherstellen, dass keine Hindernisse für die Bearbeitung bestehen, d. h. der Gruppenteilnehmer muss die Aufgabe auch verstanden haben und die kognitiven und sprachlichen Möglichkeiten besitzen, diese zu bearbeiten. Er kann den Patienten darin unterstützen, sich eine Struktur zu schaffen, die dabei hilft, an die Hausaufgabe zu denken. Sollten diese Schritte nicht den erwünschten Erfolg bringen, kann er den Patienten mit dem durch ihn erlebten Widerstand konfrontieren.

Therapeut:	*Herr M., mich interessiert, was Sie in der Bearbeitung der Hausaufgabe für sich herausfinden konnten.*
Patient:	*Leider habe ich völlig vergessen, die Aufgaben zu bearbeiten.*
Therapeut:	*Wir hatten ja beim letzten Mal festgestellt, dass Sie am besten Donnerstagabend Zeit für die Aufgaben finden. Was hat Sie davon abgehalten?*
Patient:	*Ich weiß auch nicht, ich war zu Hause und hätte es eigentlich gut machen können. Aber irgendwie konnte ich mich nicht aufraffen.*
Therapeut:	*Sie hätten also gute Bedingungen gehabt, die Aufgaben zu erledigen. Es hört sich so an, als hätte Ihnen die Motivation gefehlt. Die Hausaufgaben sind ein wichtiger Teil der Gruppenbehandlung. Zu Beginn hatten wir innerhalb der Gruppe vereinbart, dass die Erledigung der Hausaufgaben dazugehört. Was könnten Sie unternehmen, um dieses Ziel zu erreichen?*

Entwertung der Therapiethemen

In der Suchttherapie haben wir es gelegentlich auch mit Therapieteilnehmern zu tun, die die Behandlung hauptsächlich fremdmotiviert aufnehmen. Besteht wenig eigene Motivation zur Veränderung, kann es vorkommen, dass die Therapiethemen abgewertet werden. Eine andere Ursache für Entwertung kann ein zu starker persönlicher Bezug sein: Wenn die Themen einen sehr betreffen und das mit emotionalem Erleben zusammenhängt, wird teilweise aus einem Bedürfnis nach Schutz abgewehrt. Entwertung kann über entsprechende abwertende Aussagen direkt stattfinden, aber auch indirekt durch Belustigung, Verweigerung der Mitarbeit oder störendes Verhalten. In diesem Fall sollte klar auf die Therapievereinbarung hingewiesen werden. Jeder Teilnehmer kann die Gruppe bei fehlender Motivation auch verlassen. Mitglied der Gruppe zu sein setzt ein gewisses Maß an Compliance voraus, da sonst auch das Fortkommen der anderen Gruppenteilnehmer gefährdet ist. Entwertung fällt unter die Rubrik »Störungen« und sollte direkt angesprochen werden.

Patient:	*Ehrlich gesagt, mit Ihren Informationen zu körperlichen Folgeerkrankungen kann ich überhaupt nichts anfangen. Das ist genauso wie mit Warnhinweisen auf den Zigarettenschachteln: Das Ganze löst doch nur Lust aus, weiter unvorsichtig zu sein. Ich will und werde mich mit diesem Thema nicht beschäftigen und auch nicht aufschreiben, was ich davon kenne. Ihre Horrorgeschichten können Sie den anderen erzählen.*
Therapeut:	*Verstehe, Sie wollen sich mit den Themen nicht belasten. Und Sie haben recht! Abschreckung ist kein wirklich bewährtes, abstinenzförderndes Mittel. Deshalb arbeiten wir auch nicht mit Horrorgeschichten oder -bildern, sondern vermitteln Ihnen die notwendigen Informationen, die Sie brauchen, um abwägen zu können, ob Sie weiter trinken wollen oder nicht. Wenn Sie ein*

Medikament einnehmen, dann informieren Sie sich sicher auch über Risiken und Nebenwirkungen.

Entwertung anderer Gruppenmitglieder

Ein weiteres Phänomen des Widerstands ist die Abwertung der anderen Gruppenteilnehmer. Sätze wie »*So weit bin ich noch lange nicht.*« oder »*Ich weiß nicht genau, was ich hier soll. Anders als Herr X. oder Frau Y. habe ich nicht täglich getrunken und ich habe auch keinen Suchtdruck, wenn ich mal nichts trinke.*« stellen hauptsächlich eine Aufrechterhaltung des eigenen Selbstwertes dar. Ungefähr wie »*Ich habe vielleicht ab und zu ein Glas zu viel getrunken, aber deshalb bin doch kein Säufer, der sich nicht unter Kontrolle hat.*« Häufig steckt die Angst dahinter, genau in solch eine Situation geraten zu können. Für die anderen Gruppenteilnehmer ist es in einem Klima dieser Art schwer, sich zu öffnen. Niemand möchte gern für entsprechende Vergleiche herangezogen werden.

Patient: *Ehrlich gesagt bin ich im Moment gar nicht sicher, ob das hier alles das Richtige für mich ist. Wenn ich so höre, was die anderen in der Gruppe getrunken haben, dann ist das doch mit meiner Situation nicht zu vergleichen. Und all diese Gespräche über Suchtdruck und Risikosituationen – für mich steht die Entscheidung fest, ich werde nichts mehr trinken. Und wenn jemand diesen Willen nicht aufbringen kann, dann kann ich auch nichts machen. Die anderen scheinen diese Art der Hilfe hier zu brauchen, ich hab nicht viel davon.*

Therapeut: *Okay, das heißt, Sie sehen einen großen Unterschied zwischen sich und den anderen Teilnehmern. Was ist denn der Grund, warum Sie an der Therapie teilnehmen?*

Patient: *Mein Arzt hatte mir das hier geraten, weil er sich um meine Leberwerte gesorgt hatte. Zu dem Zeitpunkt hatte ich keine Ahnung, dass ich hier mit lauter massiv Abhängigen zusammen behandelt werde. Ich bin froh, dass ich noch nicht so weit bin und möchte deshalb von den ganzen Dingen möglichst wenig mitbekommen.*

Therapeut: *Die Entscheidung, ob Sie die Gruppe verlassen möchten, liegt bei Ihnen, Sie sind freiwillig hier. Vielleicht macht es aber Sinn, nochmals darüber nachzudenken, warum es gut sein könnte, weiterzumachen und erst am Ende zu bewerten, was Ihnen das Ganze gebracht hat.*

Entwertung des Therapeuten

Suchttherapie heißt: Anleitung zur Selbsthilfe. Der Therapeut versucht, durch bewährte Strategien und Techniken, die wissenschaftlich geprüft sind, den Patienten in der Umsetzung seiner Ziele zu unterstützen. In einigen Einrichtungen, insbesondere in der Drogentherapie, arbeiten Personen, die selbst schon eine Sucht-erkrankung erfolgreich überstanden haben. Diese Hilfe ist eher vergleichbar mit dem Ansatz, den auch Selbsthilfegruppen vertreten, welche eine wichtige Ergänzung zur suchtspezifischen Therapie darstellen. Aber: Suchttherapeut zu sein setzt nicht voraus, dass man selbst schon einmal von einer Substanz abhängig war. Eine Möglichkeit der Gruppenteilnehmer, das eigene Scheitern im Umsetzen der Strategien zu entschuldigen, wäre die Entwertung der Kompetenz des Therapeuten.

Therapeut: *Frau L., haben Sie seit der letzten Therapiesitzung angenehme Tätigkeiten ausprobiert? Mit was konnten Sie gute Erfahrungen machen?*
Patientin: *Nein, ich habe nichts ausprobiert. Ich habe nicht das Gefühl, dass mir irgendeine Tätigkeit ähnlich Spaß machen kann wie das Kiffen. Es ist ja schön und gut, dass Sie von alternativen Verhaltensweisen sprechen, aber so einfach ist es nicht. Ich denke mal, dass Sie nicht regelmäßig kiffen. Dann können Sie meiner Ansicht nach wenig darüber sagen, was einem tatsächlich helfen kann, damit aufzuhören. Sie sprechen doch nur in der Theorie über all das. Wie schwierig es tatsächlich ist, können Sie doch gar nicht beurteilen.*
Therapeut: *Ich möchte es überhaupt nicht in Frage stellen, dass es schwierig ist, auf sein Suchtmittel zu verzichten und damit viele Dinge im Leben zu verändern. Insbesondere dann, wenn man in der Jugend schon mit dem Konsum begonnen hat. Meine Aufgabe ist es, Ihnen Fertigkeiten zu vermitteln, die es in Zukunft für Sie leichter machen. Diese Fertigkeiten wurden von vielen Betroffenen als hilfreich erlebt. Ich stehe hier nicht als Betroffener, sondern als eine Art Trainer. Austausch mit anderen Betroffenen ist ebenfalls wichtig. Aus diesem Grund befürworte ich den Besuch einer Selbsthilfegruppe sehr.*

Mitarbeit verweigern

Eine der offensivsten Formen des Widerstands ist die Verweigerung der aktiven Mitarbeit. In dem hier beschriebenen Programm wird den Gruppenteilnehmern einiges an Mitarbeit abverlangt: Ausfüllen von Arbeitsblättern und mündliche Beteiligung sind gefragt und ermöglichen es, die entsprechenden Themen zu erschließen. Arbeitet ein Patient nicht mit, sollte darauf eingegangen werden. Fehlende Mitarbeit ist in der Gruppe problematisch, da sie das Arbeitsklima für die restliche Gruppe weniger produktiv macht.

Therapeut: *Frau M., was waren für Sie denn die Vorteile des Konsums von Benzodiazepinen?*
Patientin: *Ich möchte dazu gerade nichts sagen.*
Therapeut: *Was macht es für Sie schwer, bei diesem Thema mitzuarbeiten?*
Patientin: *Aktuell möchte ich einfach nichts von mir erzählen. Ich höre den anderen zu und störe auch nicht.*
Therapeut: *Profitieren Sie denn davon, wenn Sie den anderen Teilnehmern zuhören?*
Patientin: *Ja.*
Therapeut: *Prima, dass Sie die Gruppe und damit die Berichte und Äußerungen der anderen Patienten so gut für sich nutzen können. Das ist ein großer Vorzug der Gruppentherapie. Aber das funktioniert nur, wenn jeder diese Möglichkeit bekommt und auch jeder etwas zur Gruppe beiträgt. Es wäre wichtig*

> *für diese Therapie, dass Sie Ihre Zurückhaltung aufgeben und aktiv mitarbeiten. Dann kann ein ausgewogenes Klima entstehen, in dem alle gemeinsam die wichtigen Themen erarbeiten.*

Unpünktlichkeit

Unpünktlichkeit ist eine Art des Widerstandes, die den gesamten Ablauf der Gruppe stört und das Arbeiten für alle Beteiligten schwer macht. Tritt das unpünktliche Erscheinen erstmalig auf, sollte mit der Person erarbeitet werden, was sie beim nächsten Mal anders machen kann, um tatsächlich pünktlich zur Gruppensitzung zu kommen. Wiederholtes Zuspätkommen ist ein grober Verstoß gegen die Gruppenregeln und hätte als letzte Konsequenz den Ausschluss von der Therapie zur Folge. Zu spätes Erscheinen kann besonders dann ein Problem sein, wenn das hier beschriebene Programm als ambulante Gruppe angeboten wird.

Patient:	*Entschuldigung, ich habe es nicht pünktlich geschafft.*
Therapeut:	*Was hat Sie aufgehalten?*
Patient:	*Als ich an der Bushaltestelle angekommen bin, habe ich den Bus gerade wegfahren sehen.*
Therapeut:	*Sind Sie zu spät von zu Hause los gegangen?*
Patient:	*Ja, da haben Sie wohl recht.*
Therapeut:	*Wie können Sie es schaffen, beim nächsten Mal pünktlich aus dem Haus zu gehen?*
Patient:	*Ich gehe einfach etwas früher los.*
Therapeut:	*Gute Idee: Was kann Ihnen helfen, dieses Vorhaben nicht aus den Augen zu verlieren?*
Patient:	*Ich könnte mir die Uhrzeit in mein Handy einprogrammieren, dann denke ich auf alle Fälle dran.*
Therapeut:	*Guter Vorschlag! Dann probieren Sie es damit. Ein pünktlicher Beginn mit allen Teilnehmern ist Grundlage für die gemeinsame Therapie!*

»Das lasse ich auf mich zukommen«

In der verhaltenstherapeutisch orientierten Arbeit sind die Identifikation von Problemverhalten und der Aufbau von Alternativverhalten zwei wichtige Bausteine. Die Hauptaufgabe ist die Vorausplanung von risikoreichen Situationen. Manche Gruppenteilnehmer versuchen, dieses Planen zu vermeiden, indem sie betonen, dass sich jede Situation von einer anderen unterscheidet und sie deshalb alles auf sich zukommen lassen möchten.

Therapeut:	*Gut, wir haben also die Abende, in denen Sie auf Geschäftsreise sind und den Abend im Hotel verbringen, als Risikosituation für einen möglichen Rückfall identifiziert. Was können Sie in Zukunft anders machen, wenn Sie in einer solchen Situation sind?*

Patient:	*Das ist schwer zu sagen – schließlich bin ich in unterschiedlichen Städten unterwegs und teilweise begleitet mich auch ein Kollege. Ich denke, ich werde es auf mich zukommen lassen und dann spontan entscheiden, was mir helfen könnte.*
Therapeut:	*Spontane Entscheidungen sind natürlich eine Möglichkeit. Das würde bedeuten, dass Sie in diesem Moment einen guten Einfall brauchen.*
Patient:	*Ja, sonst fühle ich mich von vornherein so festgelegt.*
Therapeut:	*Verstehe. Allerdings ist es eine Herausforderung, unter Suchtdruck einen klaren Gedanken zu fassen. Wie wäre es damit, drei verschiedene Reaktionsmöglichkeiten festzulegen und dann eine davon auszuwählen?*

Wenig Einsatz von alternativen Verhaltensweisen

Ein Suchtmittel aufzugeben hat zur Folge, dass sich zunächst eine Lücke auftut: Bestimmte Gewohnheiten fallen weg, frühere Bekannte und Freunde sind vielleicht zu meiden, ebenso die Konsumorte. Wichtig für die Therapie ist, dass die Gruppenteilnehmer alternative Verhaltensweisen ausprobieren und aktiv in der Erarbeitung von Alternativverhalten sind. Dies kann problematisch sein. Wenn ein Patient selbst keine Vorschläge zu möglichen Verhaltensänderungen hat und die Vorschläge von anderen und dem Therapeuten durchgehend entwertet, dann stellt dies ebenfalls eine Form von Widerstand dar. Veränderung ist mit Anstrengung verbunden. Wer diese scheut, kann auf Dauer nicht viel für sich erreichen.

Therapeut:	*Herr K., konnten Sie am gestrigen Abend etwas aktiver sein?*
Patient:	*Ich habe den Abend gestern auf der Couch vor dem Fernseher verbracht.*
Therapeut:	*Hatten Sie sich nicht etwas anderes vorgenommen?*
Patient:	*Ich hatte kurz darüber nachgedacht, joggen zu gehen.*
Therapeut:	*War es schwer, dieses Vorhaben umzusetzen?*
Patient:	*Ich glaube nicht, dass mir das etwas gebracht hätte. Ich hatte gestern gar keine Lust, joggen zu gehen. Warum sollte ich mich dazu zwingen?*
Therapeut:	*Erinnern Sie sich noch daran, was wir beim letzten Mal besprochen haben?*
Patient:	*Sie meinten, ich solle wieder mehr angenehme Tätigkeiten in meinen Alltag einbauen. Aber ich habe gerade einfach nicht das Bedürfnis zu joggen.*
Therapeut:	*Couch und Fernseher sind gerade das Richtige?*
Patient:	*Ja.*
Therapeut:	*Sie haben bis vor kurzem noch Amphetamine konsumiert und sich damit Hochgefühle verschafft. Ich könnte mir vorstellen, dass Couch und Fernseher Sie auf die Dauer nicht ausfüllen. Je früher Sie anfangen, wieder andere Aktivitäten aufzunehmen, desto leichter wird es für Sie werden. Gibt es denn etwas anderes als Joggen, das Sie unternehmen könnten?*

Bewusstes Aufsuchen von Hochrisikosituationen

Insbesondere Gruppenteilnehmer, die bereits mehrfach in Behandlung waren, kennen ihre Risikosituationen. Sie können häufig ganz genau beschreiben, was ihnen ihr Suchtmittel unmittelbar sehr nahebringt. Im hier beschriebenen Programm ist die Haltung des Therapeuten folgende:

Es geht nicht darum, sich komplett zurückzuziehen und keine schwierigen Situationen mehr aufzusuchen. Aber man sollte doch eine gewisse Vorsicht walten lassen: Ununterbrochenes Spiel mit dem Feuer bringt einen in sehr viel stärkere Versuchungssituationen. Auch in diesem Fall geht es um ein gutes Mittelmaß. Eine vorsichtige Konfrontation mit suchtbezogenen Stimuli kann das Vertrauen in die eigenen Fertigkeiten, die Abstinenz halten zu können, erhöhen. Sucht ein Gruppenteilnehmer wiederholt und bewusst Hochrisikosituationen auf, ist dies allerdings vergleichbar mit der Provokation eines Rückfalls.

Patient:	*Am Wochenende war ich auch auf dem Fußballplatz, um das Spiel unserer Mannschaft anzuschauen.*
Therapeut:	*Haben Sie früher dort Alkohol getrunken?*
Patient:	*Klar, immer.*
Therapeut:	*Hatte sich nicht beim letzten Abstinenzversuch dort auch Ihr Rückfall ereignet?*
Patient:	*Ja, das war so.*
Therapeut:	*Wie häufig sind Sie dort?*
Patient:	*Oh, heute werde ich wieder hingehen und beim Training zuschauen.*
Therapeut:	*Ist das nicht schwierig, so häufig an einem Ort zu sein, wo Sie sonst immer getrunken haben?*
Patient:	*Ach, das muss ich aushalten. Ich kann mich doch nicht zu Hause einschließen.*
Therapeut:	*Wir haben ja die Mechanismen der Konditionierung schon besprochen. Wenn Sie dort sind, werden Sie automatisch an Ihre Konsumzeit erinnert. Dies geschieht relativ automatisch, da Ihr Gehirn diese Erinnerungen abruft. Das birgt die Gefahr, dass der Alkohol Ihnen wieder sehr nah kommt und Sie erneut rückfällig werden. Gibt es für den Moment andere Freizeitgestaltungen, die weniger gefährlich wären?*

Mehrfaches Missachten der Gruppenregeln

Gruppenregeln umfassen die grundlegenden Dinge (▶ Therapievereinbarung), auf die geachtet werden sollte, damit ein produktives Arbeitsklima entsteht. Die Missachtung dieser stört das therapeutische Setting.

Therapeut:	*Frau B., wir hatten uns zu Beginn unserer Arbeit darauf festgelegt, dass die Handys während der Sitzungen aus sind. Ihres klingelt jetzt erneut. Beim letzten Treffen hatte ich Sie gebeten, es abzuschalten. Durch Ihr Handy wird die Gruppe gestört.*
Patientin:	*Ich habe vergessen, es stumm zu stellen.*
Therapeut:	*Denken Sie daran: Wir haben vereinbart, dass die Geräte aus sind, damit Sie sich ganz auf die Therapie konzentrieren können. Die Gruppensitzungen verlangen viel Aufmerksamkeit und Konzentration und die können wir nur*

dann aufbringen, wenn Störungen ausbleiben. Zudem ist es nicht respektvoll, wenn das Handy klingelt und ein anderes Gruppenmitglied gerade von seinen Schwierigkeiten im Umgang mit Suchtdruck berichtet. Wenn Sie das Handy nicht ausschalten, könnte die Gruppe dies als Zeichen mangelnden Interesses werten.

Abstinenz oder reduzierter Konsum?

Kontrovers diskutiert wird seit vielen Jahren das Abstinenzgebot in der Suchttherapie. Neben einer völligen Abstinenz als Behandlungsziel oder -voraussetzung kann auch ein verminderter Konsum zum Zwecke einer »harm reduction« eine Zielvereinbarung darstellen. Nur 10–16 % der Suchterkrankten werden durch das Suchthilfesystem erreicht. Remissionen bei nicht behandelten Patienten sind bestätigt. Die Hürde zur Inanspruchnahme einer abstinenzorientierten Behandlung ist vergleichsweise hoch. Frühinterventionen im hausärztlichen Bereich können deutlich mehr Personen erreichen.

Mit dem Ansatz der »harm reduction« kann nach Ansicht der Autoren bei leichteren Konsumstörungen ohne Abhängigkeitsentwicklung eine Trinkmengenreduzierung ein langfristig sinnvolles Ziel sein. Schwere Erkrankungsbilder werden mit dem Ziel der vollständigen Abstinenz in Zusammenhang gestellt. Auch nach den Leitlinien bleibt Abstinenz das vorrangige Therapieziel. Ansätze mit reduziertem Konsum sind möglich, aber nicht umfassend. Es gibt klare medizinische und soziale Kontraindikationen für Konsumreduktion, bspw. Schwangerschaft, Einnahme von wechselwirkenden Medikamenten oder Delinquenz unter Suchtmitteleinfluss. Auch bei vorausgehenden mehrfachen gescheiterten Versuchen einer Trinkmengen-Reduktion oder multiplen Entzugsbehandlungen wäre das Therapieziel der Abstinenz zu bevorzugen. Für beide Behandlungsziele sollte es eine entsprechende therapeutische Begleitung mit regelmäßigen Kontrollen des Therapieerfolges geben (Bischof et al. 2019).

Umgang mit Rückfällen

Rückfälle gehören zu einer Suchterkrankung dazu. Auch während der Behandlung kann es zu Rückfällen kommen. Der Umgang damit hängt von dem Rahmen ab, in dem das Programm angeboten wird. Ein Rückfall muss nicht gleich das Ende der Therapie zur Folge haben. Häufen sich die Rückfälle, muss allerdings darüber gesprochen werden, dass das aktuelle Hilfsangebot nicht ausreichend ist.

Das Programm bietet gute Möglichkeiten, konkrete Rückfallsituationen zu bearbeiten. Wichtig ist eine Vereinbarung darüber, dass Rückfälle bspw. zu Beginn der

Gruppenstunde angesprochen werden, so dass das Geschehen auch in die therapeutische Arbeit einbezogen werden kann. Der Betroffene sollte in der Therapie an dem geschehenen Rückfall arbeiten können. Erlaubt es das Setting, können auch unterstützende Einzelgespräche angeboten werden. Die Verheimlichung von Konsumereignissen stellt eine Bedrohung der ernsthaften therapeutischen Arbeit dar.

Patient:	*Bevor wir anfangen, möchte ich noch sagen, dass ich gestern rückfällig geworden bin.*
Therapeut:	*Gut, dass Sie sich an unsere Abmachung halten und das Thema direkt ansprechen! Schildern Sie doch bitte mal, wie es zu dem Vorfall kam.*
Patient:	*Ich habe Besuch von einem Freund bekommen. Er war schon lange nicht mehr bei mir und wusste nichts von meiner Therapie und meinem Plan, auf Cannabis zu verzichten. Er hat ziemlich schnell »Gras« aus seiner Tasche geholt und gesagt, dass es von sehr guter Qualität sei. Ich wusste, dass er davon ausgeht, dass ich mitrauche, weil ich es immer so gemacht habe. Das habe ich ausgenutzt und bin direkt zurück in das alte Verhalten gefallen.*
Therapeut:	*Ich denke, wir können uns die Situation alle gut vor Augen führen. Sind Sie in der Lage, den Rückfall mit der aktuellen Hilfe zu unterbrechen, oder brauchen Sie mehr Hilfe?*
Patient:	*Nein, ich denke, ich schaffe es so. Eigentlich war es auch gar nicht gut, ich hatte schnell ein schlechtes Gewissen.*
Therapeut:	*Okay. Wichtig wäre es, sich zu überlegen, wie Sie durch Offenheit Ihrem Freund gegenüber mehr Verbindlichkeit in Ihrem Abstinenzvorhaben erlangen können. Haben Sie dazu eine Idee?*

Vorlage Therapievereinbarung

Therapievereinbarung

Für unsere gemeinsame therapeutische Arbeit legen wir folgende Absprachen und verbindliche Regeln fest:

Rahmenbedingungen:
Wir treffen uns ab dem .... immer .... um .... Uhr in Raum .... Das Gruppentherapieprogramm umfasst .... Sitzungen.

Regelmäßige Teilnahme:
Ich weiß, dass ich von der Therapie nur dann profitieren kann, wenn ich die Termine pünktlich und regelmäßig wahrnehme. Ich werde daher verbindlich an den Terminen teilnehmen. Fehlzeiten sind nur im äußersten Notfall möglich und müssen spätestens am vorausgehenden Tag bei ....
unter der Telefonnummer .... angemeldet werden.

Hausaufgaben:
Ein Teil der Therapie sind die Hausaufgaben. Sie dienen zur Vertiefung der besprochenen Stundeninhalte. Weil ich möglichst viel für mich erreichen will, werde ich die Hausaufgaben gewissenhaft bearbeiten.

Gruppenregeln:
Wenn wir in der Gruppe zusammen arbeiten, werde ich mich an die folgenden allgemeinen Gruppenregeln halten:

> ✓ Pünktlich erscheinen.
> ✓ Über Gruppeninhalte gegenüber Dritten verschwiegen sein.
> ✓ In der Ich-Form reden.
> ✓ Offen und ehrlich untereinander umgehen.
> ✓ Die Grenzen der Gruppenmitglieder akzeptieren.
> ✓ Toleranz und Verständnis für die Probleme der Anderen aufbringen.
> ✓ Zuhören, andere ausreden lassen.
> ✓ Jedem seine eigene Meinung zugestehen.
> ✓ Aktuelle Probleme ansprechen.
> ✓ Nicht essen und nicht trinken während der Gruppentherapie.
> ✓ Handys unbedingt ausschalten.

Persönliche Offenheit:
Mir ist bewusst, dass für die Erlangung einer Suchtmittelabstinenz und zur psychischen Stabilisierung meine persönliche Offenheit relevant ist. Sollte es mir im Verlauf der Gruppentherapie schlechter gehen oder sollte ich in eine Krise geraten, werde ich dies der Gruppe mitteilen.

Schweigepflichtserklärung:
Damit eine persönliche Offenheit möglich ist, muss vorausgesetzt sein, dass alle in der Gruppe besprochenen Inhalte nicht mit anderen Personen als den Gruppenmitgliedern besprochen werden. Ich werde keine Informationen über Gruppenteilnehmer an Dritte weitergeben.

1/2

Störungen gehen vor!
Wenn ich mich über etwas ärgere, mich unverstanden fühle oder mich etwas so beschäftigt, dass ich der Therapie nicht gut folgen kann, dann werde ich das der Gruppe mitteilen.

Respektvolles Verhalten:
Auch wenn ich selbst in einem Moment nicht sicher bin, ob ich wirklich auf mein Suchtmittel verzichten will, oder mich sogar gegen die Abstinenz entschieden habe, werde ich die Ziele der anderen Gruppenteilnehmer respektieren. Ich werde darauf achten, dass ich bei anderen Personen keinen Suchtdruck auslöse und werde niemanden zum Konsum auffordern. Ich werde auch darauf achten, anderen gegenüber höflich zu bleiben.
Gewalttätiges Verhalten oder Gewaltandrohungen sind tabu!

Ende der Gruppenteilnahme:
Ich möchte am gesamten Therapieprogramm teilnehmen und werde mich deshalb an die hier getroffene Vereinbarung halten. Es ist mir bewusst, dass ich anderenfalls riskiere, meinen Platz in der Gruppe aufgeben zu müssen.

Einverständnis zur Kontaktaufnahme mit Angehörigen:
Sollte ich zu einer Gruppensitzung unentschuldigt nicht erscheinen, bin ich einverstanden, dass mein Therapeut folgende Person kontaktiert:

Name ....

Adresse ....

Telefon ....

Ich bin auch bereit, diese Person über meine Therapie und meine Behandlungsziele zu informieren und sie in meinen Notfallplan mit einzubeziehen.

Behandlungsziele:
Für die Zeit der Therapie möchte ich folgende Ziele festlegen (möglichst konkret und umsetzbar):

1. ....

2. ....

Datum .... Unterschrift Gruppenteilnehmer ....

Datum .... Unterschrift Bezugsperson ....

Datum .... Unterschrift Therapeut ....

Literatur

Amato L, Minozzi S, Davoli M, Vecchi S, Ferri MM, Mayet S (2008). Psychosocial and pharmacological treatments versus pharmacological treatments for opioid detoxification. Cochrane Database Syst Rev(3), CD005031.

Angerer V, Auwärter V (2015). Monitoring of ›legal high‹ products 2013 and 2014 – key results. Toxichem Krimtech 82(SpecialIssue): 224.

AWMF S3-Leitlinie Screening, Diagnose und Behandlung alkoholbezogener Störungen (2015). Hrsg.: Mann, Hoch und Batra. Springer Verlag.

AWMF S3-Leilinien, Alkoholbezogenen Störungen: Screening, Diagnosen und Behandlung (2020). www.awmf.org/leitlinien/detail/ll/076-001.html

Bischof G, Lange N, Rumpf H-J, Preuss UW (2019). Reduziertes Trinken und Schadensminderung bei der Behandlung von Alkoholkonsumstörungen. Sucht 65(2), 115-134.

Burlingame GM, McClendon DT, Yang C (2018). Cohesion in group therapy: a meta-analysis. Psychotherapy, 55(4):384-398.

Carroll KM, Onken LS (2005). Behavioral therapies for drug abuse. Am J Psychiatry, 162(8), 1452–1460.

Demmel R (2008). Motivational Interviewing. In: M. Linden und M. Hautzinger (Hrsg.) Verhaltenstherapiemanual. Heidelberg: Springer.

Denis C, Lavie E, Fatseas M, Auriacombe M (2006). Psychotherapeutic interventions for cannabis abuse and/or dependence in outpatient settings. Cochrane Database Syst Rev, 3, CD005336.

Europäische Beobachtungsstelle für Drogen und Drogensucht (2017). Europäischer Drogenbericht 2017: Trends und Entwicklungen, Amt für Veröffentlichungen der Europäischen Union, Luxemburg

Festinger L (1957). A theory of cognitive dissonance. Stanford: Stanford University Press.

Fletcher EH, Tasker SM, Easton P, Denvir L (2015). Improving the help and support provided to people who take new psychoactive substances (›legal highs‹). Journal of Public Health, 38 (4), 489-495.

Flückiger C, Del Re AC, Wampold BE, Horvath AO (2018). The alliance in adult psychotherapy: a meta-analytic synthesis. Psychotherapy, Dec; 55(4): 316-340.

Haisch J, Haisch I (2007). Sozialpsychologische Grundlagen. In: Hiller W, Leibing E, Leichsenring F, Sulz S (Hrsg.), Lehrbuch der Psychotherapie (Bd. 1). München CIP Medien.

Hervas ES (2017). Synthetic cannabinoids: characteristics, use and clinical implications. Archives of Psychiatry and Psychotherapy, 2:42-48.

Hohmann N, Mikus G, Czock D (2014). Effects and risks associated with novel psychoactive substances: mislabeling and sale as bath salts, spice, and research chemicals. Dtsch Arztebl Int; 111(9): 139–47.

Kadur J, Lüdemann J, Andreas S (2020). Effects of the therapist's statement on the patient's outcome and the therapeutic alliance: a systematic review. Clin Psychol Psychother, Mar; 27 (2): 168-178.

Körkel J, Veltrup C (2003). Motivational Interviewing: Eine Übersicht. Suchttherapie, 4, 115–124.

LaChance H, Feldstein Ewing SW, Bryan AD, Hutchison KE (2009). What makes group MET work? A randomized controlled trial of college student drinkers in mandated alcohol diversion. Psychol Addict Behav, 23(4), 598–612.

Lo Coco G, Melchiori F, Oieni V, Infurna MR, Strauss B et al. (2019). Group treatment for substance use disorder in adults: a systematic review and meta-analysis of randomized-controlled trails. J Subst Abuse Treat.Apr; 99:104-116.

Loeber S, Kiefer F, Wagner F, Mann K, Croissant B (2009). Treatment outcome after inpatient alcohol withdrawal: impact of motivational interventions: a comparative study. Nervenarzt, 80(9), 1085–1092.

Lotz-Rambaldi W, Buhk H, Busche W, Fischer J, Bloemeke U, Koch U (2002). Outpatient rehabilitation of alcohol dependent patients in a day clinic: initial results of a comparative follow-up study of day clinic and inpatient treatment. Rehabilitation (Stuttg), 41(2–3), 192–200.

Lundhal B et. al. (2013). Motivational interviewing in medical care settings: a systematic review and meta-analysis of randomized controlled trials. Patient education and counselling, 93(2), 157-168.

Marques AC, Formigoni ML (2001). Comparison of individual and group cognitive-behavioral therapy for alcohol and/or drug-dependent patients. Addiction, Jun;96(6).

Miller WR, Moyers TB (2015). The forest and the trees: relational and specific factors in addiction treatment. Addiction Mar; 110(3): 401-13.

Miller WR, Rollnick S (1991). Motivational Interviewing: Preparing People to change addictive Behavior. New York: Guilford.

Miller WR, Rollnick S (20132). Motivational Interviewing. Preparing people for change (3rd ed.). New York: Guilford.

Moos RH (2007). Theory-based active ingredients of effective treatments for substance use disorders. Drug Alcohol Depend, 88(2–3), 109–121.

Moyers TB (2014). The relationship in motivational interviewing. Psychotherapy, Sep; 51(3): 358-63).

Nienhuis JB, Owen J, Valentine, JC, Winkeljohn Black S, Halford TC et al. (2018). Therapeutic alliance, empathy and genuineness in individual adult psychotherapy: a meta-analytic review. Psychother Res, Jul; 28(4): 293-605.

Priebe S, Connely M, McCabe R, Bird V (2019). What con clinicians do to improve outcomes across psychiatric treatments: a conceptual revier of non-specific components. Epidemiol Psychiatr Sc. Aug 15.

Scherbaum N, Kluwig J, Specka M, Krause D, Merget B, Finkbeiner T et al. (2005). Group psychotherapy for opiate addicts in methadone maintenance treatment - a controlled trial. Eur Addict Res, 11(4), 163–171.

Smedslund G, Berg RC, Hammerstrøm,KT, Steiro A, Leiknes KA et al. (2011). Motivational Interviewing for substance abuse. Cochrane Database of Systematic Reviews, Issue 11.

Sobell LC, Sobell MB, Agrawal S (2009). Randomized controlled trial of a cognitive-behavioral motivational intervention in a group versus individual format for substance use disorders. Psychol Addict Behav, 23(4), 672–683.

Stanciu CN, Penders TM, Gnanasegaram, SA, Pirapakaran E, Padda et al. (2017). The Behavioral Profile of Methylenedioxypyrovalerone (MDPV) and alpha-pyrrolidinopentiophenone (PVP) – a systematic review. Current Drug Abuse Reviews, 9,1-5.

Stinchfield R, Owen PL, Winters KC (1994). Group therapy for substance abuse: a review of the empirical research. In: Fuhriman A, Burlingame G (Hrsg.), Handbook of group psychotherapy: an empirical and clinical synthesis. New York: Wiley.

Tracy DK, Wood DM, Baumeister D (2017). Novel psychoactive substances: types, machanisms od action and effects. BMJ 2017;356:i6848 doi: 10.1136/bmj.i6848 (Published 2017 January 25)

Urbanowski KA, Kelly, JF, Hoeppner BB, Slaymaker V (2012). The role of therapeutic alliance in substance use disorder treatment for young adults. Journal Subst Abuse Treat, Oct; 43(3):344-51.

Weiss RD, Jaffee WB, de Menil VP, Cogley CB (2004). Group therapy for substance use disorders: what do we know? Harv Rev Psychiatry, 12(6), 339–350.

Yen CF, Wu HY, Yen JY, Ko CH (2004). Effects of brief cognitive-behavioral interventions on confidence to resist the urges to use heroin and methamphetamine in relapse-related situations. J Nerv Ment Dis, 192(11), 788–791.

Zimmer D (2008). Therapeut-Patient-Beziehung. In: Linden M, Hautzinger M (Hrsg.), Verhaltenstherapiemanual. Heidelberg: Springer.

II Psychoedukativer Teil

Module

Suchtverlauf und Suchtverlagerung	(1 Gruppensitzung)
Körperliche Folgen des Suchtmittelkonsums	(1 Gruppensitzung)
Psychosoziale Folgen des Suchtmittelkonsums	(1 Gruppensitzung)
Entzug	(1 Gruppensitzung)
Medikamente in der Suchtbehandlung	(1 Gruppensitzung)
Therapie – wie und wo kann ich mir helfen lassen?	(1 Gruppensitzung)
Alkohol in Lebensmitteln	(1 Gruppensitzung)
Substanzfreie Zone	(1 Gruppensitzung)
Tabakinformation	(1 Gruppensitzung)

5 Suchtverlauf und Suchtverlagerung

Ziel der Sitzung

Damit die Betroffenen zu Experten für die eigene Erkrankung werden können, müssen neben den Faktoren, die zur Entwicklung einer Substanzabhängigkeit beitragen, die möglichen Verlaufsformen der Erkrankung besprochen werden.

Einige Gruppenteilnehmer haben sich eventuell zu einem recht frühen Zeitpunkt ihrer Erkrankung in der Therapiegruppe Hilfe geholt. Sie sollten vermittelt bekommen, was sich im Verlauf einer unbehandelten Suchtproblematik verändern kann. Für Teilnehmer der Gruppe, die noch Schwierigkeiten mit der Akzeptanz ihrer Erkrankung haben, kann es ausschlaggebend sein, zu erfahren, dass es Abstufungen im Krankheitsverlauf gibt und ein Problem nicht erst dann vorliegt, wenn man eine Fülle an sozialen und körperlichen Folgen kennen gelernt hat.

In dieser Gruppensitzung wird auch die Gefahr der Suchtverlagerung besprochen. Diese Gefahr droht, wenn die Patienten versuchen, bezogen auf ihr bevorzugtes Suchtmittel abstinent zu leben, andere Substanzen mit ähnlicher Wirkung oder Verhaltenssüchte wie Kaufen, Glücksspiel oder exzessives Sporttreiben jedoch an dessen Stelle treten.

→ Informationsvermittlung über die einzelnen Stadien des Suchtverlaufs
→ Darstellung der Suchterkrankung als Kontinuum
→ Aufklärung über die Gefahr der Suchtverlagerung

Inhalt

1. Begrüßung

2. Einführung in das Thema, Rationale

Therapeut:
Sie haben die einzelnen Mitglieder dieser Gruppe und deren Suchtlebenslauf bereits etwas besser kennen gelernt. Vielleicht gibt es einen Gruppenteilnehmer, bei dem Sie sich denken »So weit ist es mit mir glücklicherweise noch nicht gekommen.« oder Sie hören die Schil-

derungen eines anderen und denken »So habe ich auch mal gedacht.«. Innerhalb einer Suchterkrankung gibt es verschiedene Stadien, die durchlaufen werden. Aus jedem einzelnen Stadium gibt es einen Ausweg. Wir schauen uns heute die einzelnen Stadien an. Vielleicht können Sie für sich eine Einordnung vornehmen: »Wo stehe ich?«. Im besten Fall werden Sie erkennen, dass es sich lohnt, den Ausstieg zu finden. Für den Umgang mit Ihrer Erkrankung und deren Verlauf wird es auch wichtig sein, wie Sie mit anderen süchtig machenden Substanzen oder Verhaltensweisen umgehen. Sie sollten um die Gefahren der Verlagerung einer Abhängigkeit auf eine andere Substanz oder eine exzessiv ausgeführte Tätigkeit wissen und erkennen können, wenn eine so genannte Suchtverlagerung bei Ihnen aktuell wird.

3. Bisheriger Krankheitsverlauf

Die Gruppenteilnehmer erhalten das Arbeitsblatt Nr. 1 zum Thema »Krankheitsverlauf« und bearbeiten dies zunächst jeder für sich (▶ Arbeitsblatt 1). Anschließend findet ein Austausch in der Gruppe statt: Die Gruppenmitglieder berichten von ihren Erfahrungen und Erlebnissen. Ziel ist die Förderung eines offenen Umgangs mit der eigenen Geschichte und den Anfängen der Entwicklung einer Suchtproblematik, die eventuell in früheren Zeiten nicht wahrgenommen oder negiert worden ist. In diesem Teil des Programms ist die Arbeit in der Gruppe erneut von bedeutsamem Vorteil, da es im Austausch mit anderen Betroffenen viel leichter fällt, frühere Einschätzungen oder Meinung zu revidieren.

4. Stadien des Krankheitsverlaufs

Es folgt ein Informationsteil über den Verlauf von Suchterkrankungen, der mit den Berichten und Beispielen der Patienten aus dem vorausgegangenen Abschnitt anschaulich gemacht werden kann. Ergänzend wird das Informationsblatt Nr. 1 »Stadien des Krankheitsverlaufs« ausgegeben (▶ Informationsblatt 1). Es zeigt die Stadien einer Abhängigkeitserkrankung (Jellinek 1946; Lieb et al. 2008).

Da die beschriebenen Phasen auch den Krankheitsverlauf der Gruppenteilnehmer widerspiegeln, kommt es häufig zu einer regen Beteiligung. Teilnehmer, die in der Akzeptanz ihrer Erkrankung noch nicht so weit fortgeschritten sind, werden in ihrer Selbstreflexion durch die aktiveren Mitglieder der Gruppe gefördert.

5. Suchtverlagerung

Therapeut:
Der Schritt hinein in die Abstinenz erfordert Mut und Kraft. Im ersten Moment ist man als Betroffener hauptsächlich damit konfrontiert, dass man etwas aufgeben muss – das Suchtmittel, das einen über längere Zeit begleitet hat, alte Gewohnheiten, vielleicht auch alte Bekannte und ein Mittel, kurzfristig alle Gedanken auszuschalten. Dies ist eine ganz schöne Herausforderung, die einen immer wieder an die persönlichen Grenzen bringt. In solchen Momenten kann es passieren, dass man ein scheinbares Schlupfloch aus dieser schwierigen

Lage entdeckt: Man steigt auf eine andere Substanz um, welche bald die gleiche Rolle wie die ursprüngliche übernimmt. So könnte eine Person, die sich eine Cannabisabstinenz hart erkämpft hat, im Verlauf ihrer Abstinenz mehr und mehr Alkohol trinken und damit eine Substanz mit einer ähnlichen Wirkung gezielt einsetzen. Alternativ dazu kann auch eine bestimmte Verhaltensweise eine solche Rolle einnehmen, dazu können bspw. Glücksspiel, Kaufen, Essen oder Sport treiben gehören. Zunächst wirken diese Verhaltensweisen weniger bedrohlich, weniger gefährlich als der exzessive Konsum von Alkohol, Drogen oder Medikamenten. Allerdings kann man von bestimmten Tätigkeiten auch eine Abhängigkeit entwickeln, für die dieselben Kriterien gelten, wie für eine Substanzmittelabhängigkeit. Die sozialen Folgen können verheerend sein. Ein Warnzeichen für eine Verhaltenssucht wäre, dass man sich unzufrieden fühlt, wenn man die Tätigkeit einen Tag lang nicht ausüben kann.

Egal, ob es sich um den Konsum eines alternativen Suchtmittels oder um die Ausbildung einer Verhaltenssucht dreht, das Prinzip nennt sich Suchtverlagerung. Es entwickelt sich erneut eine Abhängigkeit, allerdings bezieht sich diese dann auf ein anderes Suchtmittel oder auf eine Verhaltensweise.

Wer von Ihnen kennt eine Suchtverlagerung aus seiner Geschichte? Für welche andere Substanz oder Verhaltensweise könnte bei Ihnen die Gefahr einer weiteren Abhängigkeit bestehen?

Es folgt ein Austausch der Teilnehmer der Therapiegruppe über das Thema. Ziel ist es, die Patienten vor einer solchen möglichen Entwicklung im Verlauf ihrer Abstinenz zu warnen.

6. Medikamente mit Abhängigkeitspotenzial

An dieser Stelle des Programms ist es sinnvoll, die Gruppenteilnehmer über Medikamente mit Abhängigkeitspotenzial zu informieren. Damit soll einer Suchtverlagerung auf diese Substanzgruppe vorgebeugt werden. Die Dunkelziffer von medikamentenabhängigen Personen wird als hoch eingeschätzt und häufig besteht eine große Unwissenheit über das Abhängigkeitspotenzial und die Gefahren verschiedener Präparate.

Therapeut:
Vielleicht haben Sie Ihr Suchtmittel, von dem Sie sich gerade verabschieden, bei bestimmten körperlichen oder psychischen Symptomen eingesetzt, bspw. bei Schlafstörungen oder Schmerzen. In Zukunft werden Sie in einem solchen Fall eventuell zu einem Medikament greifen, um sich Abhilfe zu schaffen. Auch dabei ist Vorsicht geboten: Einige Medikamente können für Sie die Gefahr einer erneuten Abhängigkeit bedeuten, was an deren eigenem Abhängigkeitspotenzial liegt. Kennen Sie solche Medikamente?

Die Vorschläge der Gruppe werden am Flipchart notiert, der Therapeut nutzt die Sammlung, um die fehlenden zu ergänzen. Folgende Medikamentengruppen sollten bevorzugt besprochen werden:

- Benzodiazepine, auch bekannt als Beruhigungsmittel oder Tranquilizer, die häufig bei Unruhe oder Angstzuständen eingesetzt werden

- Schlafmittel, Z-Substanzen oder Barbiturate
- Schmerzmittel, dabei insbesondere Kombinationspräparate auf der Basis von Opioiden oder Nicht-Opioiden
- Aufputschmittel, »Wachmacher«
- Appetitzügler
- Medikamente zur Behandlung von Aufmerksamkeitsdefizits-/Hyperaktivitätsstörungen (ADHS)
- Einzelne Psychopharmaka mit Missbrauchs- oder Abhängigkeitspotential, wie bspw. Pregabalin
- Clomethiazol zur stationären Behandlung bei schwerem Alkoholentzugssyndrom – eine Zulassung für den ambulanten Bereich besteht nicht!
- Alkoholhaltige Arzneimittel, bspw. Stärkungsmittel

Die Teilnehmer der Therapiegruppe sollten motiviert werden, sich im Fall von Medikamentenverordnungen beim Arzt oder Apotheker stets nach dem Abhängigkeitspotenzial eines Medikaments und gegebenenfalls nach einer Alternative zu erkundigen.

Schwierige Situationen

Eine wichtige Aufgabe ist es, die Patienten zur Vorsicht anzuregen und auf möglichst viele Gefahrenquellen hinzuweisen, die sie von ihrem Ziel, ein abstinentes Leben zu führen, abbringen können. Dies kann den Eindruck vermitteln, dass die Gruppenteilnehmer in Zukunft überall und bei jedem Schritt vorsichtig und gewissenhaft sein und sich ständig kontrollieren müssen. In solchen Fällen kommt es vielleicht zu Reaktionen wie »*Auf was muss ich denn noch achten*« oder »*Was darf ich dann überhaupt noch*«. Der Therapeut sollte das Gefühl des Gruppenteilnehmers aufnehmen, validieren und ihm die Verantwortung für sein Handeln übergeben: »*Ja, ich kann mir vorstellen, dass sich das nach viel Anstrengung und Verzicht für die Zukunft anhört, wenn wir Sie über mögliche Gefahrenquellen aufklären. Schon die Abstinenz von Ihrem hauptsächlich konsumierten Suchtmittel ist eigentlich Herausforderung genug. Es geht nicht darum, Sie in ihrem Handeln immer weiter einzuschränken, sondern Ihnen durch ausreichendes Wissen die Möglichkeit zu geben, in Zukunft gut auf sich aufzupassen und selbst zu entscheiden, wo Sie Ihr Verhalten noch dauerhaft ändern müssen, um nicht Ihr Ziel aus den Augen zu verlieren.*«

Insbesondere die Anerkennung von Sport als Verhaltenssucht fällt vielen Betroffenen schwer. Schließlich haben ihn einige als probates Mittel gegen Suchtdruck entdeckt. Vor allem in Rehabilitationseinrichtungen für Menschen mit einer Drogenabhängigkeit wird sehr stark darauf geachtet, dass Sport nicht als einziges Mittel der Emotionsregulation zur Verfügung steht, sondern auch Alternativen entwickelt werden. Wir sollten vermitteln, dass es um das entsprechende Maß geht. Sport ist eine sinnvolle Strategie

- zur Ablenkung bei Suchtdruck
- zum Spannungsabbau
- für Erfolgserleben und Wohlbefinden nach Anstrengung.

Problematisch ist es, wenn nur dann Zufriedenheit besteht, wenn Sport getrieben wurde und ein Tag ohne Sport schwer auszuhalten ist.

Tipps

Manchmal kann Humor in der Therapie ein gutes Mittel gegen aufkommenden Widerstand sein. Merkt der Therapeut, dass die Anspannung in der Gruppe steigt, kann durch das humorvolle Aufgreifen dieser Stimmung Entlastung geschaffen werden: »*Kann es sein, dass Sie sich gerade denken: Jetzt darf ich noch nicht einmal mehr eine Kopfschmerztablette nehmen, dabei wollte ich doch einfach nur nichts mehr trinken?*« Oder »*Wirkt auf den ersten Blick so, als sollten Sie auf alles, was Spaß macht, in Zukunft verzichten ...*«

In der Regel ist es eine Erleichterung für die Gruppenteilnehmer, wenn solche Gedanken oder Befürchtungen offen angesprochen werden und sie sehen, dass dem Therapeuten durchaus bewusst ist, mit was sie sich beschäftigen. In den kommenden Sitzungen werden sich die Patienten eventuell auch von sich aus mit entsprechenden Sätzen an die Gruppe richten. Das ist in jedem Fall hilfreicher, als wenn sich jeder allein mit diesen Gedanken trägt.

Arbeitsblatt Nr. 1

Krankheitsverlauf

Welche Konsumanlässe gab es zu Beginn der Suchtentwicklung?
....
....
....
....

Wann/woran haben Sie bemerkt, dass der Suchtmittelkonsum für Sie zum Problem wurde?
....
....
....
....

Welche Konsumanlässe/Rechtfertigungsversuche kamen dazu?
....
....
....
....

Beschreiben Sie weitere Veränderungen in Ihrem Umgang mit dem Suchtmittel und in Ihrem Konsumverhalten:
....
....
....
....

Beschreiben Sie Auswirkungen auf Ihr Verhalten, insbesondere im Alltag:
....
....
....
....

Was gab es an Rückmeldungen/Kritik von anderen?
....
....
....
....

Informationsblatt Nr. 1

Stadien des Krankheitsverlaufs

Konsum mit Ziel der Erleichterung
- Spannungsreduktion durch Konsum des Suchtmittels
- häufiges Konsumieren aus bestimmten wiederkehrenden Motiven
- leichte Erhöhung der Toleranz
- Nachlassen der seelischen Belastbarkeit in Folge des Konsums

Prodromalphase
- Änderung der Konsumart hin zu heimlichem Konsum mit Schuldgefühlen
- ständiges Denken an das Suchtmittel
- Verharmlosung des Konsums
- Toleranzerhöhung
- zunehmende Schwierigkeiten am Arbeitsplatz oder in engen Beziehungen

Kritische Phase
- nach Konsumbeginn kann die konsumierte Menge nicht mehr gut gesteuert werden
- Entwicklung einer psychischen Abhängigkeit
- es werden Ausreden, Alibis, Rationalisierungen gesucht
- nach Konsumphasen folgen Abstinenzphasen, die durch erneute Rückfälle begrenzt sind
- frühere Konsumregeln (bspw. nicht vor einer bestimmten Uhrzeit) werden gelockert
- Interessenseinengung, Verlust von sozialen Kontakten
- deutliche Veränderung des Verhaltens im Alltag (vermehrte Reizbarkeit und Stimmungsschwankungen)
- Sicherung von Suchtmittelvorräten
- Hilfe wird abgelehnt

Chronische Phase
- regelmäßiger Konsum über alle Tageszeiten hinweg
- die Verträglichkeit des Suchtmittels nimmt ab
- der Suchtmittelkonsum wird zum Lebensinhalt
- Fehlbeurteilung der eigenen Lage
- körperlicher, psychischer und sozialer Abbau
- Entzugszeichen mit vermehrten Komplikationen

6 Körperliche Folgen des Suchtmittelkonsums

Ziel der Sitzung

Die manchmal tatsächlich sichtbaren und von den Betroffenen häufig gefürchteten Folgen eines Substanzkonsums sind körperliche Erkrankungen. Suchtmittel verursachen eine Vielzahl an somatischen Folgeerkrankungen. Unsere Patienten sollten über diese informiert werden. Die Kenntnis möglicher gesundheitlicher Komplikationen infolge eines überhöhten Substanzkonsums kann die Motivation zur Abstinenz insbesondere bei Patienten mit einem Missbrauch erhöhen. Zu beachten ist die Gefahr einer deutlichen Verstärkung der kognitiven Dissonanz mit der Folge einer Erhöhung der Rückfallgefahr.

→ Aufklärung der Gruppenteilnehmer über mögliche körperliche Folgen des Konsums des jeweiligen Suchtmittels
→ Stärkung des Wunsches nach Verbesserung oder Erhaltung der Gesundheit

Inhalt

1. Begrüßung

2. Einführung in das Thema, Rationale

Therapeut:
Einige von Ihnen sind vielleicht in der letzten Zeit von Ihrem Hausarzt auf erhöhte Leberwerte angesprochen worden, andere haben eventuell selbst gesundheitliche Veränderungen festgestellt, seitdem der Gebrauch des Suchtmittels gestiegen ist. Egal, welches Suchtmittel bei Ihnen im Vordergrund stand, alle haben das Risiko, Schäden in ihrem Körper zu verursachen, die Sie teilweise auch für eine lange Zeit begleiten. Einige von diesen körperlichen Folgeschäden werden Sie schon kennen, andere vielleicht noch nicht. Wir nutzen die Sitzung dazu, eine umfassende Übersicht über mögliche gesundheitliche Risiken zu erstellen.

3. Bisherige Kenntnisse

Therapeut:
Die gesundheitlichen Folgen von übermäßigem Suchtmittelgebrauch sind tückisch, weil sie nicht direkt auf den Konsum folgen. Sie treten mit Verzögerung auf und können viel Regenerationszeit erfordern, auch wenn der Konsum gestoppt wird. Unsere Organe sind in der Lage, sich zu erholen, aber sie merken sich auch, wenn sie angegriffen werden.

Sie haben ein Arbeitsblatt vor sich, auf dem Sie die körperlichen Folgen Ihres Suchtmittels, die Sie von sich oder von anderen kennen, von denen Sie gehört oder gelesen haben, eintragen können. Nehmen Sie sich dazu ein paar Minuten Zeit.

Das Arbeitsblatt »Körperliche Folgen« (▶ Arbeitsblatt Nr. 2) wird ausgegeben, die Gruppenteilnehmer arbeiten für einige Zeit selbstständig.

4. Wichtig zu wissen

Der Inhalt der Informationsblätter zu den körperlichen Folgen des Suchtmittelkonsums soll den Gruppenteilnehmern vermittelt werden, ohne sie mit zu vielen medizinischen Fakten zu konfrontieren. Man sollte auf die Betonung der Vielseitigkeit und Gefährlichkeit von körperlichen Folgeerkrankungen achten, um so bei den Gruppenteilnehmern den Wunsch nach Gesundheit zu fördern. Die Verbesserung der körperlichen Situation bei Erreichen einer Suchtmittelabstinenz sollte in Aussicht gestellt werden. Bei bestehender kognitiver Dissonanz stärkt dies die Motivation, durch die Abstinenz etwas für die gesundheitliche Situation zu tun.

Die Darstellung hier erfolgt sehr umfassend, aber patientengerecht. Es handelt sich dabei aber nur um eine Auswahl bestimmter Folgeerkrankungen. In der Gruppensitzung kann bei fehlender Zeit auch nur auf eine Auswahl eingegangen werden. Die gesamte Aufstellung liegt den Teilnehmern als Informationsblatt (▶ Informationsblätter Nr. 2 bis Nr. 5 »Körperliche Folgen«) vor. Für jede Substanzklasse ist ein eigenes Informationsblatt verfügbar. Informationsblatt Nr. 2 »Körperliche Folgen bei Alkoholabhängigkeit« wurde nach Singer et al. (2011) erstellt, Informationsblatt Nr. 3 »Körperliche Folgen bei Abhängigkeit von Beruhigungs- und Schlafmitteln« geht auf Literatur von Benkert und Hippius (2019) zurück. Im Informationsblatt Nr. 4 »Körperliche Folgen bei Cannabisabhängigkeit« wurden Hoch et al (2015), WHO (2016), Campeny et al. (2020) und im Informationsblatt Nr. 5 »Körperliche Folgen bei Opiatabhängigkeit« Gölz (1999) sowie Täschner et al. (2010) zitiert.

Zusätzliche Informationen zu Folgen des chronischen Alkoholkonsums (▶ Informationsblatt Nr. 2)

Die folgende Zusammenstellung kann als Orientierung für den Therapeuten verwendet werden. Auf dem entsprechenden Informationsblatt zum Thema körperliche Folgen ist die Zusammenstellung patientengerecht aufgelistet.

Mundhöhle
Karies, Veränderung der Speicheldrüsen, weniger Speichelfluss, Entzündungen und Atrophisierung (Abbau) der Mundschleimhaut, 3–6-fach erhöhtes Risiko für Kopf-Hals-Tumore durch erhöhtes Acetaldehyd.

Speiseröhre
Sodbrennen durch Reflux, Schädigung der Schleimhaut in der Speiseröhre durch den Reflux aber auch durch hochprozentigen Alkohol bis hin zur Begünstigung einer Krebserkrankung. Gefahr von Einrissen der Speiseröhrenschleimhaut bei Erbrechen und daraus resultierenden lebensbedrohlichen Blutungen. Diese können auch auftreten, wenn sich in der Speiseröhre bei eingeschränktem Blutfluss durch die Leber (bspw. bei Leberzirrhose) Krampfadern bilden und verletzt werden. Auch bei Behandlung enden 30 % dieser Ösophagusvarizenblutungen tödlich.

Magen
Erhöhte Magensäureproduktion, verzögerte Magenentleerung, Schädigung der Magenschleimhaut, erhöhtes Risiko für Magenkrebs aufgrund von schlechter oder mangelhafter Ernährung. Magenschleimhautentzündungen können zu lebensgefährlichen Blutungen führen. Bei starken Blutungen wird hellrotes Blut erbrochen. Leichtere Blutungen führen eventuell zu sogenanntem »Kaffeesatzerbrechen« (dunkelbraun bis schwarze, krümelige Substanz) oder zu »Teerstuhl« (schwarzer Stuhlgang).

Darm
Entzündungen, Störung der Beweglichkeit, erhöhte Anfälligkeit für Magen-Darm-Infekte, Störungen der Aufnahme/Verdauung von wichtigen Nährstoffen, Vitaminen (insbesondere B Vitamine) und Spurenelementen, was zu Symptomen einer Mangelernährung führen kann.

Bauchspeicheldrüse (Pankreas)
Die Bauchspeicheldrüse liefert Verdauungsfermente zum Aufspalten der Nahrung in Aminosäuren, Fettsäuren und Traubenzucker. Sie wird durch Alkohol auf dreifache Art geschädigt:

1. Erhöhte Fermentbildung durch Alkohol
2. Verhinderung des Eiweißtransports, so dass es zu Ablagerungen am Ausführungsgang kommt
3. Stenosierung (Verengung) des Ausführungsgangs mit der Folge der Selbstverdauung des Pankreas

Akute oder chronische Bauchspeicheldrüsenentzündung (Pankreatitis):
  Akute Entzündung:
Symptome: starke, gürtelförmig ausstrahlende Oberbauchschmerzen, Übelkeit, allgemeines Unwohlsein. Die beginnende, noch asymptomatische Entzündung lässt sich anhand der bei der Blutuntersuchung erhobenen Werte feststellen.
  Therapie: Alkoholabstinenz, diätetische Maßnahmen.

Das Vollbild der akuten Pankreatitis stellt eine Lebensgefahr dar und bedarf intensivmedizinischer Betreuung.

Chronische Pankreatitis
Symptome: Verdauungsstörungen aufgrund eines Mangels an Pankreasenzymen (Amylase und Lipase). Aufgrund eines Insulinmangels kann sich ein Diabetes mellitus entwickeln.
Therapie: Diät, keine fettreichen Speisen und Alkoholabstinenz! Ggfls. Behandlung des Diabetes mellitus mit Medikamenten oder Insulin.

Leber
Die Leber ist ein lebensnotwendiges Organ, es stellt wichtige Eiweißstoffe her, liefert Energie für den Organismus und schafft Giftstoffe aus dem Körper.
Drei Stadien der Erkrankung werden unterschieden: Fettleber, Leberentzündung (Hepatitis) und Leberzirrhose

Fettleber
in den Leberzellen wird Fett eingelagert. Das Volumen der Leber kann sich dadurch auf das Zweifache vergrößern, die Farbe von dunkelrot auf hellbraun verändern.
Symptome: Druck, Völlegefühl, wenig Appetit, Müdigkeit, GGT ist erhöht.
Beim Abbau großer Alkoholmengen entsteht viel Fett, welches nicht vollständig abtransportiert werden kann und in der Leber eingelagert wird.
Die Fettleber bildet sich bei Abstinenz innerhalb von 3–8 Wochen zurück. (Fett wird nach und nach abtransportiert)

Leberentzündung (Hepatitis)
Es gibt unterschiedliche Ausprägungsgrade:
Beschwerdelosigkeit – Gelbsucht – Leberversagen.
Durch das giftige Abfallprodukt Acetaldehyd kommt es zur Leberentzündung, dabei sterben Leberzellen ab.
Symptome: Oberbauch ist schmerzempfindlich, Übelkeit, Erbrechen, Fieber, Schwitzen, Anstieg der Transaminasen (Leberwerte)
Therapie: Abstinenz!
Es bleiben Vernarbungen zurück. Bei einem Rückfall setzt sich die Leberschädigung weiter fort.

Leberzirrhose
Dieses Stadium wird durch weiteres Trinken erreicht (d. h. die Bildung von Narbengewebe führt zur Schrumpfung und Verhärtung der Leber). Der Betroffene verträgt nur noch wenig Alkohol. Es kommt zur Toleranzminderung.
Durch das Narbengewebe ist der Blutfluss durch die Leber beeinträchtigt. In Folge kommt es zu einem Blutstau an der Pfortader. Das Blut sucht sich Umgehungskreisläufe um die Leber, das bedeutet, dass kleine und große Blutbahnen überbelastet werden. Es bilden sich Krampfadern (Ösophagusvarizen, Hämorrhoiden), des Weiteren kann es zum Platzen von Hautäderchen kommen.

Durch den Mangel an Transporteiweißen kommt es zum Wasserstau, den sogenannten Ödemen, z. B. im Bauch (Aszites) und in den Beinen sowie zu Blutgerinnungsstörungen (»künstlicher Bluter«). Die Leberzirrhose führt zu einer schleichenden Selbstvergiftung bedingt unter anderem durch den Anstieg von Ammoniak.

Leberfunktionsstörungen können bei der Blutuntersuchung durch die Bestimmung der Transaminasen festgestellt werden.

Herz-Kreislauf-System
Die Leistung des Herzens wird durch lange andauernden, massiven Alkoholkonsum beeinträchtigt, das Risiko von Vorhofflimmern steigt, ebenso das für Bluthochdruck. Alkoholkonsum kann Entzündungen des Herzmuskels auslösen, welche als schlimmste Komplikation Herzversagen verursachen können.

Blut/Knochenmark
Durch die giftige Wirkung von Alkohol und Alkoholabbauprodukten werden das Knochenmark und die Blutbestandteile geschädigt. Im Knochenmark werden Blutplättchen, rote und weiße Blutkörperchen hergestellt.

- Erythrozyten (= rote Blutkörperchen) haben die Aufgabe, Sauerstoff zu transportieren. Bei chronischem Alkoholkonsum steigt das mittlere Volumen der roten Blutkörperchen an (MCV), die Anzahl der Erythrozyten sinkt, was eine Anämie (Blutarmut) zur Folge hat.
- Leukozyten (= weiße Blutkörperchen) sind für die Immunabwehr des Körpers zuständig. Durch Alkoholkonsum verringern sich die Anzahl und die Funktionstüchtigkeit dieser Zellen.
- Thrombozyten (= Blutplättchen) sind für die Blutgerinnung wichtig. Alkohol hemmt ihre Bildung und verkürzt ihre Lebensdauer. Dadurch steigt das Risiko einer schwerwiegenden Blutung bei Verletzungen in der Speiseröhre oder im Magen.

Sexualorgane
Durch chronischen Alkoholkonsum werden die Zellen geschädigt, die Testosteron produzieren. Im Extremfall kann dies zu einer Verkleinerung der Hoden führen. Die Veränderung des Hormonhaushalts hat beim Mann zur Folge, dass die männliche Sekundärbehaarung weniger wird, sich die Brustdrüsen vergrößern und sich die Fettverteilung der von Frauen angleicht.

Haut
Kennzeichnend ist eine rot verfärbte Haut im Gesicht, in den Handflächen und an den Fußsohlen. Es kommt zu Gefäßneubildungen, dazu gehören auch die Leberhautzeichen Spider-Naevi (rote Gefäßspinnen in der oberen Körperhälfte). Aufgrund der geschädigten Immunabwehr kommt es zu vermehrten Infektionen mit Pilzen und Bakterien.

Gehirn- und Nervenzellen
Bei jedem Rausch sterben Gehirnzellen ab, da Alkohol neurotoxisch ist. Demzufolge ist eine der häufigsten Schädigungen im Verlauf der Abhängigkeitsentwicklung die Gehirnatrophie (Abnahme der Gehirnmasse).

In Studien konnte gezeigt werden, dass 50–70 % aller untersuchten alkoholabhängigen Patienten strukturelle Veränderungen im Gehirn aufweisen. Lange Zeit wird keine Einschränkung der geistigen Leistungsfähigkeit bemerkt. Nur ca. 2 % der abgebauten Gehirnmasse bildet sich bei einer Alkoholabstinenz neu. Die restlichen Zellen sind verloren (Singer et al. 2011).

Die verbliebenen Gehirnzellen können ihre Leistungsfähigkeit durch neue Verknüpfungen untereinander steigern. Bei einem Rückfall geht die Schädigung dort weiter, wo sie aufgehört hat.

Die Schädigung des Groß- und Zwischenhirns geschieht schleichend. Mögliche Symptome sind: Gefühlsschwankungen, erhöhte Reizbarkeit, langsames, schwerfälliges, einseitiges Denken, gesteigerte Ermüdbarkeit, Konzentrationsstörungen, Gedächtnisstörungen.

Alkohol entfaltet eine sehr komplexe Wirkung auf das Gehirn. Verschiedene Hirnregionen reagieren unterschiedlich auf Alkohol:

- *Großhirn*: Sitz des logischen Denkens, der Wahrnehmung und des Willens. Unter Alkohol entsteht der »Tunneleffekt« bei Autofahrern, Aspekte der Wirklichkeit werden nur noch gedämpft bzw. gefiltert wahrgenommen, das Denken wird eingleisiger.
- *Zwischenhirn*: Sitz der Gefühle (Lust und Unlust, Freude und Schmerz, Angst und Trauer) und des »Belohnungszentrums«. Zu Beginn wirkt der Alkohol hier eher enthemmend, positiv auf das Lustgefühl und aktivierend. Später kann es zu einer Betäubung oder einer ungefilterten Wahrnehmung von Gefühlen kommen.
- *Kleinhirn*: zuständig für Gleichgewicht und Koordination. Unter Alkoholeinfluss können Schwindel, Übelkeit und Erbrechen, verwaschene, lallende Sprache, Unsicherheit im Gehen auftreten.
- *Stammhirn*: steuert lebenswichtige Funktionen wie Herzrhythmus, Blutkreislauf und Atmung. Unter großen Mengen Alkohol kann es zu einem Zusammenbruch mit Bewusstlosigkeit und/oder dem Tod durch Alkoholvergiftung kommen.

Schädigungen des Gehirns und der Nervenzellen sind durch die toxische Wirkung von Alkohol aber auch durch die Mangelernährung bedingt.

Durch einen Vitamin-B$_1$-Mangel kann es zu einer *Wernicke-Enzephalopathie* kommen, welche schwere Schäden im Gehirn umschreibt. Das *Korsakow-Syndrom* ist die schwerwiegendste Schädigung des Gehirns durch Alkohol. Hier liegt ein weitgehender Gedächtnis-, insbesondere für neue Inhalte, und Orientierungsverlust vor. Betroffene können oft engste Bezugspersonen nicht wiedererkennen. Dieser Zustand ist meist auch durch eine Abstinenz nicht mehr heilbar.

Am häufigsten tritt eine Nervenschädigung in Form eine Polyneuropathie auf. Durch die Schädigung der peripheren Nerven sind zunächst die Empfindung, später auch die Bewegung von Armen und Beinen beeinträchtigt.

Symptome:
ziehende, stechende, brennende Schmerzen
    Kribbeln, Ausfallen des Hautgefühls

Einschlafen der Arme und Beine
Lähmungserscheinungen, Verlangsamung der Bewegungen
Alkohol schädigt als Zellgift direkt das Nervenmark. Weitere Schädigungen entstehen durch Vitamin B Mangel. Die Heilungschancen durch Abstinenz sind gut, solange die betreffenden Nervenzellen nicht ganz ausgefallen sind.

Häufig kommt es auch zu einer Erkrankung der Muskulatur, die sich durch Schwäche und Muskelschmerzen äußert. Alkohol selbst wirkt als Gift an den Muskelzellen. Die Effekte verschlechtern sich durch Mangelernährung.

Weitere Informationen
Die Gefahr einer Krebserkrankung steigt durch den gleichzeitigen Konsum von Alkohol und Nikotin. Schon regelmäßiger Konsum geringer Trinkmengen kann den Heilungsverlauf nach Operationen negativ beeinflussen.

Alkohol und Medikamente beeinflussen sich häufig ungünstig gegenseitig. Die Interaktionen können schwerwiegend sein.

Alkohol in der Schwangerschaft
Alkoholkonsum in der Schwangerschaft erhöht das Risiko, eine Fehlgeburt zu erleiden und kann beim Kind Schäden hinterlassen, die irreversibel sind. Kinder, deren Mütter in der Schwangerschaft einen Alkoholmissbrauch betrieben haben, weisen häufig Untergewicht und Kleinwuchs auf sowie einen deutlich kleineren Kopf als andere Kinder (Mikrozephalie). Im Säuglingsalter kommt es neben motorischer Unruhe meist zu Ess- und Schlafstörungen. Im Gesicht fallen schmale Lidspalten, ein glattes Philtrum und ein schmales Oberlippenrot auf. Das Risiko für Fehlbildungen im kardiovaskulären, urogenitalen und Muskel-Skelett-System ist erhöht. Durch die Veränderungen des Gehirns sind Intelligenz, Aufmerksamkeit, Lernen, Gedächtnisleistung, motorische und soziale Fähigkeiten beeinträchtigt. Im späteren Verlauf entwickeln diese Kinder häufig Verhaltensauffälligkeiten (Singer et al. 2011).

Zusätzliche Therapeuteninformationen zu Folgeerkrankungen bei Konsum von Schlaf- und Beruhigungsmitteln (▸ Informationsblatt Nr. 3)

Folgeerkrankungen von Schlaf- und Beruhigungsmitteln
(Benkert und Hippius 2019)

- Einschränkung kognitiver Leistungen
- extreme muskuläre Schwäche
- Stürze im Rahmen der Intoxikationen
- Reflexverlust
- Appetitstörungen
- Abnahme der Libido
- Menstruationsstörungen
- Erhöhte Wahrscheinlichkeit des Auftretens von Pneumonien und Pneumonie-assoziierter Mortalität (in einer Kohortenstudie gezeigt)

Zusätzliche Therapeuteninformationen zu Folgeerkrankungen bei Cannabiskonsum (▶ Informationsblatt Nr. 4)

Folgeerkrankungen von Cannabis
Hoch et al (2015), WHO (2016), Campeny et al (2020)

Marihuana enthält karzinogene Substanzen, Cannabisrauch ist karzinogen, Cannabis enthält mehr Teerstoffe als Tabak. Die körperlichen Schäden (▶ Informationsblatt Nr. 4) sind also nicht nur auf die häufige Beimengung von Tabak zurückzuführen, sondern auch auf dieses Suchtmittel selbst. Der Verzicht auf Tabak bei der Inhalation, bspw. durch einen Vaporizer oder Verdampfer, schützt damit nicht vor körperlichen Folgeerkrankungen. Wird Tabak beigemischt, wie bei Joints, werden die körperlichen Folgen entsprechend potenziert.

Studien untersuchten sowohl Konsum mit als auch ohne Tabak. Es können auftreten:

- Chronische und akute Bronchitis
- Vermehrte Schleimbildung in den Atmungsorganen
- Dyspnoe, Heiserkeit und Rachenentzündungen bei kombiniertem Konsum von Cannabis und Tabak
- Lungen- und Bronchialkarzinome – das Risiko eines Lungentumors erhöhte sich jährlich um 8 % (Störfaktoren wie Tabakkonsum wurden hier kontrolliert)
- Tumore im Nasen- und Rachenraum (unabhängig von Tabakkonsum)
- Hinweise auf Überblähungen der Lunge (Emphysem)
- Herz-Kreislauf Störungen sowie erhöhtes Herzinfarktrisiko unmittelbar nach Cannabiskonsum
- Erhöhtes Schlaganfallrisiko bei jungen Konsumenten
- Täglicher Cannabiskonsum kann das Fortschreiten bestehender Fettleberentzündungen beschleunigen
- Endokrine Störungen im Sinne von erhöhter Bauchfetteinlagerung und Insulinresistenz
- Fertilitätsstörungen bei weiblichen Cannabiskonsumenten sowie vermehrte Komplikationen in Schwangerschaft und bei Geburt
- Nachgewiesen werden konnten Hirnschädigungen im Sinne von pathologischer Verminderung der grauen Substanz und Integritätsstörung (geschädigte Nervenfaserbahnen) der weißen Substanz

Zusätzliche Therapeuteninformationen zu Folgeerkrankungen bei Opioidkonsum
(Gölz 1999; Täschner et al. 2010)

Die höchste Gefahr für die Gesundheit der Drogenabhängigen geht von der Art und Weise des Konsums und den Lebensumständen der Abhängigen aus. Aus diesem Grund wird auch in vielen Bereichen nach den Prinzipien der Schadensbegrenzung (»harm reduction«) gehandelt. Hierin sind bspw. das Verteilen von sauberem Spritzbesteck oder die Einrichtung von Spritzenräumen einzuordnen, ein wichtiger

Bestandteil des Vorgehens ist die Substitutionsbehandlung. Die folgende Aufstellung (s. a. ▶ Informationsblatt Nr. 5) bezieht sich auf den chronischen intravenösen Konsum von Straßenheroin. Es besteht Lebensgefahr bei der Injektion von Straßenheroin, da die Zusammensetzung des Stoffs nicht bekannt ist. Sowohl bei unerwartet reinem als auch bei stark mit giftigen Streckmitteln (Chinin, Colchizin, Strychnin) versetztem Heroin kann der Konsum tödlich enden:

- bei nicht sterilen Spritzen, die gemeinsam gebraucht werden, besteht eine hohe Gefahr der Ansteckung mit Infektionskrankheiten (HIV, Hepatitis)
- Abszessbildung durch unsaubere Injektion
- Entzündungen von Blut- und Lymphgefäßen
- Venenthrombosen
- Koordinationsstörungen (Gangunsicherheit, Schwindel)
- gestörtes Immunsystem, Anfälligkeit für Entzündungen und Infektionen steigt
- chronische Bronchitis verursacht durch das Rauchen von Tabak, Cannabis oder die Inhalation von Heroin
- erhöhte Gefahr von Lungenentzündungen
- Mangelernährung aufgrund der Lebenssituation
- Schlechter Zahnstatus mit Kariesbefall und Zahngranulomen – aufgrund der analgetischen Wirkung von Opioiden werden Zahnschmerzen als Warnzeichen häufig nicht wahrgenommen
- Hautinfektionen (Impetigo contagiosa, auf der Drogenszene als »Schleppe« bekannt, oder infizierte Ulcera)
- Herzklappenentzündung (Endokarditis) aufgrund von Verunreinigungen der Spritzen bzw. des applizierten Gemischs
- Chronische Verstopfung
- bei ungeschütztem Geschlechtsverkehr im Rahmen der Drogenbeschaffung oder unter Drogeneinfluss: Gefahr der Übertragung von Geschlechtskrankheiten
- Ausbleiben der Menstruation (Amenorrhoe) infolge des Heroinkonsums
- Verminderung der Hirnleistung, eingeschränkte Lernfähigkeit, Lücken im Kurzzeitgedächtnis, Konzentrations- und Aufmerksamkeitsstörungen.

Schwierige Situationen

Ähnlich wie bei der Sitzung zu Entzugssymptomen können die Gruppenteilnehmer entweder abwehren, indem die genannten körperlichen Folgeschäden bagatellisiert werden, oder sehr erschrocken reagieren. Für den Therapeuten geht es um eine anschauliche Darstellung des Themas, ohne mit Abschreckung zu arbeiten, also die Beispiele bspw. durch Fotos zu unterstreichen. Es sollte betont werden, dass eine erlangte Abstinenz immer positive Auswirkungen auf den gesundheitlichen Zustand hat.

Die Teilnehmer der Gruppe können abschalten, wenn zu viel medizinisches Wissen vermittelt wird. Eine einfache Sprache und das Einbeziehen der Patienten helfen, dies zu vermeiden.

Tipps

Die Vermittlung der Inhalte lässt sich anschaulicher gestalten, wenn die beschriebenen körperlichen Erkrankungen anhand einer entsprechenden Puppe oder eines Plakats erklärt werden.

Arbeitsblatt Nr. 2

Körperliche Folgen

Wir möchten in der heutigen Gruppensitzung über körperliche Folgeschäden durch Alkohol, Drogen und Medikamente sprechen. Bitte machen Sie sich gemeinsam mit anderen Gruppenteilnehmern Gedanken, welche Schädigungen diese Substanzen an den gekennzeichneten Organsystemen verursachen können.

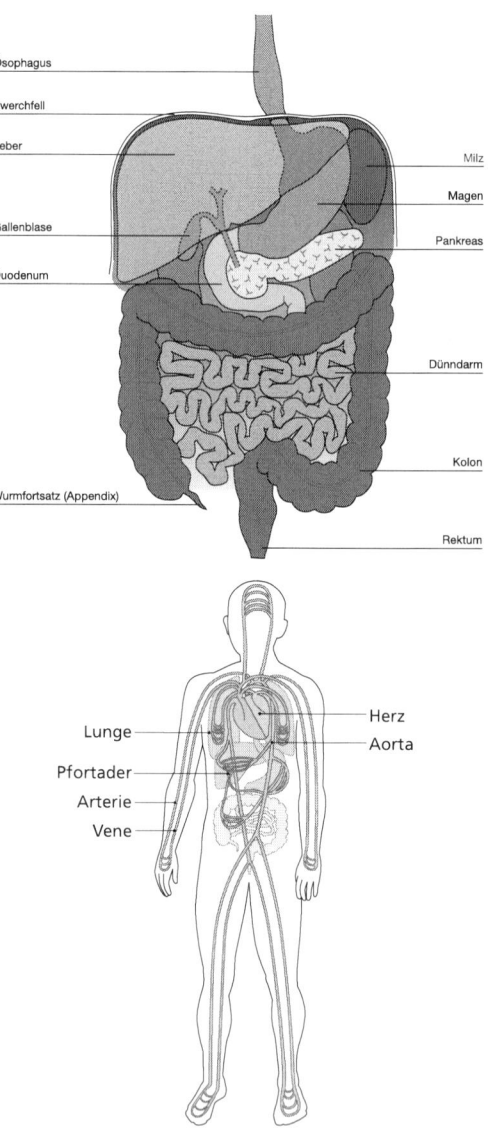

Informationsblatt Nr. 2

Körperliche Folgen bei Alkoholabhängigkeit

Mundhöhle
- Entzündungen
- Karies
- Veränderung der Speicheldrüsen
- erhöhtes Risiko einer Tumorerkrankung im Bereich Kopf und Hals

Speiseröhre
- Sodbrennen, dadurch bedingte Entzündung mit Veränderungen der Schleimhaut bis hin zur Entstehung von Speiseröhrenkrebs
- bei zusätzlicher Leberzirrhose: Krampfadern in der Speiseröhre (Ösophagusvarizen)

Magen
- erhöhte Säureproduktion
- verzögerte Magenentleerung
- Magenschleimhautentzündung (kleine Blutungen machen sich durch Schmerzen und Übelkeit bemerkbar)
- Magengeschwür (punktartige Entzündungen der Magenschleimhaut verbunden mit Absterben von Zellen, entstehen oft durch Wechselwirkung von Stress und Alkohol)

Sowohl Ösophagusvarizen als auch Magenschleimhautentzündungen können zu lebensgefährlichen Blutungen führen. Bei starken Blutungen wird hellrotes Blut erbrochen. Leichtere Blutungen führen eventuell zu sogenanntem »Kaffeesatzerbrechen« (dunkelbraun bis schwarze, krümelige Substanz) oder zu »Teerstuhl« (schwarzer Stuhlgang).

Darm
- Entzündungen
- Störung der Beweglichkeit
- vermehrte Infekte
- Störungen der Aufnahme von wichtigen Nährstoffen, Vitaminen und Spurenelementen, was zu Symptomen einer Mangelernährung führen kann

Bauchspeicheldrüse (Pankreas)
Die Bauchspeicheldrüse liefert Verdauungsfermente zum Aufspalten der Nahrung und wird durch Alkohol auf dreifache Art geschädigt:

- erhöhte Fermentbildung
- Eiweißtransport wird verhindert, so dass es zu Ablagerungen am Ausführungsgang kommt
- Verengung am Ausführungsgang und als Folge Selbstverdauung des Pankreas

Akute Entzündung (Pankreatitis)
- starke, gürtelförmig ausstrahlende Oberbauchschmerzen
- Übelkeit
- allgemeines Unwohlsein

1

Informationsblatt Nr. 2

Die beginnende Entzündung ohne Symptome lässt sich durch entsprechende Blutwerte feststellen. Das Vollbild der akuten Pankreatitis stellt eine Lebensgefahr dar und bedarf intensivmedizinischer Betreuung!
Therapie: Abstinenz, diätetische Maßnahmen

Chronische Pankreatitis
- Verdauungsstörungen aufgrund eines Mangels an Bauchspeichel (Amylase und Lipase) und Insulin.

Therapie: Diät und Alkoholabstinenz

Leber
Die Leber ist ein lebensnotwendiges Organ, es stellt wichtige Eiweißstoffe her, die Energie für den Organismus bereit und schafft Giftstoffe aus dem Körper. Ob und in welchem Ausmaß die Leber beeinträchtigt ist, lässt sich anhand bestimmter Blutwerte feststellen. Es gibt drei Stadien der Erkrankung.

Fettleber
Beim Abbau großer Alkoholmengen entsteht viel Fett, welches nicht vollständig abtransportiert werden kann. Das Fett wird in die Leberzellen eingelagert. Das Volumen der Leber kann sich dadurch verdoppeln, die Farbe von dunkelrot auf hellbraun verändern.
- Druck
- Völlegefühl
- Müdigkeit
- erhöhte GGT (Leberenzym)

Die Fettleber bildet sich bei Abstinenz zurück.

Leberentzündung (Hepatitis)
Es gibt unterschiedliche Ausprägungsgrade: Beschwerdelosigkeit – Gelbsucht – Leberversagen. Durch das giftige Abfallprodukt Acetaldehyd kommt es zur Leberentzündung, dabei sterben Leberzellen ab.
- Schmerzempfindlichkeit
- Übelkeit
- Erbrechen
- Fieber
- Schwitzen
- Anstieg der Leberwerte

Therapie: Abstinenz!

Nach ausgeheilter Leberentzündung bleiben Vernarbungen zurück. Beim Rückfall setzt sich die Leberschädigung weiter fort.

Leberzirrhose
Dieses Stadium wird durch weiteres Trinken erreicht (d.h. die Bildung von Narbengewebe führt zur Schrumpfung und Verhärtung der Leber). Es wird nur noch wenig Alkohol vertragen, dies bezeichnet man als Toleranzminderung. Der Blutfluss innerhalb der Leber ist beeinträchtigt, in der Folge kommt es zu einem Blutstau an der Pfortader. Das Blut sucht sich Umgehungsgefäße um die Leber, kleine und große Blutbahnen werden überbelastet.

Informationsblatt Nr. 2

- Krampfadern (Ösophagusvarizen, Hämorrhoiden)
- Ödeme
- Blutgerinnungsstörungen
- Ammoniakspiegel erhöht
- Hautäderchen können platzen

Herz und Kreislauf
- Leistungsfähigkeit beeinträchtigt
- erhöhtes Risiko für Vorhofflimmern
- Kardiomyopathie: Erkrankung des Herzmuskels, die sich zunächst in Rhythmusstörungen, später in Herzversagen äußert
- erhöhtes Herzinfarkt-Risiko
- erhöhter Blutdruck (bei länger bestehendem Konsum)

Stoffwechsel
- Störungen des Zucker-, Fett- und Harnsäurehaushaltes (Diabetes, Gicht)

Blut und Knochenmark
- veränderte Blutbestandteile
- insgesamte Schädigung

Hormone und Sexualorgane
Männer
- Verkleinerung des Hodens
- Verlust der männlichen Bauchbehaarung
- Vergrößerung der Brustdrüsen
- Potenzstörungen
- verminderte Fruchtbarkeit

Frauen
- Zyklusstörungen
- verminderte Fruchtbarkeit
- Gefahr der Schädigung des Embryos während der Schwangerschaft

Lunge
- häufige Erkältungen
- Infektionen
- Husten
- Schnupfen
- Grippe als Folge einer Abwehrschwäche

Haut
- rot verfärbte Haut im Gesicht, an Handflächen und Fußsohlen
- Neubildungen von Gefäßen (Hautsternchen im Gesicht und Körper »Spider Naevi«)
- erhöhtes Risiko für Infektionen und Psoriasis

3

Informationsblatt Nr. 2

Nerven

Sämtliche Nervenzellen werden durch chronischen Alkoholmissbrauch geschädigt. Durch die Schädigung der Nerven im Körper ist zunächst die Empfindung, später auch die Bewegung von Armen und Beinen beeinträchtigt (Polyneuropathie).

- ziehende, stechende, brennende Schmerzen
- Kribbeln bis Ausfallen des Hautgefühls
- Einschlafen der Arme und Beine
- Lähmungserscheinungen
- Verlangsamung der Bewegungen

Die Heilungschancen durch Abstinenz sind gut, solange die betreffenden Nervenzellen nicht vollständig abgestorben sind.

Gehirn

Alkohol ist neurotoxisch, Gehirnzellen sterben im Rausch ab. Im Verlauf einer Abhängigkeit nimmt die Hirnsubstanz ab. Bei Abstinenz bildet sich nur ca. 2% der abgebauten Gehirnmasse neu. Die Schädigung des Groß- und Zwischenhirns geschieht schleichend.

- Gefühlsschwankungen
- erhöhte Reizbarkeit
- langsames, schwerfälliges, einseitiges Denken
- gesteigerte Ermüdbarkeit
- Konzentrations- und Gedächtnisstörungen
- bei Schädigung des Kleinhirns: Beeinträchtigungen von Gleichgewicht und Koordination

Durch einen Vitamin B -Mangel kann es zu einer **Wernicke-Enzephalopathie** kommen, welche schwere Läsionen im Gehirn umschreibt.
Das **Korsakow-Syndrom** ist die schwerwiegendste Schädigung des Gehirns durch Alkohol. Hier liegt ein weitgehender Gedächtnis- und Orientierungsverlust vor. Betroffene können oft engste Bezugspersonen nicht wiedererkennen.
Dieser Zustand ist meist auch durch eine Abstinenz nicht mehr heilbar.

Informationsblatt Nr. 3

> **Körperliche Folgen bei Abhängigkeit von Beruhigungs- und Schlafmitteln**

- extreme muskuläre Schwäche durch die muskelentspannende Wirkung der Tabletten
- Stürze im Rahmen der Intoxikationen
- Verlust von Reflexen
- Appetitstörungen
- Abnahme der Libido
- Menstruationsstörungen
- Einschränkung kognitiver Leistungen

Informationsblatt Nr. 4

> **Körperliche Folgen bei Cannabisabhängigkeit**

Die körperlichen Folgen entstehen auch durch den gemeinsamen Konsum von Cannabis und Tabak.

- Chronische und akute Bronchitis
- Vermehrte Schleimbildung in den Atmungsorganen
- Atemnot, Heiserkeit und Rachenentzündungen bei kombiniertem Konsum von Cannabis und Tabak
- Krebserkrankungen der Lunge und der Bronchien – das Risiko eines Lungentumors erhöhte sich jährlich um 8 %
- Tumore im Nasen- und Rachenraum (unabhängig von Tabakkonsum)
- Hinweise auf Überblähungen der Lunge (Emphysem)
- Herz-Kreislauf Störungen sowie erhöhtes Herzinfarktrisiko unmittelbar nach Cannabiskonsum
- Erhöhtes Schlaganfallrisiko bei jungen Konsumenten
- Täglicher Cannabiskonsum kann das Fortschreiten bestehender Fettleberentzündungen beschleunigen
- Störungen des Hormonhaushalts im Sinne von erhöhter Bauchfetteinlagerung und Insulinresistenz
- Fruchtbarkeitsstörungen bei Cannabiskonsumentinnen sowie vermehrte Komplikationen in Schwangerschaft und bei Geburt
- Nachgewiesen werden konnten Hirnschädigungen im Sinne von krankhafter Verminderung der grauen Substanz und geschädigter Nervenfaserbahnen der weißen Substanz

Informationsblatt Nr. 5

Körperliche Folgen bei Opiatabhängigkeit

Risiko: Bei Straßenheroin ist die Zusammensetzung für den Konsumenten unbekannt. Es kann zu lebensbedrohlichen Zuständen kommen, wenn das Heroin »zu rein« ist (Gefahr der Überdosierung) und wenn es mit gesundheitsgefährdenden Streckmitteln versetzt ist.

Gesundheitliche Folgeerkrankungen entstehen hauptsächlich durch die Art und Weise des Konsums und durch die Lebensumstände. Die größten Risiken gehen von intravenösem Konsum aus (Spritzen von Heroin):
- bei nicht sterilen Spritzen, die gemeinsam gebraucht werden, besteht eine hohe Gefahr der Ansteckung mit Infektionskrankheiten (HIV, Hepatitis)
- Abszessbildung durch unsaubere Injektion
- Entzündungen von Blut- und Lymphgefäßen
- Venenthrombosen
- Koordinationsstörungen (Gangunsicherheit, Schwindel)
- gestörtes Immunsystem, erhöhte Anfälligkeit für Entzündungen und Infektionen
- erhöhte Gefahr von Lungenentzündungen
- chronische Bronchitis verursacht durch die Inhalation von Heroin
- Mangelernährung aufgrund der Lebenssituation
- schlechter Zahnstatus mit Kariesbefall und Zahngranulomen – aufgrund der schmerzlindernden Wirkung von Opiaten werden Zahnschmerzen häufig nicht wahrgenommen
- Hautinfektionen (Impetigo contagiosa, in der Drogenszene als »Schleppe« bekannt, oder infizierte Geschwüre)
- Herzklappenentzündung (Endokarditis) aufgrund von Verunreinigungen der Spritzen bzw. des applizierten Gemischs, diese lagern sich in den Gefäßen ab
- chronische Verstopfung
- bei ungeschütztem Geschlechtsverkehr im Rahmen der Drogenbeschaffung oder unter Drogeneinfluss: Gefahr der Übertragung von Geschlechtskrankheiten
- Ausbleiben der Menstruation infolge des Heroinkonsums
- Verminderung der Hirnleistung, eingeschränkte Lernfähigkeit, Lücken im Kurzzeitgedächtnis, Konzentrations- und Aufmerksamkeitsstörungen

7 Psychosoziale Folgen des Suchtmittelkonsums

Ziel der Sitzung

Zeichen für den Schweregrad einer Suchterkrankung finden sich häufig im somatischen Bereich. Abszesse, die Leberwerte oder der Zustand der Bauchspeicheldrüse können das Fortschreiten der Suchtmittelabhängigkeit abbilden. Aber eine Abhängigkeitserkrankung hinterlässt auch Spuren in der Familie, am Arbeitsplatz oder in der Wohnung. Vielleicht können diese leichter bagatellisiert werden, da sie nicht lebensbedrohlich sind. Fragt man die Patienten aber nach ihrer Motivation, sich in Behandlung zu begeben, dann tauchen ganz häufig eben diese sozialen Folgen der Sucht auf. Es geht darum, den Patienten auf eine motivationsfördernde Art und Weise zu vermitteln, welchen Stellenwert das Suchtmittel in einzelnen Lebensbereichen bereits eingenommen hat und wo sie etwas ändern können.

→ Verdeutlichung des Ausmaßes der sozialen Folgen des jeweiligen Substanzkonsums
→ Förderung der Veränderungsmotivation durch Thematisierung der sozialen Folgen

Inhalt

1. Begrüßung

2. Einführung in das Thema, Rationale

Therapeut:
Vielleicht erinnern Sie sich zu Beginn der Stunde zurück, weshalb Sie sich dazu entschieden haben, die Behandlung bei uns in Anspruch zu nehmen. Welche Gründe gab es für Sie, den Schritt in die Gruppe zu wagen?

Der Therapeut lässt die einzelnen Teilnehmer kurz beschreiben, was den letzten Anstoß zur Therapieaufnahme gegeben hat. Die meisten Gründe werden im sozialen

Leben der Patienten zu finden sein, also in den Bereichen Partnerschaft, Familie, Freundeskreis, Beruf etc.

Therapeut:
Die meisten der genannten Gründe sind aus sogenannten sozialen Folgen der Suchterkrankung entstanden. Diese finden sich im fünften Kriterium der Abhängigkeit: Vernachlässigung von Interessen und Pflichten. Auch im sechsten Kriterium – fortgesetzter Konsum trotz schädlicher Folgen – tauchen soziale Folgen auf. Bspw., wenn der Führerschein wegen Suchtmittelkonsum entzogen wurde oder Probleme am Arbeitsplatz aufgetreten sind. Wir wollen heute gemeinsam »die Lupe auspacken« und einmal schauen, in welchen Lebensbereichen Sie Auswirkungen Ihres Suchtmittelkonsums zu verzeichnen haben. Es kann unangenehm sein, so genau hinzuschauen, aber oft ergeben sich aus diesen sozialen Folgeschäden ganz motivierende Faktoren für die Beendigung des Konsums.

3. Sammlung der psychosozialen Folgeschäden

Die Gruppenteilnehmer erhalten das Arbeitsblatt Nr. 3 (»Psychosoziale Folgen«; ▶ Arbeitsblatt Nr. 3), auf dem verschiedene Lebensbereiche und auch die Psyche als möglicher Ort von Folgeschäden suchtmittelbezogener Erkrankungen aufgeführt sind. Die Patienten notieren in Einzelarbeit in den einzelnen Rubriken ihre eigenen Beispiele. Dabei ist es erstrebenswert, dass das Gruppenklima auch Offenheit zulässt, bspw. was die juristische Situation angeht. Die Erfahrung zeigt, dass die Aufzählung der verschiedenen Lebensbereiche die schriftliche Exploration für die Patienten deutlich erleichtert. Zudem verhindert man ein einfaches Anschließen an Schilderungen von anderen Gruppenteilnehmern; jeder ist gefordert, sich über seine eigene Situation Gedanken zu machen.

4. Austausch der Gruppenteilnehmer

Es folgen eine Diskussion und ein Austausch der Patienten untereinander, dabei werden die unterschiedlichen Rubriken des Arbeitsblattes nacheinander angeschaut. Die Besprechung der verschiedenen Punkte in der Gruppe ist so wichtig, weil die einzelnen Betroffenen ihre eigene Geschichte mit einbringen und so jeder für sich erneut prüfen kann: »Ist das bei mir auch so?«. Je nachdem, in welchem motivationalen Stadium die Patienten sich befinden, fallen die Antworten und die Berichte sehr unterschiedlich aus.

5. Vermittlung von Informationen

Soziale Folgen von Suchtmittelkonsum

Mögliche (psycho-)soziale Folgen von Suchtmittelkonsum:

- Einfluss auf das Familienleben bspw. durch zunehmende Unzuverlässigkeit
- Auseinandersetzungen in der Partnerschaft

- Verlust von Vertrauen von engen Bezugspersonen durch die mit dem Suchtmittelkonsum verknüpften Verheimlichungen und Vortäuschungen falscher Tatsachen
- Zunehmende Schwierigkeiten, der Fürsorge für andere Personen nachzukommen (Kinder oder pflegebedürftige Angehörige)
- Probleme am Arbeitsplatz durch Fehltage oder Auffälligkeiten in der Kommunikation mit Kollegen oder Kunden
- Verlust von wichtigen sozialen Kontakten, wenn sich Freunde und Bekannte zurückziehen
- Verschuldung durch Kosten für Suchtmittelbeschaffung, fehlendes Einkommen bei Jobverlust
- Führerscheinverlust
- Probleme mit dem Selbstwert durch Scham- und Schuldgefühle
- …..

An dieser Stelle sollten die Gruppenteilnehmer mit ergänzenden Informationen versorgt werden, die das Ausmaß möglicher sozialer Folgen deutlich machen.

Ein wichtiger Bereich ist die Teilnahme am Straßenverkehr unter dem Einfluss von Alkohol, Drogen oder Medikamenten. Die Gruppenteilnehmer sollten darüber informiert werden, dass bei Verlust des Führerscheins unter Substanzeinfluss eine medizinisch-psychologische Untersuchung (MPU) droht, die mit hohen Kosten verbunden ist. Es kann zur Auflage kommen, sich einer langfristigen Therapie zu unterziehen. Solche Auflagen kann auch der Arbeitgeber, das Jugendamt etc. aussprechen.

Psychische Folgen von Suchtmittelkonsum

Sinnvoll ist es auch, über die psychischen Folgen von Substanzkonsum zu informieren. Teilweise herrscht darüber Unwissenheit. Die Betroffenen können sich nicht vorstellen, dass Suchtmittel nicht nur dem Abschwächen von unangenehmen psychischen Zuständen dienen, sondern diese auch auslösen können.

Psychische Folgen von Alkoholkonsum

- Störung der Aufmerksamkeit und Konzentration
- Merkfähigkeitseinschränkungen
- Entwicklung von wahnhaften Überzeugungen (bspw. starke unbegründete Eifersucht)
- Gefühlsschwankungen
- erhöhte Reizbarkeit
- langsames, schwerfälliges, einseitiges Denken
- gesteigerte Ermüdbarkeit
- Depressionen und erhöhtes Suizidrisiko

Psychische Folgen von Beruhigungs- und Schlafmittelkonsum

- dysphorische Verstimmungen
- Vergesslichkeit

- eingeschränkte Kritikfähigkeit und Gleichgültigkeit
- Abnahme der Libido
- Antriebsstörungen
- Interessenverlust
- mangelnde emotionale Spontanität

Psychische Folgen von Cannabiskonsum

- Antriebs- und Interessenlosigkeit
- Störungen von Aufmerksamkeit und Gedächtnis
- sozialer Rückzug
- Vernachlässigung des Äußeren
- Psychotische Erkrankungen bei entsprechender Vorbelastung
- Stimmungseinbrüche
- Ängstlichkeit
- Schlafstörungen

Psychische Folgen von Konsum von Opioiden

- gedankliche Einengung auf Konsum und Beschaffung
- Verlust von ethischen und moralischen Werten
- Gedächtnislücken
- Störungen von Aufmerksamkeit und Gedächtnis

Schwierige Situationen

Soziale Folgen werden vollkommen ausgeblendet, das Arbeitsblatt des Patienten bleibt leer. Es kann sein, dass dies durch Sätze unterstrichen wird wie: »*Ich habe meinen Führerschein noch, ebenso meinen Arbeitsplatz und meine Partnerin unterstützt mich, wo sie nur kann*«. Natürlich gibt es verschiedene Abstufungen des Ausmaßes sozialer Folgeschäden, sicherlich können Patienten in der Gruppe sein, die weitaus mehr Verluste durch ihre Suchterkrankung zu verzeichnen haben. Allerdings ist es unwahrscheinlich, dass jemand, der längere Zeit zu viel abhängig machende Substanzen konsumiert, in keiner Weise aufgefallen ist oder ohne Einschränkungen den Alltag bewältigt hat. Die Aufgabe des Therapeuten ist es dann, die Exploration aus den Extremen heraus zu führen: »*Ihre Partnerin unterstützt Sie, damit haben Sie gute Voraussetzungen. Kam es denn in den letzten Monaten in einzelnen Situationen zu Streit oder Auseinandersetzungen? ... Wie würde Ihre Freundin auf diese Frage antworten?*« oder »*Sie haben Ihren Führerschein noch, das heißt, Sie haben viel Glück gehabt. Was für Auswirkungen hätte es denn für Ihre Berufstätigkeit, wenn Sie ihn für eine Zeit verlieren würden?*«. Damit kann bei dem Betroffenen aus der Gruppe ein Problembewusstsein aufgebaut werden. »*Okay, meine Bedingungen sind noch recht gut, aber ich sollte auch gut darauf aufpassen, dass ich nicht alles aufs Spiel setze.«*

Das andere Extrem, das in der Besprechung dieses Themenkomplexes auftreten kann, ist Resignation und Kapitulation vor der Ausweglosigkeit der Lage. Dies tritt bspw. bei langjährig drogenabhängigen Gruppenteilnehmern auf, die in sozial schwierigen Bedingungen leben, langjährig arbeitslos sind und keine Partnerschaft führen. Zudem besteht in dieser Untergruppe fast immer eine komplizierte juristische Situation mit Vor- oder Bewährungsstrafen, ausstehenden Haftstrafen etc. Der entsprechende Patient sitzt vollkommen niedergeschlagen vor zahlreichen sozialen Folgeschäden und fragt sich, wie er jemals wieder aus dieser Situation herauskommen kann. Das Gefühl der Ohnmacht ist an dieser Stelle leicht zu verstehen. Insbesondere in einer heterogenen Patientengruppe ist es für die Personen mit einer langjährigen Abhängigkeit von harten, illegalen Drogen schwer, Respekt vor sich selbst zu bewahren. Als Therapeut sollte man die Situation nicht ausnutzen, um den anderen Gruppenteilnehmern aufzuzeigen, welches Ausmaß die Zerstörung durch die Suchtmittel annehmen kann. Dies tut der Patient mit seiner Schilderung bereits selbst. In diesem Moment ist es wichtig, Hoffnung zu vermitteln: Was hat den Patienten trotz der schwierigen Situation dazu gebracht, sich in Therapie zu begeben? Wofür lohnt sich ein weiterer Abstinenzversuch?

Patienten, die sich erstmalig in suchtspezifischer Behandlung befinden, entdecken vielleicht erst innerhalb dieser Gruppensitzung, wie viele soziale Folgeschäden bereits auf sie zutreffen. Dies kann Bestürzung hervorrufen, aber auch Abwehr. Der Therapeut ist erneut gefordert: Eine Betroffenheit ist hilfreich für den Aufbau einer Veränderungsmotivation. Allerdings besteht die Gefahr, dass der Patient abwehrt, bagatellisiert oder verunsichert ist. Das Gefühl sollte zunächst validiert werden: *»Ich kann gut verstehen, dass Sie sich mit diesem Punkt erst einmal beschäftigen müssen und erschrocken sind.«* Im Anschluss kann wieder die Verhaltensänderung thematisiert werden, denn an der Vergangenheit kann nichts mehr verändert werden. Was steht an, um aus dem Kreislauf der Sucht aussteigen zu können?

Tipps

Der emotionale Gehalt der sozialen Folgen sollte für die Patienten spürbar werden. Haben einige Gruppenteilnehmer schon Erfahrungen mit solchen Themen, kann es passieren, dass die persönlichen sozialen Folgeschäden wie eine Stichwortsammlung aufgezählt werden. Wenn keine Emotion ausgelöst wird, ist die Sammlung für die Motivationsarbeit wenig wert. Der Gruppenteilnehmer sollte aufgefordert werden, genauer von bestimmten Situationen zu berichten, um die passende Emotion wieder zu aktualisieren. *»Sie nennen ›Probleme am Arbeitsplatz‹ als einen Ihrer Punkte. Berichten Sie uns von diesen Schwierigkeiten: In welchen Momenten war Ihr Cannabiskonsum an Ihrem Arbeitsplatz Thema?«* Dann kann besser bewertet werden: Möchte ich wieder in eine solche Situation kommen? Wie stelle ich mir mein Verhältnis zu meinem Chef in Zukunft vor?

Der Therapeut sollte darauf achten, dass es nicht zu einer Art Kleingruppenbildung unter den Gruppenteilnehmern kommt und ein »Vergleich nach unten« mit Patienten, die schwerer von sozialen Schäden betroffen sind, den Selbstwert anderer stärkt. Andererseits sollte auch nicht ein Gefühl der Hoffnungslosigkeit entstehen. Die Bestandsaufnahme sollte dazu genutzt werden, zur Veränderung zu motivieren.

Arbeitsblatt Nr. 3

Psychosoziale Folgen

Vielleicht kennen Sie bereits einige körperliche Folgen, die Suchtmittelkonsum mit sich bringt. Diese Ebene ist nicht die einzige, die von länger andauerndem Konsum betroffen ist. Schauen Sie sich die unten aufgeführten Lebensbereiche an und überlegen Sie, wo Sie noch Folgen des Suchtmittelkonsums feststellen können.

Psychisch:
....
....
....

In der Partnerschaft/Familie, sonstige soziale Beziehungen:
....
....
....

Juristisch:
....
....
....

Beruflich:
....
....
....

Finanziell:
....
....
....

In der Wohnung:
....
....
....

Im Bereich Hobbys/Freizeit:
....
....
....

8 Entzug

Ziel der Sitzung

Im Fall einer bestehenden Abhängigkeit von Suchtmitteln kommt es in der Regel zu körperlichen und/oder psychischen Entzugssymptomen. Unter den Entzugszeichen gibt es bekannte Symptome, wie bspw. das Zittern im Alkoholentzug. Es treten aber auch vielfältige andere körperliche und psychische Auffälligkeiten auf, welche die Gruppenteilnehmer kennen lernen bzw. einordnen können sollten. Auch dieser Teil des Programms bezieht sich damit auf die Aufklärung über die Erkrankung und über eine ihrer schwerwiegenden Komplikationen: dem Entzugssyndrom.

→ Aufklärung der Gruppe über körperliche und psychische Entzugssymptome
→ Verdeutlichung des Risikos eines eigeninitiativen Alkoholentzugs

Inhalt

1. **Begrüßung**

2. **Einführung in das Thema, Rationale**

Therapeut:
Sie alle sind momentan frei von Suchtmitteln. Sie haben sich aktiv dazu entschieden, den Konsum zu beenden. Dabei ist es Ihnen vielleicht in den ersten Tagen nicht besonders gut gegangen. Es ging Ihnen körperlich schlecht, Sie waren vielleicht leicht reizbar, unausgeglichen oder nervös. Solche Erscheinungen treten im Rahmen eines Entzugs auf. Ziel der heutigen Sitzung ist es, mögliche Entzugszeichen bei verschiedenen Suchtmitteln anzuschauen und ein Verständnis dafür zu bekommen, wann man von einem Entzugssyndrom spricht und welche Symptome im Entzug schwerwiegend, ja sogar lebensbedrohlich sein können.

3. Einteilung in körperliche und psychische Entzugssymptome

Der Therapeut teilt das Flipchart-Blatt in eine Hälfte für körperliche und in eine für psychische Entzugssymptome.

Therapeut:
Sie werden heute feststellen, dass es mehr Entzugssymptome gibt, als Sie dachten. Ich werde Sie gleich nach Ihren eigenen bisherigen Erfahrungen mit Entzugszeichen bei freiwilligen oder unfreiwilligen Absetzversuchen fragen. Zunächst möchte ich Sie damit vertraut machen, dass zu einem Entzugssyndrom sowohl körperliche als auch psychische Symptome gehören. Es kommt zudem sehr auf die konsumierte Substanz an, wie ein Entzug abläuft. Im Alkoholentzug kommt es bspw. neben psychischen auch zu vielen körperlichen Entzugssymptomen. Sie kennen den Tremor vielleicht als ein gängiges Zeichen, es kommt bspw. auch zu Blutdruckerhöhung und Magen-Darm-Beschwerden. Cannabis ist als eine Substanz bekannt, bei der hauptsächlich psychische Entzugszeichen auftreten, so auch bei Kokain. Wir gehen später noch genauer darauf ein.

4. Meine Erfahrungen im Entzug

Therapeut:
Versuchen Sie zu beschreiben, wie es Ihnen beim letzten Absetzen Ihres Suchtmittels ergangen ist. Was haben Sie bemerkt?

Die berichteten Symptome der Gruppenteilnehmer werden auf dem Flipchart notiert. Je nach Gruppenzusammensetzung können auf mehreren Blättern Listen für die verschiedenen Substanzen erstellt werden.

5. Ergänzung und Informationsvermittlung

Die Zusammenstellung der Patientenberichte bietet die Grundlage zur Vermittlung weiterer Inhalte. Im Folgenden werden die gängigsten Entzugszeichen für die Substanzgruppen Alkohol, Beruhigungs- und Schlafmittel, Cannabis und Opioide (Benkert und Hippius 2019; Köhler 2000) dargestellt. Hinweise auf Folgen anderer, seltener konsumierter Substanzen finden sich auch in Parnefjord (2005).

Die Aufstellung wird den Patienten auch als Informationsblatt (▶ Informationsblatt Nr. 6 bis Nr. 9 Entzugszeichen) vorgelegt (für jeden Substanzklasse ein Informationsblatt vorhanden).

Die Risiken des Entzugs werden immer wieder unterschätzt, wenn Betroffene in ihrer bisherigen Suchterkrankung nur geringfügig ausgeprägte Entzugszeichen aufwiesen. An dieser Stelle ist der Hinweis dringend notwendig, dass ein Entzug bei fortgeschrittener Abhängigkeitserkrankung schwerer wird.

Zusätzliche Therapeuteninformation zu Entzugszeichen bei Alkohol

Bei Absinken des Blutalkoholspiegels unter einen bestimmten Wert (je nach Gewöhnung und Schwere der Abhängigkeit) stellen sich Entzugszeichen ein, die bis zu 10 Tage anhalten können (s. a. ▶ Informationsblatt Nr. 6).

Psychische Symptome:

- innere und psychomotorische Unruhe
- Gereiztheit, Aggressivität
- Depressionen
- Angst
- vorübergehende Halluzinationen
- Bewusstseinsstörungen
- Schreckhaftigkeit

Neurologische Symptome:

- Zittern = Tremor (Hände, Zunge, Augenlider, Rumpf)
- Schwierigkeiten bei der Aussprache (Dysarthrie)
- Störungen des Gleichgewichts und der Koordination:
- Gang, Stand- und Sitzunsicherheit (Ataxie)
- Missempfindungen
- Unwillkürliche Augenbewegungen (Nystagmus)
- Muskel- und Kopfschmerzen
- Ohrgeräusche (Tinnitus)
- Sehstörungen
- Epileptische Anfälle des Typs Grand-Mal

Vegetative und internistische Symptome:

- vermehrtes Schwitzen
- trockener Mund
- Schlafstörungen
- Herz-Kreislaufstörungen (erhöhter Blutdruck, erhöhter Puls)
- Magen-Darm-Beschwerden (Übelkeit, Erbrechen, Magenschmerzen, Durchfälle, Appetitlosigkeit)
- Wassereinlagerungen (periphere Ödeme)

Gefährlichste Komplikation im Alkoholentzug ist das Delirium tremens:

- keine Orientierung zur Zeit, zum Ort und/oder zur eigenen Person
- Bewusstseinsstörung
  und je nach Ausprägung
- optische Halluzinationen (Insekten, Tiere etc.)
- Verkennungen

- akustische Halluzinationen
- Nesteln, Fäden ziehen
- Störung von Aufmerksamkeit und Gedächtnis
- motorische Unruhe
- gesteigerte Suggestibilität, bspw. Ablesen vom weißen Blatt
- unzusammenhängendes Denken
- Wahnideen
- starke Stimmungsschwankungen
- Schlaflosigkeit
- vermehrtes Schwitzen
- Tachykardien
- Erhöhung der Körpertemperatur
- grobschlägiger Tremor

Die Gruppenteilnehmer müssen eindringlich darauf hingewiesen werden, dass ein eigenständig durchgeführter Entzug aufgrund der im Informationsblatt Nr. 6 genannten möglichen Komplikationen lebensgefährlich sein kann (▶ Informationsblatt Nr. 6). Insbesondere bei unbehandeltem Alkoholentzugsdelir, aber auch bei entzugsbedingten Krampfanfällen, ist ein letaler Ausgang möglich.

Die Risiken werden immer wieder unterschätzt, wenn Betroffene in ihrer bisherigen Suchterkrankung nur geringfügig ausgeprägte Entzugszeichen aufwiesen. An dieser Stelle ist der Hinweis dringend notwendig, dass Entzüge im Verlauf der Abhängigkeitserkrankung immer schwerwiegender werden.

Zusätzliche Therapeuteninformation zu Entzugszeichen bei Beruhigungs- und Schlafmitteln (Sedativa und Hypnotika)

Je nachdem, welches Medikament eingenommen wurde, treten Entzugserscheinungen nach kurzer oder längerer Zeit nach der letzten Einnahme auf (▶ Informationsblatt Nr. 7). Der Verlauf ist abhängig von der Halbwertszeit des Präparats. Es kommt auch bei der überdauernden Einnahme von niedrigen Dosen eines entsprechenden Medikaments ohne Toleranzentwicklung zu einer Abhängigkeitsentwicklung mit Entzugszeichen (low-dose-Abhängigkeit).

Im Verlauf des Beruhigungs- und Schlafmittelentzugs kann es nach deutlicher Besserung zu einem Wiederauftreten von Entzugszeichen kommen, was für die Betroffenen sehr unangenehm ist.

Zusätzliche Therapeuteninformation zu Entzugszeichen bei Cannabis

Im Entzug von THC treten seltener körperliche Entzugszeichen auf. Sie können aber deutlich ausgeprägt sein. Die häufige Annahme, der Cannabisentzug beziehe sich lediglich auf die Psyche, ist nicht richtig (▶ Informationsblatt Nr. 8). Der Entzug beginnt ca. einen halben Tag nach dem letzten Konsum und hält, je nach konsumierten Mengen und THC-Spiegel im Körper, mehrere Wochen an.

Neben einem deutlichen Verlangen nach dem Suchtmittel treten im Entzug folgende Symptome auf:

- Schlafstörungen
- Unruhe
- Schwitzen
- gereizt-aggressive oder ängstlich-depressive Stimmung
- Appetitstörungen
- vermehrtes Schmerzempfinden

Ein Cannabisentzug kann in einigen Fällen eine stationäre Behandlung notwendig machen.

Zusätzliche Therapeuteninformation zu Entzugszeichen bei Opioiden, opioidhaltigen Medikamenten

Im Gegensatz zum Alkoholentzug ist ein Entzug von Opioiden in der Regel nicht lebensgefährlich. Bei einer Abhängigkeit von den Suchtmitteln, die zu dieser Klasse gehören, treten allerdings eine Vielzahl ausgeprägter körperlicher Entzugszeichen auf (▶ Informationsblatt Nr. 9). Ist ein Betroffener von Heroin oder Substituten wie Methadon, Levomethadon, Codein (nur noch in Ausnahmefällen als Substitut eingesetzt), Morphin oder Buprenorphin abhängig, wird eine Entzugsbehandlung meist über eine stufenweise Reduktion eines Opioids durchgeführt. Wird nicht so vorgegangen, leidet derjenige bald unter so starken Entzugszeichen und Craving (Suchtdruck), dass er die Entgiftung abbricht. Aus diesem Grund ist der eigenständige Entzug meist zum Scheitern verurteilt oder birgt eine große Gefahr zur Suchtverlagerung, da die Betroffenen zur Selbstmedikation mit Toleranzentwicklung neigen.

Im Opioidentzug treten – neben starkem Craving – auf:

- innere Unruhe
- Gähnen
- Niesen
- Schwitzen
- Schleimhautreizungen (Tränenfluss, Naselaufen)
- erweiterte Pupillen (Mydriasis)
- Muskelkrämpfe, Gliederschmerzen
- Hitze- und Kälteschauer
- Appetitlosigkeit
- Schlafstörungen
- Blutdruck-, Puls-, Temperaturanstieg
- Übelkeit, Erbrechen, Durchfall

Schwierige Situationen

Es kann zu zwei schwierigen Reaktionen innerhalb der Gruppe kommen. Zum einen kann die Relevanz des Themas stark abgewertet werden, wenn einzelne Betroffene bisher keine oder nur leichte Entzugszeichen erlebt haben und mit dem Thema Abhängigkeit »abgeschlossen« haben. Zum anderen können Mitglieder der Gruppe sehr starke Angst vor der Schwere eines möglichen Entzugs entwickeln oder sich erschrecken, wenn sie realisieren, in welcher unbewussten Gefahr sie sich vielleicht in der Vergangenheit befunden haben. Die Gruppenteilnehmer sollten darauf hingewiesen werden, dass das Thema Entzug einen wichtigen Teil der Aufklärung über eine Suchterkrankung darstellt. Wenn man genauer exploriert, werden die meisten Patienten der Gruppe schon einmal mindestens mit leichten Entzugszeichen Erfahrungen gemacht haben.

Tipps

Davon abhängig, wie sich die Gruppe zusammensetzt, werden die oben beschriebenen Sitzungsbausteine die Zeit füllen oder noch Platz für zusätzliche Informationen lassen.

Ist jemand von Entzugssymptomen betroffen, entwickelt sich häufig auch die Frage, wie und warum solche körperlichen und psychischen Zeichen entstehen. Der Prozess kann wie folgt erklärt werden:

Therapeut:
Wenn von einer Substanz im Rahmen der Toleranzentwicklung immer mehr oder auch sehr regelmäßig konsumiert wird, dann stellt sich der Körper darauf ein. Die Substanz wird schneller abgebaut und die Nervenzellen passen sich durch eine Veränderung der Anzahl von Rezeptoren an. Ein Rezeptor ist wie eine Andockstelle für chemische Botenstoffe, die im Körper eine spezifische Reaktion auslösen. Wir brauchen solche Rezeptoren für körpereigene Substanzen, sie werden aber auch durch von außen zugeführte Stoffe belegt. Die an das Andocken folgenden Impulse sind entweder erregend oder verlangsamend. Alkohol bspw. blockiert bei chronischem Konsum langanhaltend die Rezeptoren für anregende Impulse. Unser Körper reguliert dagegen und bildet mehr von diesen Rezeptoren aus. Fällt nun der Alkohol weg, so werden vermehrt erregende Impulse weitergegeben, es besteht plötzlich ein Ungleichgewicht zwischen den Rezeptoren für erregende und verlangsamende Prozesse. Damit steigt bspw. die Gefahr eines Entzugskrampfanfalls stark an.

So wird für die Betroffenen gut verständlich das Rebound-Phänomen nach Absetzen einer Substanz erklärt. Beendet man bspw. die Einnahme einer Substanz, die schlaffördernd wirkt, so wird es im Entzug sehr wahrscheinlich zu Schlafstörungen kommen. Damit ergibt sich im Rahmen des Entzugs, dass genau die Symptome, welche die Patienten mit dem Konsum ihres Suchtmittels mildern oder ausschalten wollten, vermehrt auftreten, was die Sache so unangenehm macht.

Informationsblatt Nr. 6

Entzugszeichen bei Alkoholabhängigkeit

Im Alkoholentzug kann eine Vielzahl von Symptomen auftreten. Die Zusammensetzung der Entzugszeichen ist von Person zu Person sehr unterschiedlich.

Psychische Symptome
- innere und psychomotorische Unruhe
- Gereiztheit, Aggressivität
- Depressionen
- Angst
- vorübergehende Halluzinationen
- Bewusstseinsstörungen
- Schreckhaftigkeit

Neurologische Symptome
- Zittern (Tremor) von Händen, Zunge, Augenlidern, Rumpf
- Schwierigkeiten bei der Aussprache (Dysarthrie)
- Störungen des Gleichgewichts und der Koordination
- Gang- und Standunsicherheit (Ataxie)
- Missempfindungen
- unwillkürliche Augenbewegungen (Nystagmus)
- Muskel- und Kopfschmerzen
- Ohrgeräusche (Tinnitus)
- Sehstörungen
- epileptische Anfälle des Typs Grand-Mal

Vegetative und internistische Symptome
- vermehrtes Schwitzen
- trockener Mund
- Schlafstörungen
- Herz-Kreislauf-Störungen (erhöhter Blutdruck, erhöhter Puls)
- Magen-Darm-Beschwerden (Übelkeit, Erbrechen, Magenschmerzen,
- Durchfälle, Appetitlosigkeit)
- Wassereinlagerungen (periphere Ödeme)

Delirium tremens
- keine Orientierung zur Zeit, zum Ort und/oder zur eigenen Person
- Bewusstseinsstörung; sowie je nach Ausprägung:
- optische Halluzinationen (Insekten, Tiere etc.)
- Verkennungen
- akustische Halluzinationen
- Nesteln, Fäden ziehen

Informationsblatt Nr. 6

- Störung von Aufmerksamkeit und Gedächtnis
- motorische Unruhe
- gesteigerte Suggestibilität, bspw. Ablesen vom weißen Blatt
- unzusammenhängendes Denken
- Wahnideen
- starke Stimmungsschwankungen
- Schlaflosigkeit
- vermehrtes Schwitzen
- beschleunigter Herzschlag (Tachykardien)
- Erhöhung der Körpertemperatur
- starkes Zittern (grobschlägiger Tremor)

Das Delirium tremens ist die gefährlichste Komplikation im Entzug.

Informationsblatt Nr. 7

> ### Entzugszeichen bei Abhängigkeit von Schlaf- und Beruhigungsmitteln

Hier kommt es stark auf das eingenommene Präparat an, wie schnell nach der letzten Einnahme ein Entzug auftritt, da die Medikamente unterschiedlich lange im Körper bleiben.
Entzugszeichen können auch dann auftreten, wenn die Tabletten regelmäßig mehrere Wochen in gleichbleibend niedriger Dosis eingenommen wurden.

- Schlafstörungen
- Ängstlichkeit
- innere Unruhe
- Reizbarkeit
- Kopfschmerzen
- Zittern (Tremor)
- gereizte oder depressive Stimmung
- Konzentrationsstörungen
- Kreislaufschwäche
- Schwindel
- Kribbelgefühl oder Gefühl elektrischer Stimulation auf der Haut
- Appetitmangel
- Muskelverspannungen
- Orientierungsstörungen
- Depersonalisationserleben (veränderte Wahrnehmung der eigenen Person)
- Gefahr eines Entzugskrampfanfalls und eines Delirs

Informationsblatt Nr. 8

Entzugszeichen bei Abhängigkeit von Cannabis

Im Entzug von THC treten seltener körperliche Entzugszeichen auf.
Sie können aber deutlich ausgeprägt sein.

- Schlafstörungen

- Unruhe

- Schwitzen

- gereizt-aggressive oder ängstlich-depressive Stimmung

- Appetitstörungen

- vermehrtes Schmerzempfinden

Der Entzug beginnt ca. einen halben Tag nach dem letzten Konsum und hält, je nach konsumierten Mengen und THC-Spiegel im Körper, mehrere Wochen an.
Neben den genannten Entzugszeichen tritt ein deutliches Verlangen nach dem Suchtmittel auf.

Informationsblatt Nr. 9

Entzugszeichen bei Abhängigkeit von Opiaten

Körperliche Entzüge von Opiaten sind häufig schwer ausgeprägt, aber nicht lebensgefährlich. Im Opioidentzug treten – neben sehr starkem Suchtdruck nach der Substanz – auf:

- innere Unruhe
- Gähnen
- Niesen
- Schwitzen
- Schleimhautreizungen (Tränenfluss, Naselaufen)
- erweiterte Pupillen (Mydriasis)
- Muskelkrämpfe, Gliederschmerzen
- Hitze- und Kälteschauer
- Appetitlosigkeit
- Schlafstörungen
- Blutdruck-, Puls- und Temperaturanstieg
- Übelkeit, Erbrechen, Durchfall

9 Medikamente in der Suchtbehandlung

Ziel der Sitzung

Die Gruppenteilnehmer werden während der Therapie dafür sensibilisiert, bei Missempfindungen nicht gleich mit der Einnahme einer Substanz zu reagieren, da dies einem süchtigen Verhalten entsprechen würde. Entzugszeichen machen andererseits eine Gabe von Medikamenten notwendig. Damit dieser Widerspruch für die Mitglieder der Patientengruppe aufgelöst werden kann, erfolgt eine Information zu im Entzug notwendigen und entzugserleichternden Medikamenten. Zudem sollen alle Betroffenen über die Option informiert werden, wie man sich in der Abstinenz durch Anti-Craving-Substanzen unterstützen lassen kann.

→ Darstellung notwendiger medikamentöser Behandlung im Entzug
→ Aufklärung über die mögliche Gabe von Anti-Craving-Medikamenten in der Entwöhnung

Inhalt

1. Begrüßung

2. Einführung in das Thema, Rationale

Therapeut:
Im Rahmen Ihrer Suchterkrankung haben Sie es sich vielleicht zur Gewohnheit gemacht, bei unangenehmen körperlichen oder psychischen Zuständen mit der Einnahme einer Substanz dagegen zu steuern. In dieser Gruppe geht es darum, zu lernen, wie man anders mit solchen Situationen umgehen kann. Aber es gibt auch Phasen in der Behandlung von Suchterkrankungen, die eine Gabe von bestimmten Substanzen notwendig oder sinnvoll machen. Gemeint sind Medikamente, die gegen lebensbedrohliche oder äußerst unangenehme Entzugszeichen gegeben werden und solche, die Suchtdruck nachweislich reduzieren und Sie somit in Ihrer Abstinenz unterstützen. Über beide Gruppen von Medikamenten möchte ich Sie heute informieren.

3. Medikamente in der Entzugsbehandlung (Wehling 2005)

Es geht hauptsächlich um die Vermittlung von Informationen. Die meisten Teilnehmer in der Gruppe haben wahrscheinlich schon Erfahrungen mit entzugsmildernden Medikamenten gemacht. Diese sollen mit einbezogen werden.

Medikamente im Alkoholentzug (Mann et al. 2006)

Clomethiazol (Distraneurin®)

Wird gegeben bei:
mittelschweren bis schweren Alkoholentzugszeichen, vorbekanntem Delir oder Krampfanfall im Entzug
Dosis und Dauer:
Beginn der Gabe bei ausgeprägten Entzugserscheinungen. Keine Zulassung für die ambulante Vergabe! Die Anzahl der Kapseln wird in den Folgetagen schrittweise reduziert, rasches Reduzieren oder Absetzen des Medikaments senkt die Krampfschwelle.
Vorsicht!
Wirkt dämpfend auf Atmung und Kreislauf! Gleichzeitige Einnahme von Alkohol und/oder Benzodiazepinen und Clomethiazol kann lebensgefährlich sein!

Carbamazepin (z. B. Tegretal®)

Wird gegeben bei:
milder bis mittelschwerer Entzugssymptomatik oder Clomethiazol-Unverträglichkeit als Krampfschutz
Dosis und Dauer:
bis zu 1.200 mg pro Tag mit anschließendem schrittweisen Abdosieren über mehrere Tage hinweg

Benzodiazepine

Werden gegeben bei:
Entzugssymptomen, alternativ zu Clomethiazol, insbesondere wenn gleichzeitig Alkohol und Benzodiazepine konsumiert wurden, oder als zusätzliche Medikation im Alkoholentzugsdelir
Dosis und Dauer:
je nach Symptomatik und konsumierten Substanzen, die tägliche Dosis wird im Verlauf schrittweise reduziert
Vorsicht!
Wirkt dämpfend auf Atmung und Kreislauf! Gleichzeitige Einnahme von Alkohol, Benzodiazepinen und Clomethiazol kann lebensgefährlich sein!

Haloperidol

Wird gegeben bei:
bestehendem Alkoholentzugsdelir mit psychotischen Symptomen, zusätzlich zu einer Medikation mit Clomethiazol oder Benzodiazepinen
Dosis und Dauer:
die Verabreichung erfolgt intravenös oder oral, Dosis je nach Symptomatik, initial niedrig dosiert mit 2-5 mg, im Verlauf steigernd, wenn kein direktes Ansprechen beobachtet werden kann. *Cave: intravenöse Gabe nur unter Monitorüberwachung!*

B-Vitamine

Werden gegeben bei:
Mangelernährung, Polyneuropathie, Anämie
Dosis und Dauer:
3 x 1 Tabl./Tag für zwei bis drei Wochen; Vitamin B_1 200 mg pro Tag, bei Verdacht auf Wernicke-Enzephalopathie auch intramuskulär

Folsäure

Wird gegeben bei:
Mangelernährung, Polyneuropathie
Dosis und Dauer:
5 mg pro Tag für höchstens zwei Wochen

Betablocker

Wird gegeben bei:
beständiger oder isolierter Erhöhung von Puls
Dosis und Dauer:
je nach Präparat und Symptomatik

Medikamente im Entzug von Beruhigungs- und Schlafmitteln

Bei zu erwartendem starkem Entzug wird entweder das eingenommene Medikament oder eine äquivalente Dosis Diazepam schrittweise abdosiert. Bei hohen Konsummengen der Substanz im Vorfeld oder bereits aufgetretenem Entzugskrampfanfall in der Vorgeschichte wird krampfprophylaktisch mit Antiepileptika wie z. B. Carbamazepin behandelt. Nachdem die Substanz für einige Tage nicht mehr im Urin nachweisbar ist, kann mit der schrittweisen Abdosierung begonnen werden. Bei weniger schwerem Entzug können Schlafstörungen und Unruhezustände mit sedierenden Antidepressiva oder niedrigpotenten Neuroleptika behandelt werden.

Medikamente im Entzug von Cannabis

Bei schweren Entzugszeichen kann medikamentös unterstützt werden. Schlafstörungen, Unruhe und gereizt-aggressive Zustände lassen sich mit sedierenden Antidepressiva oder niedrigpotenten Neuroleptika behandeln.

Medikamente im Entzug von Opioiden

Patienten, die von Opioiden entziehen, sollten sich aufgrund des im Entzug massiv auftretenden Suchtdrucks stationär behandeln lassen. In diesem Rahmen erfolgt dann in der Regel ein schrittweises Abdosieren mit Hilfe eines Substituts. Zur Verfügung stehen Methadon-Razemat, Levomethadon, Buprenorphin und retardiertes Morphin.
Zusätzlich müssen häufig symptomatisch behandelt werden:

- Muskelkrämpfe
- Durchfälle und Übelkeit
- Schlafstörungen und Unruhezustände.

> **Exkurs: Substitution**
>
> Bei bestehender Abhängigkeit von Heroin sollte eine Substitutionsbehandlung in Erwägung gezogen werden, wenn eine abstinenzorientierte Behandlung aus bestimmten Gründen keine Alternative darstellt.
> Substitution kann mit Methadon-Razemat, Levomethadon, Buprenorphin oder retardiertem Morphin erfolgen. Die Präparate haben unterschiedliche Wirkweisen sowie Vor- und Nachteile. Methadon und Levomethadon werden in flüssiger Form getrunken, beide können auch in Tablettenform, Buprenorphin als Sublingualtablette verabreicht werden. Mittlerweile gibt es Buprenorphin auch als Depot-Injektionslösung für eine wöchentliche oder monatliche Vergabe. Das Medikament wird subkutan appliziert. Das retardierte Morphin wird in Form von in Kapseln verpackten Retard-Pellets eingenommen.
> Die Missbrauchsgefahr von Substituten ist hoch, viele Abhängige spritzen sich die Medikamente, was hohe Risiken birgt. Die Ausgabe des Substituts erfolgt über einen Arzt mit einer entsprechenden Zulassung, eine psychosoziale Begleitung durch die Drogenberatung wird dringend empfohlen. Das zusätzliche Konsumieren anderer Suchtmittel ist mit einer Substitutionsbehandlung nicht zu vereinbaren, die Substitution sollte dann nicht fortgeführt werden. Beikonsum stellt allerdings eines der größten Probleme in der Substitutionsbehandlung dar.
> An erster Stelle sollte bei Heroinabhängigen immer eine abstinenzorientierte Therapie stehen. An zweiter Stelle findet sich die sogenannte »harm reduction«: Die Betroffenen sollten möglichst viel Schutz vor gesundheitlichen Schäden durch intravenösen Drogenkonsum und einem Abrutschen in die Kriminalität

bekommen. Dies wird durch eine stabile Substitution erreicht. Unter Substitution ist es für viele Abhängige sogar möglich, einer geregelten Arbeit nachzugehen.

Bei der Einnahme von mehreren abhängig machenden Substanzen gleichzeitig (»Polytoxikomanie«), muss individuell unter Einbeziehung der Suchtanamnese und der auftretenden Entzugszeichen eine Medikation festgelegt werden.

4. Anti-Craving-Medikamente

(Benkert und Hippius 2019; Kienast et al. 2007)

Therapeut:
Ziel der Therapie in dieser Gruppe ist es, dass Sie lernen, Situationen der Versuchung in Zukunft zu umgehen, Ihr Verhalten zu verändern und neue Lösungswege zu nutzen. Dieses Vorhaben kann durch die Einnahme von Medikamenten unterstützt werden, die auf die Entwicklung von Suchtdruck einwirken. Sie wirken unterschiedlich auf das Verlangen, Alkohol, Drogen oder Medikamente zu konsumieren und machen dann Sinn, wenn gleichzeitig eine therapeutische Begleitung stattfindet.

Im folgenden Kasten werden die verschiedenen zugelassenen Medikamente vorgestellt.

Disulfiram (Antabus®)
Durch das Medikament kommt es bei Alkoholkonsum zu einer Erhöhung von Acetaldehyd im Körper, da der Alkohol nicht vollständig abgebaut werden kann. Dies ist einer Vergiftung gleichzusetzen, die mit sehr unangenehmen Symptomen wie Gesichtsrötung, Herzrasen, Übelkeit, Kopfschmerzen, Harndrang sowie lebensbedrohlichem Blutdruckabfall und einem erhöhten Herzinfarktrisiko einhergeht. Aufgrund der Komplikationen wird das Medikament nur noch bei Personen eingesetzt, die sich gleichzeitig engmaschig in Therapie befinden und dort sehr gut mitarbeiten. Erwartet wird, dass das Wissen um die sehr unangenehmen Folgen, die mit Alkoholkonsum verbunden wären, abschreckend wirkt und diese vermieden werden wollen. Ein bereits diagnostizierter schwerer Leberschaden schließt die Einnahme von Disulfiram aus.
Disulfiram ist in Deutschland nicht mehr verfügbar.

Acamprosat (Campral®)
Aufgrund der Beeinflussung der NMDA-Rezeptoren sinkt das Craving. Eine Wechselwirkung von Alkohol und Acamprosat bei gleichzeitigem Konsum gibt es nicht. Die Wirkung des Medikaments wurde in mehreren Studien belegt. Es gibt Hinweise auf besonders gutes Ansprechen bei Erleichterungstrinken. Diese

> Nebenwirkungen können auftreten: Durchfall, Übelkeit und Erbrechen, Hautausschlag und Juckreiz.
>
> **Naltrexon (Nemexin®, Adepend®)**
> Das Medikament wirkt auf den Belohnungseffekt von Alkohol – die befriedigende Wirkung von Alkohol wird reduziert. Der Wirkstoff wird über Tabletten gegeben. Da das Medikament an den Opioidrezeptoren wirkt, sollte eine gleichzeitig Einnahme von Opioiden vermieden werden. Bei Einnahme von Naltrexon kann es zu Entzugszeichen kommen, wenn ein Patient vorher nicht opioidfrei war. Häufige Nebenwirkungen von Naltrexon sind: Schlafstörungen, Angst und gesteigerte Erregbarkeit.

Für die medikamentöse Rückfallprophylaxe sind in Deutschland nur Acamprosat, Natrexon und Nalmefene zugelassen. Disulfiran (Antabus) hat zwar bei schwer abhängigen Patienten noch einen Stellenwert, kann aber nur noch aus dem Ausland bezogen werden. Obgleich Einzelfallberichte und einzelne Studien eine Wirkung von anderen Substanzen wie Baclofen oder Quetiapin berichten, wird der Einsatz dieser Medikamente in den aktuellen Leitlinien zur Behandlung der Alkoholabhängigkeit (www.awmf.org; 2020) nicht empfohlen. Ein off-label-Einsatz muss ärztlich abgewogen und begründet werden. Wenn komorbide psychische Erkrankungen vorliegen, die mit einem Craving in Zusammenhang mit Selbstunsicherheit, Impulsivität, psychotischen Symptomen oder Depressivität einhergehen, macht im Einzelfall die Prüfung einer unterstützenden Behandlung mit Antidepressiva oder Antipsychotika Sinn.

Die Gruppenteilnehmer sollen ihre Fragen anbringen und gegebenenfalls für sich abwägen, ob sie die Unterstützung eines solchen Medikaments in Anspruch nehmen wollen.

Schwierige Situationen

Oft ist es so, dass Patienten mit einer Alkohol- oder Drogenabhängigkeit eine Tabletteneinnahme generell ablehnen. Erstaunlicherweise werden die Medikamente, die medizinisch notwendig sind oder eine wirkliche Unterstützung sein können, aus Gründen abgelehnt, die eigentlich viel eher für Alkohol- oder Drogeneinnahme gelten. Befürchtet werden bspw. Persönlichkeitsveränderungen durch Medikamente, Abhängigkeit oder körperliche Schäden. Dass diese Wirkungen viel eher im Zusammenhang mit der Suchtmittelabhängigkeit auftreten, wird bagatellisiert.

Tipps

Hier kann im Sinne der Entscheidungswaage (▶ Kap. 17, ▶ Abb. 5) mit den Gruppenteilnehmern abgewogen werden. Was spricht für die Einnahme einer solchen Anti-Craving-Substanz, was dagegen? Hilfreich ist auch eine Kosten-Nutzen-Rechnung. Insbesondere bei Betroffenen, die schon mehrere wenig erfolgreiche Therapieversuche in der Vergangenheit absolviert haben, ist ein Medikationsversuch eine wirkliche Option.

10 Therapie – wie und wo kann ich mir helfen lassen?

Ziel der Sitzung

Ein Ziel der Psychoedukation ist der Aufbau bzw. die Stärkung der Motivation zur Behandlung. Im besten Fall soll diese nicht nur für das hier beschriebene Gruppenprogramm gelten. Die Gruppenteilnehmer sollen alle wichtigen Fakten zu weiteren stationären, tagesklinischen oder ambulanten Angeboten kennen lernen, verbunden mit Informationen über die Zugangswege zu diesen Hilfsmöglichkeiten. Sie werden dadurch auch darin unterstützt, sich zu überlegen, welche zusätzlichen Hilfen für sie sinnvoll sind und welche sie im Falle eines erneuten Rückfalles in Angriff nehmen können.

→ Informationsvermittlung zu verschiedenen ergänzenden Behandlungsangeboten, Zugangswegen und Kostenträgern
→ Sensibilisierung der Gruppenteilnehmer für die evtl. Notwendigkeit der Inanspruchnahme weiterer therapeutischer Maßnahmen

Inhalt

1. Begrüßung

2. Einführung in das Thema, Rationale

Therapeut:
Die Teilnahme an dieser Therapiegruppe ist eine gute Möglichkeit, sich mit der eigenen Erkrankung und damit verbundenen wichtigen Themen auseinander zu setzen. Mit einer aktiven Mitarbeit fördern Sie Ihr Wissen über Suchtmittelabhängigkeit und erlernen Fertigkeiten, wie Sie Ihre erworbene Abstinenz in Zukunft halten können. Sie müssen dabei immer bedenken, dass die Erkrankung schwerwiegend ist und Sie häufiger in Gefahr kommen können, einen Rückfall zu erleiden. Manchmal reicht eine Therapie wie diese für die weitere Abstinenz nicht ganz aus oder es wird eine längere Therapie notwendig, damit Sie Ihre Abstinenz gut halten können. In dieser Stunde sollen Sie Informationen über weitere Therapieangebote erhalten, so dass Sie

auch jederzeit zusätzliche und andere Hilfsmöglichkeiten in Anspruch nehmen können.

3. Bestandsaufnahme

Die Patienten erhalten das Arbeitsblatt »Therapiemöglichkeiten« (▶ Arbeitsblatt Nr. 4) mit der Anweisung, darauf anzukreuzen, welche der Therapieformen sie aus eigener Erfahrung kennen, welche ihnen durch den Bericht von anderen bekannt sind und von welchen sie noch nie gehört haben. In der Gruppe findet anschließend ein Austausch statt. Der Therapeut moderiert und versorgt die Teilnehmer mit den wichtigen Informationen.

4. Informationen zu verschiedenen Therapieangeboten

(Thomasius 2000)
Die Gruppenteilnehmer erhalten Informationen zu unterschiedlichen Möglichkeiten, therapeutische Hilfe in Anspruch zu nehmen, welche auch auf dem Informationsblatt Nr. 10 »Therapiemöglichkeiten« aufgeführt sind (▶ Informationsblatt Nr. 10).

Im folgenden Kasten sind wichtigen Informationen zu den unterschiedlichen Hilfsangeboten aufgeführt:

Stationäre Rehabilitation

- die Behandlungen werden in zeitlich unterschiedlichem Umfang angeboten (Langzeittherapie bis zu sechs Monaten plus Adaption)
- Patienten, die bereits eine suchtspezifische Rehabilitationsbehandlung absolviert haben, können diese auffrischen (Auffangtherapie)
- Kombinationen aus verschieden intensiven Modulen sind möglich (bspw. Kombination aus stationär und teilstationär)
- viele Patienten profitieren durch anschließende Adaption und Nachsorge, innerhalb derer eine weitere Reintegration in den Bereichen Arbeit und Wohnen stattfindet
- die Rehabilitation bietet gute Chancen, einen beruflichen Wiedereinstieg zu planen, bzw. bereits aus der Behandlung heraus in einer Einrichtung ein Praktikum zu absolvieren
- stationäre Rehabilitationsbehandlungen finden häufig wohnortfern statt
- alle Informationen zum zuständigen Kostenträger, zum Kostenübernahmeverfahren und zur finanziellen Absicherung (Stichwort Übergangsgeld) während der Rehabilitation bekommen Interessenten bei der Suchtberatungsstelle
- für eine Rehabilitation ist ein Antragsverfahren notwendig, das durch die Suchtberatungsstellen eingeleitet wird
- bis zum Antritt einer Rehabehandlung müssen durch das Antragsverfahren und mögliche Wartelisten in den Fachkliniken mehrere Wochen Wartezeit eingeplant werden

- über die Rahmenbedingung während der Behandlung, mögliche Fahrten nach Hause und geltende Regeln in der Fachklinik informieren die Suchtberatungsstellen sowie die klinikeigenen Homepages
- die Aufnahme der Therapie in einer speziellen Einrichtung kann beantragt werden, die Bewilligung ist aber nicht garantiert, es gilt das Wunsch- und Wahlrecht des Klienten
- mit den Fachkliniken kann ein Besichtigungstermin vereinbart werden
- einige psychiatrische Kliniken und Rehabilitationseinrichtungen bieten bei Doppeldiagnosen (Sucht und Angst/Depression/Schizophrene Psychosen/Persönlichkeitsstörungen) störungsspezifische Behandlungen an

Ambulante und teilstationäre Rehabilitation

- auch diese Therapiemöglichkeiten werden unter bestimmten Bedingungen von der Rentenversicherung finanziert
- ein Antragsverfahren ist erforderlich
- sinnvoll bei weniger schwer ausgeprägten Krankheitsbildern
- für die Teilnahme an einer ambulanten Reha sollten die Klienten bereits abstinent sein können
- Zielgruppe: Menschen, die sozial und beruflich in geordneten Verhältnissen leben
- die ambulanten Rehabilitationen werden vor allem von den Suchtberatungsstellen angeboten, die teilstationären Behandlungsplätze sind entweder in Fachkliniken angesiedelt, die neben den stationären Plätzen auch tagesklinische Behandlungen anbieten, oder in eigenständigen Rehabilitations-Tageskliniken
- die ambulanten Einzelgespräche in der Suchtberatungsstelle werden meist von Gruppenangeboten flankiert

Ambulante Psychotherapie

- wird von vielen bevorzugt, der Zugang ist aber schwer
- hilfreiche Ergänzung zur suchtspezifischen Behandlung bei Personen mit komorbider psychischer Erkrankung
- die Kosten werden in der Regel von der Krankenkasse übernommen
- bei nicht-abstinenter Lebensweise zu Beginn einer ambulanten Psychotherapie soll in den ersten 10 Sitzungen Abstinenz erreicht werden

Psychiatrische Institutsambulanzen

- für Patienten, die aufgrund ihrer Lebensumstände Anforderungen regulärer psychiatrisch-psychotherapeutischer Behandlungen nicht nachkommen können
- Möglichkeit regelmäßiger Gesprächskontakte und einer medikamentösen Behandlung

- Möglichkeit der Teilnahme an einem »100 Tage Programm« (tägliche Atemalkoholkontrollen als niedrigschwelliges Angebot zur Begleitung, kombiniert mit niedrigfrequenten Gesprächskontakten)
- Kostenübernahme erfolgt in der Regel durch die Krankenkasse

Selbsthilfegruppen

- sinnvolle Ergänzung zu den oben beschriebenen Möglichkeiten
- die meisten Gruppen richten sich an Menschen mit einem problematischen Alkoholkonsum
- die Gruppen sind unterschiedlich organisiert und unterscheiden sich teilweise deutlich in ihrem Ansatz, es sollten also verschiedene ausprobiert werden
- der Austausch mit anderen Betroffenen ist eine wirksame Hilfsmöglichkeit
- an Gruppentreffen nehmen teilweise auch Personen teil, die nicht abstinent sind
- um andere Gruppenteilnehmer in Krisensituationen unterstützen zu können, ist ein gewisses Maß an eigener Stabilität vorausgesetzt
- angeboten werden auch Online-Meetings

Kontaktadressen (DHS):
www.al-anon.de
www.Anonyme-Alkoholiker.de
www.narcotics-anonymous.de
www.freundeskreise-sucht.de
www.blaues-kreuz.de
www.guttempler.de

Schwierige Situationen

Einige Teilnehmer werden schon Erfahrungen mit oben genannten Therapiemöglichkeiten haben. Am hilfreichsten für diese Gruppensitzung sind die positiven Berichte. Es können aber auch negative Erfahrungen beigesteuert werden, die andere Gruppenteilnehmer eventuell in ihrer Bereitschaft, diese Hilfe anzunehmen, beeinflussen. Empfehlenswert ist es, die negativen Berichte unkommentiert zu lassen und durch andere Erfahrungen der Gruppenteilnehmer zu ergänzen. Nicht jede Hilfsmöglichkeit ist für jede Person die richtige.

Insbesondere bei den stationären Rehabilitationsbehandlungen für Drogenpatienten werden Regeln und Ausgangsbeschränkungen als Minuspunkt genannt. Diese bestehen, damit sich die Patienten in den Fachkliniken bestmöglich auf ihre Behandlung konzentrieren können und nicht von äußeren, eventuell auch szenebezogenen, Kontakten abgelenkt werden.

Bei Suchterkrankungen wird Betroffenen oftmals eine Therapieauflage ausgesprochen. Dies kann bspw. durch den Arbeitgeber, das Arbeitsamt, das Jugendamt oder ein Gericht geschehen. Müssen sich Gruppenteilnehmer nach einer solchen Behandlungsauflage richten, dann sollten sie sich genau darüber informieren, welche Art der Therapie mit welchem Umfang für sie notwendig ist.

Tipps

Informationen über die einzelnen Therapiemöglichkeiten und Zugangswege erhöhen die Wahrscheinlichkeit, solche Hilfen künftig in Anspruch zu nehmen. Die Einladung von Selbsthilfegruppen zur Vorstellung der Programme kann hilfreich sein, um erste Kontakte der Gruppenteilnehmer zu Selbsthilfegruppen herzustellen.

Arbeitsblatt Nr. 4

Therapiemöglichkeiten

Bitte kreuzen Sie an, ob und welche der genannten Therapiemöglichkeiten Sie kennen. Haben Sie mit einer der Behandlungsformen bereits eigene Erfahrungen gemacht? Wenn ja, welche?

	Kenne ich nicht	Davon habe ich gehört	Habe ich gemacht
Rehabilitation in einer Klinik (bspw. "Langzeittherapie")			
Adaption/Nachsorge			
Tagesklinische Rehabilitation			
ambulante Rehabilitations-/ Kombinationstherapie			
Therapie für Patienten mit Doppeldiagnose			
Tagesklinik nach stationärer Entgiftung			
ambulante Psychotherapie			
andere			

Weitere Unterstützungsmöglichkeiten

Selbsthilfegruppen			
psychiatrische Institutsambulanz (PIA, z. B. »100-Tage-Programm«)			

Informationsblatt Nr. 10

Therapiemöglichkeiten

Stationäre Rehabilitation
- gibt es in unterschiedlichem zeitlichen Umfang
- Auffrischungs-Behandlungen nach einer absolvierten suchtspezifischen Rehabilitationsbehandlung sind möglich
- Kombinationen aus stationärer und ambulanter Rehabilitation sind möglich
- hilfreich sind (vor allem bei Drogenabhängigkeit) anschließende Adaption und Nachsorge zur Reintegration in den Bereichen Arbeit und Wohnen
- stationäre Rehabilitationsbehandlungen finden häufig wohnortfern statt
- Fachkliniken sind ausschließlich für Patienten mit Suchterkrankungen
- Informationen zum zuständigen Kostenträger gibt die Suchtberatungsstelle
- für eine Rehabilitationsbehandlung ist ein Antragsverfahren notwendig, das durch die Suchtberatungsstellen eingeleitet wird
- bis zum Antritt einer Rehabilitationsbehandlung müssen durch das Antragsverfahren und mögliche Wartelisten in den Fachkliniken mehrere Wochen Wartezeit eingeplant werden
- durch die Beantragung von Übergangsgeld ist eine finanzielle Absicherung während einer Langzeittherapie gegeben (Infos darüber bei den Suchtberatungsstellen)
- jede Klinik hat ihre eigenen Regeln bezüglich Heimfahrten etc.
- die Rehabilitation bietet gute Chancen, einen beruflichen Wiedereinstieg zu planen bzw. bereits in der Einrichtung ein Praktikum zu absolvieren
- die Aufnahme der Therapie in einer speziellen Einrichtung kann beantragt werden, die Bewilligung ist aber nicht garantiert
- einige psychiatrische Kliniken bieten bei Doppeldiagnosen (Sucht und Angst/Depression/Schizophrene Psychosen/Persönlichkeitsstörungen) störungsspezifische Behandlungen in der Regel als mehrwöchige Kurzzeittherapie, evtl. in Verbindung mit einer ambulanten Nachsorge an

Ambulante und teilstationäre Rehabilitation
- sinnvoll bei weniger schwer ausgeprägter Abhängigkeit
- gut bei sozialer und beruflicher Integration
- Finanzierung unter bestimmten Bedingungen von der Rentenversicherung
- die ambulanten Gespräche werden von den Suchtberatungsstellen angeboten, die teilstationären Behandlungsplätze sind in Fachkliniken angesiedelt
- ein Antragsverfahren ist erforderlich
- die ambulante Therapie in der Suchtberatungsstelle wird meist von Gruppenangeboten flankiert

Informationsblatt Nr. 10

Ambulante Psychotherapie
- hilfreiche Ergänzung zur suchtspezifischen Behandlung bei Menschen mit zusätzlich bestehender psychischer Erkrankung
- »passender« Therapeut muss gefunden werden
- Abstinenz soll bereits vorhanden sein oder im Verlauf der ersten 10 Sitzungen hergestellt werden können
- lange Wartezeiten müssen in Kauf genommen werden
- die Kosten werden in der Regel von der Krankenkasse übernommen

Psychiatrische Institutsambulanz
- gut, wenn man schnell eine Anlaufstelle braucht
- Möglichkeit regelmäßiger Gesprächskontakte und einer medikamentösen Behandlung
- eventuell Möglichkeit der Teilnahme an einem »100 Tage Programm« (tägliche Atemalkoholkontrollen als niederschwelliges Angebot zur Begleitung)
- Kostenübernahme erfolgt in der Regel durch die Krankenkasse

Selbsthilfegruppen
- sinnvolle Ergänzung zu den oben beschriebenen Möglichkeiten
- die meisten Gruppen richten sich an Menschen mit einem problematischen Alkoholkonsum
- die Gruppen sind unterschiedlich organisiert und unterscheiden sich teilweise deutlich in ihrem Ansatz, es sollten also verschiedene ausprobiert werden
- der Austausch mit anderen Betroffenen ist eine wirksame Hilfsmöglichkeit
- an Gruppentreffen nehmen teilweise auch Personen teil, die nicht abstinent sind
- um andere Gruppenteilnehmer in Krisensituationen unterstützen zu können, wird ein gewisses Maß an eigener Stabilität vorausgesetzt

Kontaktadressen
www.al-anon.de
www.Anonyme-Alkoholiker.de
www.narcotics-anonymous.de
www.freundeskreise-sucht.de
www.blaues-kreuz.de
www.guttempler.de

11 Alkohol in Lebensmitteln

Ziel der Sitzung

Zum Schutz vor Rückfällen in der Zukunft ist es ausschlaggebend, dass unsere Patienten Experten ihrer Erkrankung werden und sich gut mit den möglichen Gefahren für ihre Abstinenz auskennen. Ein großes Risiko für Menschen mit Alkoholabhängigkeit ist die, häufig unbewusste, Zufuhr von Alkohol in Lebensmitteln. In dieser Sitzung sollen Informationen zu den möglichen Gefahren von verstecktem, durch Speisen aufgenommenem, Alkohol vermittelt werden. In diesem Zusammenhang wird auch alkoholfreies Bier thematisiert, da immer wieder die Meinung unter den Betroffenen vorherrscht, dass alkoholfreies Bier mit nichtalkoholischen Getränken vergleichbar sei. Problematische Medikamente, die Suchtpotenzial haben oder in Tropfenform Alkohol enthalten, werden ebenfalls angesprochen.

In der gesamten Sitzung werden wichtige Informationen vermittelt, um zu Hause eine suchtmittelfreie Zone zu schaffen.

→ Informationsvermittlung zu Alkohol in Lebensmitteln und Medikamenten mit abhängig machenden Substanzen
→ Informationen zu der Gefahr von »alkoholfreien Alkoholika«

Inhalt

1. Begrüßung

2. Einführung in das Thema, Rationale

Therapeut:
Wenn Sie sich vornehmen, die nächste Zeit keinen Alkohol zu trinken, dann bedeutet dies zunächst, dass Bier, Wein oder Schnaps tabu sein sollten, was an sich ja schon eine ganz schöne Herausforderung ist. Diese alkoholischen Getränke sind an Geruch, Farbe, Geschmack oder Verpackung gut zu erkennen. Auf Alkohol zu verzichten umfasst aber einen weiteren Schritt, bei dem es um versteckten Alkohol geht, nämlich den in bestimmten Gerichten, in Fertigprodukten oder manchen anderen Lebensmitteln. Wir werden bespre-

chen, warum dieser versteckte Alkohol so gefährlich ist und was passiert, wenn man versucht, eine Abstinenz mit alkoholfreiem Bier, Wein oder Sekt zu erhalten. Sie sollen auch erfahren, welche Ihrer Medikamente bei unbedachter Einnahme in Zukunft vielleicht mehr Probleme als Linderung verschaffen können. All diese Punkte sind wichtig, damit Sie in Zukunft gut auf sich und die hart erkämpfte Abstinenz achten können.

3. Was ich über Alkohol in Lebensmitteln schon weiß und was nicht

Die Gruppenteilnehmer erhalten das Arbeitsblatt »Alkohol in Lebensmitteln« (▶ Arbeitsblatt Nr. 5). Sie sollen aus ihren bisherigen Erfahrungen oder mit ihrem bisherigen Wissensstand aufschreiben, in welchen Lebensmitteln Alkohol enthalten ist und welche fälschlicherweise an Alkohol erinnern (bspw. Rum-Aroma).

Haben die Patienten einige Minuten eigenständig über diese Fragen nachgedacht, werden die notierten Punkte zusammengetragen und diskutiert. Der Therapeut vermittelt die Inhalte des Informationsblattes »Alkohol in Lebensmitteln« (▶ Informationsblatt Nr. 11).

Therapeut:
Gut, nun haben wir einiges darüber erfahren, in welchen Lebensmitteln Alkohol versteckt sein kann. Warum ist es überhaupt wichtig, auf diese Lebensmittel in Zukunft zu verzichten oder bspw. Alkohol beim Kochen durch Säfte oder Brühe zu ersetzen?

Nun kommt es darauf an, die unterschiedlichen Meinungen der Gruppenteilnehmer aufzunehmen und ein Problembewusstsein zu schaffen. Vermittelt werden soll, dass der Geschmack von Alkohol in Lebensmittel Suchtdruck auslösen kann, da Erinnerungen an die Trinkzeit geweckt werden. Dies geschieht auch, wenn der Alkoholgehalt durch das Aufkochen oder beim Prozess des Flambierens verloren geht oder durch Aromen, die den Geschmack des Alkohols imitieren, bspw. Rum-Aroma. Um für ausreichend Sicherheit zu sorgen, sollten alkoholhaltige Speisen vermieden werden.

4. Umgang mit »alkoholfreien« Alkoholika

Erheben wir die Suchtanamnese eines Patienten, dann lohnt es sich, bei geschilderten früheren Abstinenzzeiten explizit nachzufragen, ob während dieser Zeiten alkoholfreies Bier getrunken wurde. Unsere Patienten haben eine ganz unterschiedliche Auffassung zu diesem Thema. So kann sich herausstellen, dass ein Betroffener während seiner »abstinenten Zeit« täglich mehrere alkoholfreie Bier getrunken hat. Für Suchttherapeuten ist die Lage klar: Von einer wirklichen Abstinenz kann man in diesem Fall nicht sprechen. Aber wie sehen das unsere Patienten? Warum sollte nicht das in der Flasche sein, was darauf steht – alkoholfreies Bier?

Therapeut:
Einige von Ihnen haben bereits berichtet, dass Ihnen der Alkohol gar nicht wirklich geschmeckt hat, sondern es hauptsächlich um die erwünschte Wirkung ging. Andere be-

schreiben das Gegenteil: Der Geschmack von Bier, Wein oder Sekt hat einen ganz besonderen Reiz. Um auf den Geschmack von Bier nicht vollständig verzichten zu müssen, hat der eine oder andere von Ihnen vielleicht schon einmal alkoholfreies Bier ausprobiert. Wie sind Ihre Erfahrungen damit? Was halten Sie von alkoholfreiem Bier?

Die Gruppenteilnehmer sollen die Möglichkeit bekommen, zunächst ihre eigenen Gedanken mit den anderen Teilnehmern in der Gruppe auszutauschen.

Anschließend stellt der Therapeut fest, dass aus seiner Sicht alkoholfreies Bier nicht mit einer Abstinenz zu vereinbaren ist. Er kann die Gruppe befragen, was seine Gründe hierfür sein könnten, anschließend wird er seine Argumente vorbringen. Darin sollten die folgenden Punkte enthalten sein:

- Fakt ist: »Alkoholfreies Bier« ist ebenso wie »alkoholfreier Sekt« oder Wein nicht alkoholfrei. Es kann je nach Sorte bis zu 0,5 % Alkohol enthalten, was nach der Verordnung zur Kennzeichnung von Lebensmitteln auch erlaubt ist. Auch beim Trinken von Malzbier wird in sehr geringen Mengen Alkohol aufgenommen.
- Der Geschmack des Getränks, das Aussehen und der Geruch sind dem alkoholischen Pendant sehr ähnlich. Dies kann Erinnerungen wachrufen, die mit Suchtdruck verbunden sind.
- Es kommt auch bei alkoholfreiem Bier zu einer Toleranzentwicklung. Trinkt man 10 alkoholfreie Biere am Tag, kann man damit dem Körper eine beträchtliche Menge Alkohol zuführen (max. 10 x 2,5 g reinen Alkohols).
- Da der Geschmack der alkoholhaltigen Variante des Getränks so ähnlich ist, »erwartet« das Gehirn eine entsprechende Wirkung, also einen Rausch. Bleibt dieser aus, kann Suchtdruck entstehen und man greift doch zum »normalen« Bier, um die gewünschte Wirkung herbeizuführen.

5. Alkohol in Medikamenten und Hygieneartikeln

Therapeut:
Sie haben nun schon viel über die möglichen Verstecke des Alkohols erfahren. Ein Bereich fehlt uns noch. Selbst wenn wir dabei sind, etwas für unsere Gesundheit zu tun oder uns zu pflegen, können wir »in der Alkoholfalle« landen.

Auch in diesem Teil der Sitzung geht es hauptsächlich um Informationsvermittlung, was den Therapeuten natürlich nicht davon abhalten sollte, die Patienten mit einzubeziehen und eine aktive Beteiligung anzuregen. Entsprechend sollten die folgenden Punkte Teil der Psychoedukation sein:

- Insbesondere Medikamente in flüssiger Form bergen ein erhöhtes Risiko, einen beträchtlichen Alkoholgehalt zu haben, da Alkohol ein gutes Lösungsmittel darstellt. Also Vorsicht bei Hustentropfen etc. In der Apotheke kann man sich gut nach alkoholfreien Alternativen erkundigen. Auch nicht-verschreibungspflichtige Erkältungsmittel haben häufig einen hohen Alkoholgehalt.
- Stärkungs- und Beruhigungsmittel können ebenfalls hochprozentig sein!

- Bei der Verwendung von Mundspülungen sollte auf die Aufschrift »alkoholfrei« geachtet werden. Damit vermeidet man Mundwasser, die bis zu 30 % Alkohol enthalten können.
- Medikamente, die bei Asthma gegeben werden, können ebenfalls Alkohol enthalten.
- Viele »Hausmittel« haben mit Alkohol zu tun, bspw. heißer Schnaps oder Tee mit Rum bei Erkältung, Sekt gegen Kreislaufbeschwerden etc. Hier muss auf Alternativen umgestiegen werden.

Schwierige Situationen

Durch das Ziel der Gruppensitzung, die Patienten möglichst umfangreich über Gefahren und Risiken aufzuklären, kann das Gefühl eines geforderten umfangreichen Verzichts in den Vordergrund treten. Äußerungen wie »*Auf was muss ich denn noch achten?*« oder »*Wie soll man sich das alles merken?*« kommen vor. Es ist nachvollziehbar, dass sich die Patienten durch all die Vorsichtsmaßnahmen eingeschränkt fühlen. Drei Dinge sind in diesen Momenten hilfreich.

- Als erstes macht es Sinn, den Gruppenteilnehmern genau dieses rückzumelden: »*Vielleicht wird Ihnen jetzt erst richtig bewusst, was ›alkoholabstinent‹ mit allen Konsequenzen bedeutet. Ich kann mir vorstellen, dass das ganz schön schwierig ist, nun auch noch auf bestimmte Lebensmittel oder Gerichte verzichten zu müssen.*«
- Der nächste Schritt ist das Aufzeigen der Alternative: »*Wenn Sie all diese Informationen nicht bekämen und damit nicht mit der entsprechenden Vorsicht durch den Alltag gingen – welches Risiko würden Sie eingehen? Auf was müssten Sie verzichten, wenn sich tatsächlich ein Rückfall ereignen würde?*«
- Im dritten Schritt sollte auch auf den Zugewinn im Rahmen einer Abstinenz hingewiesen werden: »*Zunächst geben Sie mit Ihrem Suchtmittel viel auf – einen ganzen Teil Ihrer Freizeitgestaltung, ein altbewährtes Mittel, um abschalten zu können, vielleicht auch einen Teil Ihrer sozialen Kontakte und eben einige Lebensmittel oder Gerichte, die Sie immer gern zu sich genommen haben. All das spricht für Verzicht. Aber Sie werden durch diesen Verzicht auch wieder mehr Lebensqualität hinzugewinnen. Die Suchtmittelfreiheit macht Platz für andere angenehme und genussvolle Dinge.*«

Widerstand gegen die vermittelten Vorsichtsmaßnahmen drückt sich häufig im Versuch aus, die Gefahren zu verharmlosen: »*Wenn ich eine Cremeschnitte aus dem Süßigkeitenregal im Supermarkt esse, dann merke ich doch gar nichts von dem Alkohol, der da drin sein soll.*« Ja, stimmt, man ist danach nicht spürbar alkoholisiert, aber der aufgenommene Alkohol kann das Risiko vergrößern, dass alte, süchtige Verhaltensmuster wieder aktualisiert werden. Der Therapeut hat in diesem Fall die Aufgabe, Wissen weiter zu geben. Jeder Gruppenteilnehmer muss dann für sich selbst entscheiden, ob er den sicheren oder den riskanten Weg im Umgang mit der Abstinenz einschlagen möchte.

Vielleicht ist einer der Gruppenteilnehmer stolz darauf, die letzten Monate kein Bier mehr getrunken zu haben und sieht das alkoholfreie Bier, das er stattdessen konsumiert hat, als echte und hilfreiche Alternative. Die Situation ist schwierig, da man den vordergründigen Erfolg relativiert und der betreffende Patient mit seiner Strategie in der Gruppe eventuell als gescheitert angesehen wird. Auch dieses Gefühl kann vom Therapeuten validiert werden: »*Vielleicht sind Sie jetzt enttäuscht darüber, dass wir den Konsum von alkoholfreiem Bier nicht als abstinentes Verhalten werten, aber ich denke, Sie haben die Gründe hierfür verstanden. Für die Zukunft ist es hilfreich, nichtalkoholische Getränke zu finden, die geschmacklich eine echte Alternative darstellen.*«

Tipps

Meist sind die Gruppenteilnehmer sehr überrascht, in wie vielen Produkten Alkohol enthalten ist. Der Therapeut kann zu einer Art Felduntersuchung anregen: Die Teilnehmer der Gruppe sollen beim Einkauf die Inhaltsstoffe der Lebensmittel studieren und die Beobachtungen zum nächsten Gruppentermin mitbringen.

Exkurs Ethylglucuronid (ETG)

Je nachdem, in welchem Setting das Therapieprogramm durchgeführt wird, kann ETG als Marker relevant sein. ETG ist als chemische Verbindung nach Alkoholkonsum im Körper nachweisbar. Je mehr Alkohol konsumiert wurde, desto mehr ETG ist innerhalb der nächsten drei Tage nachweisbar. Auch in Lebensmitteln oder Medikamenten »versteckter« Alkohol kann nachweisbares ETG verursachen, wenn die Menge entsprechend hoch war. Dies ist besonders auch für Personen relevant, die sich regelmäßigen ETG-Kontrollen in Vorbereitung auf die Wiedererlangung ihres Führerscheins oder im Rahmen einer Lebertransplantationslistung unterziehen. Patienten, die sich in einem solchen Programm befinden, stellen in dieser Sitzung häufig Fragen zu ETG-Nachweisen bei entsprechenden geringen konsumierten Alkoholmengen. Mehr Informationen hierzu und auch zu möglichen fasch positiven Ergebnissen bei der Bestimmung von ETG können der Fachliteratur entnommen werden (bspw. Andresen-Streichert et al. 2018, Walsham und Sherwood 2014, Wurst et al. 2013).

Arbeitsblatt Nr. 5

Alkohol in Lebensmitteln	
Lebensmittel und Getränke, die Spuren von oder geringe Mengen an Alkohol enthalten	Lebensmittel und Getränke, die keinen Alkohol enthalten, deren Bezeichnung aber an Alkohol erinnert

Informationsblatt Nr. 11

Alkohol in Lebensmitteln

In einigen Getränken und Speisen kann sich Alkohol verstecken. Hier gilt es gut aufzupassen, denn der Geschmack von Alkohol, oder auch geringe zu sich genommene Mengen, können im schlechtesten Fall einen Rückfall auslösen.
Alkohol wird Speisen zugeführt, um sie zu konservieren, ihnen einen charakteristischen Geschmack zu geben oder bestimmte Stoffe darin zu lösen. Die Hersteller sind verpflichtet, Alkohol ab einem bestimmten Gehalt bei den Inhaltsstoffen aufzuführen. Aus diesem Grund sollte die Zutatenliste einzelner Produkte gut beachtet werden (auch das »Kleingedruckte«) oder man erkundigt sich beim Hersteller. Bei folgenden Lebensmitteln ist erhöhte Vorsicht geboten:

- Süßigkeiten

- Kuchen

- Gebäck

- Cremespeisen

- Essig

- Konserven

- Eis

- Saucen

- Konfitüren

- Käsefondue

- Fertiggerichten

Alkohol entsteht auch durch Gärung. Fruchtsäfte können aus diesem Grund ebenfalls geringe Mengen von Alkohol aufweisen, ebenso Malzgetränke. Alkoholfreies Bier darf bis zu 0,5 % Alkohol enthalten!
Bei medizinischen Produkten, »Stärkungsmitteln« und Hygieneprodukten ist bei flüssigen Präparaten immer Vorsicht geboten. Hier wird oft Alkohol verwendet.
Also aufgepasst bei:

- Hustensaft/-tropfen

- Kreislauftropfen

- Mundspülungen

- Mitteln zur Abwehrstärkung

- Mitteln gegen Alterserscheinungen

12 Substanzfreie Zone

Ziel der Sitzung

Um abstinent bleiben zu können, bedarf es Veränderungen im Alltag, die vor Rückfallgefahren schützen, soweit Schutz möglich ist. Ein wichtiger Faktor, der für Schutz vor dem Rückfall steht, ist ein suchtmittelfreier Wohnraum. Die Gruppenteilnehmer sind außerhalb ihrer Wohnung in Zukunft mit vielen Versuchungssituationen konfrontiert und müssen für ihre Abstinenz einiges an Kraft aufwenden. Um diese aufbringen zu können, brauchen die Betroffenen Bereiche in ihrem Alltag, in denen Suchtmittel keine Rolle spielen. Da der eigene Wohnraum teilweise mit Erinnerungen an Konsumzeiten verbunden ist, ist es umso wichtiger, diesen suchtmittelfrei zu halten.

→ Vermittlung eines Sicherheitsverhaltens an die Patienten
→ Unterstützung in der Schaffung eines suchtmittelfreien Wohnraums, einer »substanzfreien Zone«

Inhalt

1. Begrüßung

2. Einführung in das Thema, Rationale

Therapeut:
Der Schritt in die Abstinenz ist wichtig, aber nicht einfach. Einige von Ihnen haben schon bemerkt, dass es Momente gibt, in denen man hart für sein Ziel kämpfen muss. Insbesondere dann, wenn das Suchtmittel verfügbar ist, wenn man also »einfach nur zugreifen« muss. Um solche Versuchungen an einigen Stellen des Alltags zu vermeiden, wäre es gut, sich »substanzfreie Zonen« zu schaffen. Diejenigen von Ihnen, die in der Vergangenheit zu viel Alkohol getrunken haben, wissen genau: Dieser begegnet einem an zahlreichen Orten – Supermärkten, Tankstellen, Gaststätten, Geburtstagsfeiern gehören dazu – und Sie werden nicht alle diese Gefahrenstellen meiden können. In welchem Bereich ist es denn möglich, sich eine »suchtmittelfreie Zone« zu schaffen, um zur Ruhe zu kommen und sich dem Suchtmittel nicht permanent ausgesetzt zu fühlen?

Die Vorschläge der Teilnehmer in der Gruppe werden gesammelt. Es gilt die Devise: je mehr substanzfreie Zonen, desto besser. Am wichtigsten ist eine substanzfreie Wohnung. Der kürzeste Weg zur Droge, Tablette oder zum Alkohol wäre damit nicht mehr vorhanden. Für die Betroffenen bedeutet dies, ein Hintertürchen zurück in die Sucht zu schließen – eben dieser Schritt fällt häufig schwer. Die Gruppenteilnehmer sollen in der Umsetzung dieses Ziels durch Anregung zur Verhaltensänderung unterstützt werden.

3. Bestandsaufnahme

Therapeut:
Stellen Sie sich vor, wir gehen mit einem großen Detektor, der alle Suchtmittel aufspürt, durch Ihre Wohnung. Wo würde er etwas finden? Je offener die Patienten berichten, desto leichter gelingt es, ihnen gemäß ihrer Situation zu helfen. Dafür muss ein entsprechender Rahmen gegeben sein: Obwohl die therapeutische Haltung bezüglich des Suchtmittels in der Wohnung klar ist, geht es darum, die Patienten, die noch Vorräte zu Hause haben, nicht zu entwerten oder zu kritisieren. Sie sollten motiviert werden, an der Situation etwas zu verändern.

Bevor die Gruppenteilnehmer daran arbeiten können, wie sie es schaffen, in der Zukunft keine Suchtmittel zu besorgen, müssen sie zunächst die Substanzen, die sich noch in der Wohnung befinden, entsorgen.

4. Was nun?

Je nachdem, bei welcher Substanz ein problematischer Konsum besteht, wird gemeinsam mit der Gruppe nach Wegen gesucht, diese loszuwerden. Dazu sind zunächst folgende Fragen wichtig:

Beispiel 1

Therapeut:
Was hat Sie bisher davon abgehalten, den Alkohol/die Drogen/die Tabletten zu entsorgen? Was könnte Sie in Zukunft davon abhalten?

Die Fragen sind heikel, die Gruppenteilnehmer merken, dass konkreter in Richtung Veränderung gearbeitet wird. Zudem könnte es so wirken, als müssten sie sich für ihr bisheriges Verhalten rechtfertigen.

Es ist auch nicht leicht, die Gründe tatsächlich in Worte zu fassen. Es können Formulierungen auftauchen wie: »*Ich habe noch Wein im Keller – bisher habe ich es nicht geschafft, ihn wegzuschütten. Ich weiß auch nicht genau warum.*« Alternativ ist es möglich, dass von den Gruppenteilnehmern ganz klare Begründungen angeboten werden: »*Wenn Gäste ins Haus kommen, möchte ich Ihnen etwas anbieten können.*« oder »*Mir bereitet es keine Schwierigkeiten, wenn etwas im Haus ist.*« Es gibt zahlreiche Begründungen oder sogar erlaubniserteilende Gedanken. Auf einige soll hier eingegangen werden.

Therapeut:	*Gut, Sie haben also noch einige Flaschen Wein im Keller. Bisher haben Sie diese behalten, damit Sie Gästen ein Glas Wein anbieten können.*
Patient:	*Ja, es müssen ja nicht noch andere unter meinem Alkoholproblem leiden. Wenn mein Besuch ein Glas Wein möchte, dann kann er eins haben. Ich komme damit zurecht.*
Therapeut:	*Was würde Ihr Besuch sagen, wenn Sie keinen Wein im Haus hätten?*
Patient:	*Sie würden sich wohl nicht beschweren, aber wären doch etwas überrascht.*
Therapeut:	*Wissen Ihre Bekannten von Ihrem Alkoholproblem?*
Patient:	*Ja, sie wissen Bescheid, es war ja nicht zu übersehen.*
Therapeut:	*Sie könnten die alkoholfreie Zone zu Hause also gut mit Ihrer neu erlangten Abstinenz begründen. Wie ich jetzt verstanden habe, würden Ihre Bekannten nachvollziehen können, dass Sie nach der Entscheidung für die Abstinenz möglichst wenig mit Alkohol zu tun haben wollen. Wäre es eine Möglichkeit, offen mit Ihren Bekannten zu besprechen, dass es bei Ihnen zu Hause keinen Alkohol mehr gibt?*
Patient:	*Ja, aber ich glaube, es wäre für mich gar nicht schlimm, wenn sie Wein bei mir trinken.*
Therapeut:	*Es ist prima, wenn Sie sich in Ihrer Abstinenz so sicher fühlen. Die abstinente Zeit ist allerdings noch zu kurz, um alle Gefahren abschätzen zu können. Andere Patienten in dieser Gruppe haben berichtet, dass die Lust auf Alkohol doch langsam steigen kann, wenn man anderen beim Trinken zusieht. Ist der Besuch dann gegangen und eine angebrochene Flasche steht auf dem Tisch, ist der eine Griff schnell gemacht. Was würde dagegensprechen, in dieser neu erworbenen Abstinenz auf Nummer sicher zu gehen?*

Beispiel 2

Therapeut:	*Okay, da ist noch eine Packung Lorazepam in Ihrer Nachtischschublade. Sie wollen die Tabletten eigentlich nicht mehr einnehmen und trotzdem haben Sie Schwierigkeiten, sie einfach wegzuwerfen. Was macht die Trennung von den letzten Vorräten Ihres Suchtmittels so schwierig?*
Patient:	*Ich kann es nicht beschreiben. Irgendwie ist es wie eine Schwelle, die ich nicht überwinden kann. Die Tabletten haben mir früher auch Sicherheit gegeben. Ich wusste, dass ich immer etwas im Haus habe.*
Therapeut:	*Ein Gefühl der Sicherheit zu haben, ist natürlich angenehm. Aber überlegen wir erst noch einmal, was Sie dazu bewogen hat, die Therapie hier aufzunehmen.*
Patient:	*Naja, ich habe schon so viele von den Tabletten genommen, dass ich nicht mehr arbeiten gehen konnte. Mein Chef hat regelmäßig hinter mir her telefoniert.*
Therapeut:	*Sie haben sich dafür entschieden, wieder Verantwortung zu übernehmen und zu handeln, bevor Sie ihren Job vielleicht verlieren. Sind Sie mit dem Schritt, in Therapie zu gehen, noch zufrieden?*
Patient:	*Einfach ist es nicht, aber ich weiß, dass ich ganz mit den Tabletten aufhören muss, denn so wie es war, geht es nicht weiter.*

Therapeut:	*Gut, Sie wollen es also mit der Abstinenz versuchen. Passen die Tabletten in der Nachttischschublade zu diesem Plan?*
Patient:	*So halte ich mir eben jede Möglichkeit offen. Es fällt nicht zu schwer, keine Tabletten einzunehmen, wenn es noch eine Notfallration gibt.*
Therapeut:	*Sie halten sich also die Möglichkeit offen, jederzeit wieder zurück in das »alte« Verhalten zu können. Dahinter kann stehen, dass Sie sich noch nicht wirklich für die Abstinenz entschieden haben.*
Patient:	*Nein, ich bin mir eigentlich sicher, dass dies der einzige Weg für mich sein kann.*
Therapeut:	*Nehmen wir Sie beim Wort: Sie möchten keine Tabletten mehr einnehmen. Wenn Sie dieses Ziel verfolgen, was gibt Ihnen denn dafür Sicherheit? Sind das wirklich die Tabletten in der Schublade? Oder bedeutet für die Abstinenz nicht ein suchtmittelfreier Lebensraum viel mehr Schutz? Ist es nicht einfach eine sehr große Überwindung, die Entscheidung für die Abstinenz durch das Entsorgen der Suchtmittelvorräte zu unterstreichen?*
Patient:	*Ich hab mir das gar nicht so schwer vorgestellt, aber ich bringe es einfach nicht über mich, auch wenn ich es möchte.*
Therapeut:	*Vielleicht ist es sinnvoll, sich Hilfe zu holen. Sie können eine Vertrauensperson fragen, ob Sie Ihnen beim Entsorgen hilft oder Sie bringen die Tabletten einfach mit hierher.*

An dieser Stelle des Programms sollte auch dazu motiviert werden, sich von Utensilien, die eng mit dem Suchtmittelkonsum in Verbindung stehen, zu verabschieden. Im Sinne der Stimuluskontrolle sollten Gegenstände wie Flaschenöffner, Bong (spezielle Wasserpfeife) oder Drogenwaage etc. aus der Wohnung geschafft werden.

5. Gefahren für die substanzfreie Zone

Auch wenn die Gruppenteilnehmer ihre Vorräte, die sie erinnern, entsorgt haben und auf dem besten Weg zu einer suchtmittelfreien Wohnung sind, können diese trotzdem noch in Gefahr geraten. Zwei mögliche Ereignisse sind dabei ganz besonders zu beachten: Notreserven tauchen an Orten auf, an denen sie gar nicht vermutet wurden, oder Gäste bringen etwas mit.

Therapeut:
Wir haben bisher über Dinge gesprochen, die einen davon abhalten können, die letzten Suchtmittelvorräte zu beseitigen. Wenn Sie es geschafft haben, dies umzusetzen, können plötzliche Gefahren für Ihre suchtmittelfreie Wohnung auftauchen. Wer von Ihnen hat in der Vergangenheit einen Vorrat, der schon längst vergessen war, wiederentdeckt?

Die meisten Gruppenteilnehmer werden schon einmal auf vergessene Vorräte gestoßen sein. Es ist zu unterstützen, dass sich die Patienten etwas austauschen. Die Hemmschwelle, über die unmöglichsten Verstecke für Suchtmittel zu sprechen, soll geringer werden. Der Therapeut kann auch mit Beispielen von früheren Patienten unterstützen. Wichtig ist, im zweiten Schritt, zu überlegen, was in einer solchen Situation zu tun ist.

Therapeut:
Eine unserer Gruppenteilnehmerinnen hat berichtet, dass sie, als der Klempner zu ihr kam, eine Flasche Schnaps unter der Spüle gefunden hat. Dem Klempner hat sie erzählt, dass sie ihrem Mann diesen Schnaps schenken wollte und ein Versteck gesucht habe. Als er weg war, hat sie bemerkt, dass ihr Suchtdruck steigt und der zufällige Fund Möglichkeiten eines unbemerkten Konsums mit sich brachte. Es war sehr schwer für sie, mit dieser Situation umzugehen. Was hatte sie in diesem Moment für Möglichkeiten?

Gemeinsam mit den Gruppenteilnehmern soll erarbeitet werden, dass man sich in einem solchen Moment von Vertrauenspersonen Hilfe holen kann. Weiterhin soll herausgestellt werden, welche Gedanken einem die Entscheidung leichter machen, in diesem Fall den Schnaps wegzuschütten und seinen Zielen treu zu bleiben (»Ja, ich könnte jetzt etwas trinken, aber was würde das für die nächsten Tage bedeuten?« oder »In der Therapie habe ich gelernt, dass solche Momente auftreten können, ich bin vorbereitet und lasse mich nicht aus der Ruhe bringen.«).

Schwierig sind auch Situationen, in denen Besuch kommt und das Suchtmittel mitbringt, sei es als Geschenk oder für einen gemeinsamen Konsum. Auch hier sollten die Patienten die geeignetste Variante für sich entdecken, wie sie ihre substanzfreie Zone schützen können. Es könnte wie folgt erarbeitet werden:

Therapeut:
Herr S. hat uns von einer schwierigen Situation erzählt: Zwei Bekannte, mit denen er sonst gern etwas getrunken hat und die nicht von seiner aktuellen Therapie wissen, standen letzte Woche vor seiner Tür und hatten Bier für einen »Männerabend« mit dabei. Was tun?

Hilfreich ist an dieser Stelle das Sammeln verschiedener Vorschläge zum Umgang mit diesem Ereignis. Ziel ist eine sozial kompetente Vorgehensweise, mit der die Patienten ihre Standpunkte und ihre Wünsche deutlich machen können, ohne Ärger der anderen Person zu provozieren.

Patient:	*Ich könnte ihnen sagen, dass ich ein Problem mit Alkohol habe, gerade eine Therapie mache und keinen Alkohol trinken möchte.*
Therapeut:	*Werden sie Sie verstehen?*
Patient:	*Ich glaube nicht. Die Nachricht, dass ich nichts mehr trinke, wäre in diesem Fall neu für meine Bekannten. Sie würden sie mir vielleicht auch nicht abnehmen.*
Therapeut:	*Was könnte Ihnen helfen, es besser vorzubereiten?*
Patient:	*Ich könnte in einer ruhigen Minute mein Alkoholproblem ansprechen und die gewohnten Besuchssituationen als Risikosituationen herausstellen. Dann müsste ich nicht erst dann handeln, wenn der Alkohol schon im Spiel ist.*

6.   Persönliches Resümee

Nachdem das Thema ausführlich in der Gruppe besprochen wurde, bekommt jeder Teilnehmer noch Zeit, auf seinem Arbeitsblatt Nr. 6 »Substanzfreie Zone« die eigene Definition und die Vor- und Nachteile einer substanzfreien Zone zu notieren (▶ Arbeitsblatt Nr. 6).

Schwierige Situationen

Einige Patienten versuchen, den Austausch über das Thema der substanzfreien Zone zu vermeiden, indem sie feststellen, dass sie mit der Sucht abgeschlossen haben und aus diesem Grund auch nie wieder in Gefahr eines Rückfalls kommen werden. Sie sehen also keinerlei Veranlassung, sich über Sicherheiten und rückfallabwehrende Maßnahmen, wie bspw. die substanzfreie Zone, Gedanken zu machen. Der Therapeut kann in diesem Fall auf seine Rolle als Vermittler von Sicherheitsstrategien verweisen, als Experte für abstinenzorientierte Maßnahmen. Der Patient entscheidet selbst, ob er nach dem Prinzip der Sicherheit oder des Risikos lebt.

Ein häufiger Einwand bezogen auf eine substanzfreie Wohnung beinhaltet, dass man sich, wenn es bspw. um Alkohol geht, jederzeit auf den Weg zum Supermarkt oder zur Tankstelle machen bzw. den Bringdienst zu sich nach Hause bestellen kann. Kein Alkohol in der Wohnung würde damit also nicht einen hundertprozentigen Schutz bedeuten. Das stimmt! Für absolute Sicherheit können wir nicht sorgen. Es könnte in einem solchen Fall abgewogen werden: Hält mich der Weg zum nächsten Supermarkt davon ab etwas zu trinken, wenn ich keine Vorräte zu Hause habe? Könnte es passieren, dass der Alkohol in der Wohnung doch mehr Suchtdruck bei mir auslöst als mir bewusst ist?

Tipps

Wenn es darum geht, andere Personen in das Suchtproblem einzuweihen oder jemanden zu bitten, bei der Entsorgung von Restbeständen in der Wohnung zu helfen, dann ist es oft hilfreich, in kurzen Rollenspielen innerhalb der Therapiegruppe die Formulierungen zu üben. Die Gruppenteilnehmer können miteinander proben, wie ihnen eine solche Bitte leichter über die Lippen kommt.

Arbeitsblatt Nr. 6

Substanzfreie Zone

Was ist eine substanzfreie Zone (Definition)?
....
....
....
....
....

Vorteile einer substanzfreien Zone:
....
....
....
....
....

Nachteile einer substanzfreien Zone:
....
....
....
....
....

Was habe ich mir vorgenommen?
....
....
....
....
....

13 Tabakinformation

Ziel der Sitzung

Der missbräuchliche oder abhängige Konsum von Alkohol und Drogen geht häufig einher mit dem Rauchen von Tabak. So rauchen beispielsweise 70 bis 80 % der Alkoholabhängigen, umgekehrt haben starke Raucher (mehr als 20 Zigaretten/Tag) ein erhöhtes Risiko für einen missbräuchlichen Alkoholkonsum (Batra 2000). Die gesundheitlichen Risiken und Folgeerkrankungen addieren oder potenzieren sich in diesem Fall.

Menschen, die aus gesundheitlichen Gründen auf ihren übermäßigen Suchtmittelkonsum verzichten wollen, sollten über Wege zur Tabakabstinenz informiert werden. Die Sitzung dient der Vermittlung von Grundlagenwissen und dem Aufbau einer Motivation zur Veränderung.

→ Einführung der Tabakabhängigkeit als häufigste komorbide Suchterkrankung
→ Vermittlung von Wissen zu Substanz, schädlichen Folgen und Möglichkeiten der Entwöhnung

Inhalt

1. Begrüßung

2. Einführung in das Thema, Rationale

Therapeut:
Heute soll es um ein weiteres Suchtmittel gehen, das die meisten von Ihnen regelmäßig konsumieren, diesem aber vielleicht gar nicht viel Bedeutung zumessen, nämlich um Tabak. Tabak ist die Substanz, die am häufigsten gemeinsam mit anderen Suchtmitteln konsumiert wird. Diejenigen, die viel Alkohol trinken, werden erlebt haben, dass der Tabakkonsum mit steigendem Promillepegel oder bei auftretenden Entzugszeichen steigt. Sie sollen in dieser Gruppentherapie Ihr Wissen über Tabakabhängigkeit erweitern und die Wege aus dieser kennen lernen.

3. Bestandsaufnahme

CO-Messgerät

Wenn die Möglichkeit besteht, sollten die Gruppenteilnehmer eine Kohlenmonoxid-Messung in der Ausatem-Luft durchführen (entsprechende Messgeräte müssen dafür vorhanden sein). Diese Messungen bilden schnell eine Tabakkarenz von kurzer Zeit in entsprechend fallenden Werten ab. Die Messwerte spiegeln auch den Schweregrad eines Tabakkonsums wider.

Fagerström-Test (FTZA)

Um den Tabakkonsum der Gruppenteilnehmer in seinen Ausmaßen zu objektivieren, wird jedem Teilnehmer der Fagerström-Test für Zigarettenabhängigkeit ausgegeben (Fagerström 2012; Heatherton et al. 1991; ▶ Vorlage Fagerström-Test).

Die Patienten werden dazu motiviert, diesen auszufüllen und auszuwerten. Gemeinsam werden die Ergebnisse diskutiert (0–2 Punkte leichte, 3–5 mittelschwere, 6–7 schwere und 8–10 sehr schwere Abhängigkeit). Durch die Auswertung können die Gruppenmitglieder zur Veränderung ihrer Situation motiviert werden.

4. Wichtig zu wissen

Ähnlich wie in den Gruppensitzungen zu den anderen Suchtmitteln werden hier auch Informationen zu Gefahren nach kurz- und langfristigem Konsum vermittelt. Die Gruppenteilnehmer sollen die Möglichkeit erhalten, durch objektive Informationen ihre Situation bezogen auf den Tabakkonsum neu einzuschätzen. Im Anschluss an diesen Teil der Therapie wird eine Tabakentwöhnung angeboten. Nicht zu unterschätzen ist allerdings die kognitive Dissonanz, die bei zu starker Aktivierung von aversiven Gefühlen wie Angst oder Schuldbewusstsein in Widerstand und einem Drang zum fortgesetzten Konsum umschlagen kann. Zu betonen sind daher die positiven Veränderungen durch einen Konsumstopp.

Therapeut:
Dass Rauchen schädlich ist, weiß jeder von Ihnen. Die bekanntesten Folgen des Tabakkonsums liegen im Bereich der Lungenerkrankungen. Aber die Schadstoffe im Tabak verursachen auch in anderen Organsystemen massive gesundheitliche Schäden.

In diesem Rahmen sollten die folgenden gesundheitlichen Einbußen besprochen werden:
Aufgrund der Vielzahl giftiger Bestandteile von Tabak (s. a. ▶ Informationsblatt Nr. 12 »Tabakrauchbestandteile« nach Batra und Buchkremer 2021), unter denen sich unter anderem Ammoniak, Arsen und Blei befinden, ergibt sich ein deutlich erhöhtes Krebsrisiko. Besonders häufig kommt es zu Tumoren des Kehlkopfes, der Speiseröhre, des Magens, der Bauchspeicheldrüse, des Darms, der Lunge, der Niere

und der Blase. Neben diesen lebensbedrohlichen Langzeitfolgen kann Rauchen von Tabak eine Reihe von anderen gesundheitlichen Konsequenzen nach sich ziehen, so z. B.:

- entzündliche Veränderungen der Mundschleimhaut
- Parodontose
- vermehrten Reflux
- Magengeschwüre
- entzündliche Veränderungen und vorzeitige Alterung der Haut
- eine Verminderung des Blutflusses und Durchblutungsstörungen

Regelmäßiger Tabakkonsum ruft einen chronischen Entzündungsprozess hervor, der sich in einer gesteigerten Produktion von Leukozyten äußert. Gleichzeitig beeinflusst das Rauchen die Thrombozytenfunktion und im Rahmen der entzündlichen Prozesse auch die Ablagerung an den Gefäßwänden. Bei Rauchern besteht dadurch ein erhöhtes Risiko, eine Thrombose, eine Embolie und damit auch einen Schlaganfall oder einen Herzinfarkt zu erleiden.

Die Lunge ist das Organ, das vom Rauchen am stärksten betroffen ist. Konsumenten leiden häufig unter einer Bronchitis, ein Teil der Raucher entwickelt eine chronisch obstruktive pulmonale Erkrankung (COPD) mit einem Lungenemphysem, das Risiko für Lungenentzündungen ist erhöht. Patienten mit Asthma bronchiale erleben eine Verschlimmerung der Erkrankung.

Rauchen in der Schwangerschaft

Tabakkonsum während der Schwangerschaft stellt ein erhebliches Risiko für Entwicklungsverzögerungen des Fötus dar. Die Rate der Kinder, die nach der Geburt am plötzlichen Kindstod sterben, ist bei Müttern, die während der Schwangerschaft geraucht haben oder bei rauchenden Eltern, die nach der Geburt des Kindes noch rauchen, erhöht. Kinder von rauchenden Müttern weisen u. a. auch vermehrt Atemwegserkrankungen auf. Es gibt auch Hinweise, dass Tabakkonsum von Müttern während der Schwangerschaft mit einem erhöhten Auftreten von Verhaltensauffälligkeiten bei Kindern einhergeht.

5. Jetzt hör ich auf – aber wie?

Therapeut:
Sicherlich haben einige von Ihnen schon einmal versucht, mit dem Rauchen aufzuhören. Die Aufgabe ist nicht leicht, da jeder Zug an der Zigarette die Abhängigkeit aufrechterhält. Es gibt eine Vielzahl an Möglichkeiten, diesen Schritt zu tun. Einige müssen erst noch auf ihre Wirksamkeit hin überprüft werden, andere haben sich bewährt. Auf einige der Methoden zur Tabakentwöhnung, die positive Daten erbracht haben, möchte ich näher eingehen.

Tabakentwöhnungskurse

Das Angebot an Maßnahmen zur Unterstützung des Rauchers ist groß – nur ein Teil der Behandlungsangebote ist evidenzbasiert und wissenschaftlich fundiert. Wirksame Strategien, die Rauchern beim Rauchstopp, bei der Abstinenzerhaltung und im Umgang mit starkem Verlangen nach einer Zigarette helfen, werden in der Behandlungsleitlinien der AWMF zum Umgang mit schädlichem und abhängigem Tabakkonsum (www.awmf.org, Kapitel 76) zusammengefasst. Dazu gehören kognitiv-verhaltenstherapeutische Gruppenkurse, die häufig als »Präventionsmaßnahmen« von den Krankenkassen bezuschusst werden. Alternativ zu Kursen sind im Handel Selbsthilfemanuale (z. B. Batra und Buchkremer 2017) erhältlich, die einem die Möglichkeit geben, sich entsprechende Fertigkeiten auch selbstständig anzueignen.

Medikamentöse Hilfen

Medikamentöse Hilfen sollen den Raucher bei der Überwindung einer Entzugssymptomatik in den ersten Wochen nach dem Rauchstopp unterstützen. Alle Formen der medikamentösen Unterstützung müssen vom Raucher selbst bezahlt werden, eine Erstattung durch die Kassen erfolgt gegenwärtig (2020) nicht.

Nikotinersatzpräparate

Nikotinersatzpräparate sind häufig das Mittel der Wahl. Bei bestehenden chronischen Vorerkrankungen sollte der Einsatz dieser Mittel mit einem Arzt abgesprochen werden.

Nikotinkaugummi
Durch das Kaugummi kann Nikotin direkt über die Mundschleimhaut aufgenommen werden. Die Kaugummis sind in zwei verschiedenen Stärken im Handel erhältlich und eignen sich insbesondere für leichte bis mittelstarke Raucher. Bei starken Rauchern stellen sie eine sinnvolle Ergänzung zu Nikotinpflastern dar. Mögliche Nebenwirkungen sind Kopfschmerzen, Schwindel, Magen-Darm-Beschwerden, Reizungen der Schleimhaut im Mund- und Rachen-Bereich.

Nikotinpflaster
Das Pflaster wird täglich neu auf eine saubere, trockene und unverletzte Hautstelle geklebt und ist in unterschiedlichen Stärken erhältlich. Der Einsatz eignet sich für mittelstarke bis starke Raucher. Es gibt Produkte für die Verwendung über 16 oder 24 Stunden. Die häufigsten Nebenwirkungen sind Hauterscheinungen in Form von Rötungen, Schwellungen, Juckreiz und Ausschlag an der Klebestelle.

Nikotininhaler
In einer Kunststoffvorrichtung, die in ihrer Form einer Zigarette gleicht, befindet sich eine Kapsel mit Nikotin. An dem Inhaler kann wie an einer Zigarette gezogen

werden. Durch das Ziehen wird Nikotin freigesetzt und kann über die Mundschleimhaut aufgenommen werden. Damit eignet sich das Produkt insbesondere für Raucher, die beim Nichtrauchen wegen der »Unterbeschäftigung« ihrer Hände leiden. Als Nebenwirkungen wurden Reizungen im Mund- und Rachen-Bereich, Kopfschmerzen, Magen- und Darm-Beschwerden und Husten berichtet.

Nikotintabletten
Nikotin wird mit einer Tablette, die sich unter der Zunge langsam auflöst oder als Lutschtablette angewendet wird, über die Mundschleimhaut aufgenommen. Anders als beim Pflaster, aber ähnlich wie beim Kaugummi, wird nicht kontinuierlich Nikotin freigesetzt. Damit eignet sich die Nikotintabletten insbesondere auch für Personen mit unregelmäßigem Konsum. Die möglichen Nebenwirkungen sind mit denen der Nikotinkaugummis identisch.

Nikotinmundspray
Mit Hilfe einer Sprayvorrichtung verabreicht sich der Raucher Nikotin unter die Zunge oder an die Wangenschleimhaut. Die Zufuhr erfolgt rascher als mit den anderen Produkten. Neben einem scharfen, pfeffrigen Geschmack ähneln die Nebenwirkungen denen bei einer Nikotinkaugummianwendung.

Medikamente

Bupropion
Das auch als Antidepressivum zugelassene Medikament hemmt die Wiederaufnahme von Dopamin und Noradrenalin in die Nervenzelle, nachdem sie ausgeschüttet wurden. Vermutlich unterstützt es deshalb bei der Tabakentwöhnung. Nicht eingenommen werden darf es bei vorbekannten oder einem erhöhten Risiko zu Krampfanfällen, einer vordiagnostizierten Bulimie, Anorexie, bipolaren Erkrankung oder bei einer schweren Leberzirrhose. Das Präparat ist verschreibungspflichtig, über die zahlreichen, möglichen Nebenwirkungen muss der verordnende Arzt aufklären.

Vareniclin
Das Medikament wirkt an einer Unterfraktion von Nikotinrezeptoren, die für die suchterzeugende Wirkung von Nikotin mitverantwortlich sein soll. Auf der einen Seite stimuliert es den Rezeptor teilweise, so dass Entzugssymptome gemildert werden, andererseits hemmt es den Effekt des von außen zugeführten Nikotins. Auch dieses Medikament ist verschreibungspflichtig. Zu den möglichen Nebenwirkungen gehören u. a. Übelkeit, Erbrechen, Schwindel, Kopfschmerz und vermehrtes Träumen.

Am wirkungsvollsten hat sich eine Kombination aus verhaltenstherapeutischen Raucherentwöhnungskursen und medikamentöser Unterstützung erwiesen.

Schwierige Situationen

Tabakabhängigkeit kommt bei einer Abhängigkeit von Alkohol oder Drogen zwar sehr häufig vor, trotzdem kann es Nichtraucher in der Gruppe geben, für die das Thema keine persönliche Relevanz hat. Sie können als Modelle für Situationen herangezogen werden, in denen andere aus der Gruppe zur Zigarette greifen.

Natürlich sollen auch Raucher an der Gruppe teilnehmen, die zum aktuellen Zeitpunkt den Zigarettenkonsum nicht aufgeben wollen. Der Weg in die Abstinenz von Alkohol, Drogen oder Medikamenten lässt manchmal nicht genug Ressourcen für eine weitere Aufgabe. Diesen Teilnehmern hilft vorerst die Informationsvermittlung, um sich in Zukunft vielleicht erneut mit dem Thema auseinander zu setzen.

Zudem gelingt es manchmal, über die Darstellung von Suchtmechanismen bei Rauchen – frei von Scham und Schuld – über allgemeine Suchtmechanismen, die auch beim Drogen- oder Alkoholkonsum eine Rolle spielen, aufzuklären.

Tipps

Um den Teilnehmern das Thema praktisch noch näher zu bringen ist es sinnvoll, die verschiedenen Präparate zur Tabakentwöhnung mitzubringen. Die Patienten können so bspw. ein Nikotinkaugummi während der Stunde ausprobieren. Wichtig ist für den Therapeuten auch, über die Angebote von Tabakentwöhnungskursen in der Nähe aufklären zu können. Hilfreich ist hierbei das Portal *www.anbieter-raucherberatung.de*, über das mittels einer Postleitzahlensuche passende Angebote im Umfeld des interessierten Rauchers identifiziert werden können.

Fagerström-Test für Zigarettenabhängigkeit (FTCD)

Fagerström-Test für Zigarettenabhängigkeit (FTCD)[1]

Nachfolgend finden Sie eine Reihe von Aussagen, die im Zusammenhang mit dem Rauchen zutreffen können.

1. Wann rauchen Sie Ihre erste Zigarette nach dem Erwachen?	
Innerhalb von 5 Minuten	3 Punkte
Innerhalb von 6 bis 30 Minuten	2 Punkte
Innerhalb von 31 bis 60 Minuten	1 Punkt
Es dauert länger als 60 Minuten	0 Punkte
2. Finden Sie es schwierig, an Orten, wo das Rauchen verboten ist (z.B. in der Kirche, in der Bibliothek, im Kino usw.) darauf zu verzichten?	
ja	1 Punkt
nein	0 Punkte
3. Auf welche Zigarette würden Sie nicht verzichten wollen?	
Die erste nach dem Erwachen	1 Punkt
Eine andere	0 Punkte
4. Wie viele Zigaretten rauchen Sie pro Tag?	
Mehr als 30	3 Punkte
21–30	2 Punkte
11–20	1 Punkt
10 oder weniger	0 Punkte
5. Rauchen Sie in den ersten Stunden nach dem Erwachen im Allgemeinen mehr als am Rest des Tages?	
ja	1 Punkt
nein	0 Punkte
6. Kommt es vor, dass Sie rauchen, wenn Sie krank sind und tagsüber im Bett bleiben müssen?	
ja	1 Punkt
nein	0 Punkte

Auswertung: 0–2: sehr niedrig; 3–4: niedrig; 5: mittel; 6–7: hoch; 8–10: sehr hoch

---

[1] Batra und Buchkremer 2004, S. 19

Informationsblatt Nr. 12

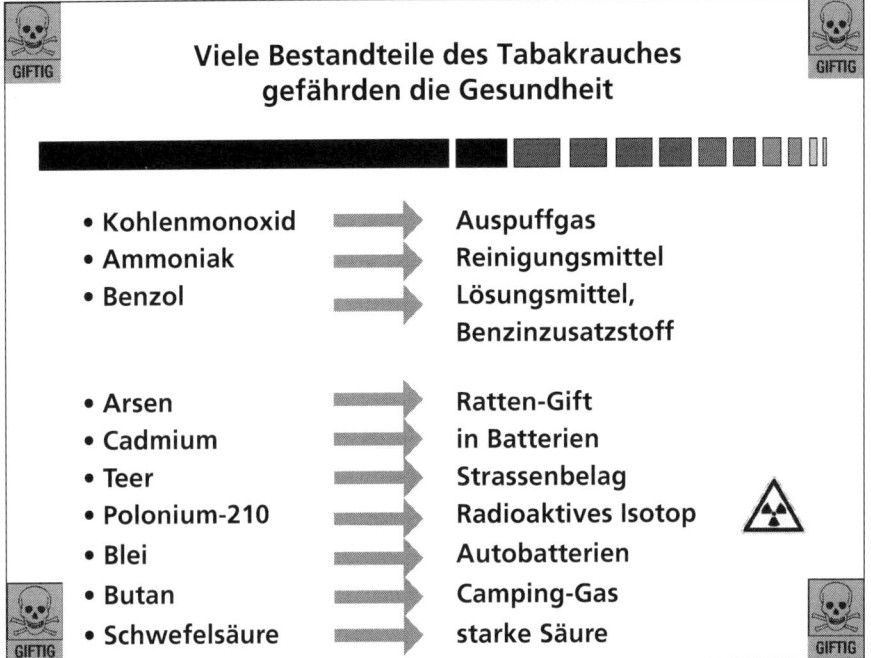

Literatur

Andersen-Streichert H, Müller A, Glahn A, Skopp G, Sterneck M (2018). Alcohol Biomarkers in Clinical and Forensic Contexts. Deutsches Ärzteblatt Mai 4, 115(18): 309-315.
AWMF Leilinien. Leitlinien zur Tabakentwöhnung (2021). https://www.awmf.org/leitlinien/detail/ll/076-006.html
Batra A (2000). Tabakabhängigkeit und Raucherentwöhnung bei psychiatrischen Patienten. Fortschritte Neurologie Psychiatrie, 68, 80–92.
Batra A, Buchkremer G (2021, in Vorbereitung). Tabakentwöhnung. 2. Aufl. Stuttgart: Kohlhammer.
Batra A, Buchkremer G (2017). Nichtrauchen! Erfolgreich aussteigen in sechs Schritten (6. Aufl.). Stuttgart: Kohlhammer.
Batra A, Bilke-Hentsch O (2021) Praxisbuch Sucht: Therapie der stoffgebundenen und Verhaltenssüchte im Jugend- und Erwachsenenalter. 3. Aufl. Stuttgart: Thieme
Benkert O, Hippius H (2019). Kompendium der psychiatrischen Pharmakotherapie (12. Auflage). Heidelberg: Springer.
Campeny E, Lopez-Pelayo H, Nutt D, Blithikioti C, Oliveras C et al. (2020). The blind men and the elephant: a systematic review of systematic reviews of cannabis use related health harms. European Neuropsychopharmacology, 33, 1-35.
DHS. Alkoholabhängigkeit, Suchtmedizinische Reihe, Band 1 (2013) Hamm.
DHS. Tabakabhängigkeit, Suchtmedizinische Reihe, Band 2 (2013) Hamm.

Fagerström KO (2012), Determinants of Tobacco use and renaming the FTND to the Fagerström Test for Cigarette Dependence. NTR. 14. 2012. 75–78.

Fagerström KO, Heatherton TF, Kozlowski LT (1990). Nicotine addiction and its assessment. Ear Nose Throat J, 69(11), 763–765.

Gölz J (1999). Der drogenabhängige Patient. München: Urban & Fischer.

Heatherton TF, Kozlowski LT, Frecker RC, Fagerstrom KO (1991). The Fagerstrom Test for Nicotine Dependence: a revision of the Fagerstrom Tolerance Questionnaire. Br J Addict, 86 (9), 1119–1127.

Hoch E, Bonnet U, Thomasius R, Ganzer F, Havemann-Reinecke U et al. (2015). Risiken bei nichtmedizinischem Gebrauch von Cannabis. Dtsch Ärztebl 112(16), 271-278.

Jellinek EM (1946). Phases in the drinking history of alcoholics. Quarterly of Studies on Alcohol, 7, 1–88.

Kienast T, Lindenmeyer J, Löb M, Löber S, Heinz A (2007). Alkoholabhängigkeit – ein Leitfaden zur Gruppentherapie. Stuttgart: Kohlhammer.

Köhler T (2000). Rauschdrogen und andere psychotrope Substanzen. Stuttgart: Kohlhammer.

Lieb K, Frauenknecht S, Brunnhuber S (2008). Intensivkurs Psychiatrie und Psychotherapie. München: Urban & Fischer.

Mann K, Löber S, Croissant B, Kiefer F (2006). Qualifizierte Entzugsbehandlung von Alkoholabhängigen. Köln: Deutscher Ärzte-Verlag.

Parnefjord R (2005). Das Drogentaschenbuch. Stuttgart: Thieme.

Singer MV, Batra A, Mann K (2011). Alkohol und Tabak – Grundlagen und Folgeerkrankungen. Stuttgart: Thieme.

Soyka M, Batra A, Hein A, Moggi F, Walter M (2018) Suchtmedizin. Elsevier Urban & Fischer.

Täschner K-L, Bloching B, Bühringer G, Wiesbeck G (2010). Therapie der Drogenabhängigkeit (2. Aufl.). Stuttgart: Kohlhammer.

Thomasius R (2000). Psychotherapie der Suchterkrankungen. Stuttgart: Thieme.

Walsham NE, Sherwood RA (2014). Ethyl glucuronide and ethyl sulfate. Adv Clin Chem. 67; 47-71.

Wehling M (2005). Klinische Pharmakologie. Stuttgart: Thieme.

WHO (2016). The health and social effects of nonmedical cannabis use. Availabil at https://www.who.int/publications/i/item/9789241510240.

Wilson W, Mathew R, Turkington T, Hawk T, Coleman RE, Provenzale J (2000). Brain morphological changes and early marijuana use: a magnetic resonance and positron emission tomography study. J Addict Dis, 19(1), 1–22.

Wurst FM, Thon N, Weinmann W, Yegles M, Preuss U (2013). Was Ethanolmetabolite als Biomarker über Alkoholkonsum aussagen. Wiener Medizinische Wochenschrift. 164, 25-33.

III Psychotherapeutischer Teil

Module

Kriterien der Abhängigkeit	(1 Gruppensitzung)
Suchtentwicklung	(2 Gruppensitzungen)
Aufbau einer Abstinenzmotivation	(2 Gruppensitzungen)
Entwicklung von Zielen	(1 Gruppensitzung)
Problemlösen	(2 alternative Gruppensitzungen)
Emotionsregulation	(1 Gruppensitzung)
Stärken und Ressourcen	(1 Gruppensitzung)
Umgang mit Risikosituationen	(2 Gruppensitzungen)
Tagesstruktur	(1 Gruppensitzung)
Genuss und Achtsamkeit	(1 Gruppensitzung)
Im Notfall	(1 Gruppensitzung)
Angehörigengruppe	(1 Gruppensitzung)

14 Kriterien der Abhängigkeit

Ziel der Sitzung

In dieser Sitzung geht es um die Vermittlung eines Krankheitsbegriffs und eines Verständnisses für die Erkrankung. Die Gruppenteilnehmer sollen erarbeiten, welche Merkmale eine Abhängigkeitserkrankung aufweist und erfahren, welche Kriterien für die Diagnosestellung einer Abhängigkeitserkrankung eine Rolle spielen.

Es soll deutlich gemacht werden, dass die Vergabe von Diagnosen nicht willkürlich erfolgt. Dies ist insbesondere für die Patienten wichtig, die sich durch die Diagnose einer Abhängigkeitserkrankung an den Rand der Gesellschaft gestellt und stigmatisiert fühlen.

→ Erläuterung der Abhängigkeitskriterien
→ Bagatellisierung entgegenwirken
→ Definition der Erkrankung anhand der eigenen Erfahrungen besser verstehen

Inhalt

1. Begrüßung, Besprechung der Hausaufgabe

2. Einführung in das Thema, Rationale

Therapeut:
Sie alle haben sich wegen Ihrer Schwierigkeiten im Umgang mit einem Suchtmittel in Behandlung begeben. Einige von Ihnen wissen, dass bei Ihnen eine Abhängigkeit von einer Substanz vorliegt, bei anderen müssen wir die Diagnose erst prüfen.
Aber was bedeutet es eigentlich, wenn man von einer Abhängigkeitserkrankung spricht? Wann darf eine solche Diagnose vergeben werden? Sie alle sollten in diesem Thema Experten werden, da es Sie selbst betrifft oder betreffen könnte.

Der Therapeut erklärt kurz, welche gängigen Diagnosekataloge es gibt, nämlich das Diagnostic and Statistical Manual of Mental Disorders DSM (APA 2013) und die internationale Klassifikation psychischer Störungen ICD (WHO 2010), und dass die Vergabe einer Diagnose nicht willkürlich geschehen kann, sondern klare Punkte definiert sind, nach denen man sich bei der Diagnoseerhebung richten muss. Zudem erfolgt ein kurzer Abriss über die Entwicklung der Einstufung von Sucht als Erkrankung – weg von der Bezeichnung als »Charakterschwäche« hin zur Anerkennung als psychische Erkrankung seit einem Urteil des BGH im Jahre 1968[2].

3. Kriterien der Abhängigkeit

Zunächst sollen Gedanken der Patienten gesammelt werden, was eine Abhängigkeitserkrankung kennzeichnen könnte. Damit wird abgebildet, dass sich in den ICD-10-Kriterien durchaus Verhaltensweisen oder Umstände widerspiegeln, welche die Betroffenen selbst ihrer Abhängigkeit zuordnen.

Der Therapeut notiert die genannten Punkte auf dem Flipchart. Es macht Sinn, die Beispiele der Patienten etwas genauer zu explorieren und so damit verbundene Emotionen zu wecken.

Die Teilnehmer der Gruppe könnten nennen:

- heimlichen Konsum
- keine Grenzen mehr kennen
- nicht mehr regelmäßig zur Arbeit gehen können
- deshalb nur zu Hause auf dem Sofa liegen
- das Suchtmittel brauchen, um wieder funktionieren zu können
- andere machen sich Sorgen um einen
- eigentlich nichts konsumieren wollen, es dann aber trotzdem tun

Erfahrungsgemäß nutzen die Gruppenteilnehmer diese Möglichkeit des Austausches sehr gut.

Therapeut:
Nun haben wir eine ganze Sammlung aus Ihren Erfahrungsberichten erstellt. Jetzt prüfen wir gemeinsam, wo diese Punkte in den allgemeinen Diagnosekriterien auftauchen.

Der Therapeut notiert die sechs Abhängigkeitskriterien der ICD-10 auf dem Flipchart:

- starker Wunsch oder Zwang zu konsumieren
- verminderte Kontrollfähigkeit bezüglich Beginn, Ende und Menge des Konsums
- körperliches Entzugssyndrom bei Beendigung oder Reduktion des Konsums
- Toleranzentwicklung
- Vernachlässigung anderer Interessen zugunsten des Konsums, erhöhter Zeitaufwand für den Konsum und um sich davon zu erholen
- anhaltender Konsum trotz Nachweises eindeutiger schädlicher Folgen

---

2 BSG, Urteil vom 18.06.1968, AZ:3RK63/66, BSGE 28, 114–117

Die geforderte Mindestzahl von drei gleichzeitig vorherrschenden Kriterien während der vergangenen 12 Monate wird erläutert.

Die Kriterien sollen so erklärt werden, dass sie für die Patienten gut zu verstehen sind. Hierfür ist es hilfreich, immer wieder Bezug auf die Sammlung der von den Patienten genannten Punkte zu nehmen und die Kriterien damit zu verdeutlichen.

4. Abhängig oder nicht?

Therapeut:
Sie haben nun die offiziellen Kriterien für eine Abhängigkeitserkrankung kennen gelernt. Welche sind Ihnen bekannt und seit wann treten sie bei Ihnen auf?

Die Gruppenteilnehmer sollen in diesem Schritt selbst überdenken und erkennen, welche Abhängigkeitskriterien auf sie zutreffen. In einer Gruppe mit anderen Betroffenen fällt dieser Schritt leichter, wenn deutlich wird, dass offen mit dem Thema umgegangen wird. Der Austausch wird durch folgende Fragen, die zur Diskussion gestellt werden, angeregt:

Therapeut:
Welche der Kriterien sind für Sie ganz besonders mit dem Begriff der Abhängigkeit verbunden? Ist es für Sie schwer, sich das Vorliegen bestimmter Kriterien einzugestehen?

Bei mehrfach Abhängigen kann auch ein Austausch darüber stattfinden, welche Substanzen mit welchen Kriterien am stärksten verbunden waren.

Begleitend zu diesem Teil der Sitzung erhalten die Gruppenteilnehmer das Arbeitsblatt Nr. 7 »Die Diagnose der Abhängigkeit« (nach Kienast et al. 2007; ▶ Arbeitsblatt Nr. 7). Hierauf sind die sechs diagnostischen Kriterien aus dem ICD-10 aufgeführt. Die Betroffenen werden dazu aufgefordert, ihre persönlichen Beispiele und Erfahrungen bezüglich der verschiedenen Punkte zu notieren. Im Anschluss erfolgt die Beurteilung, welche Kriterien bei jedem einzelnen erfüllt sind. Dabei sollte der Therapeut berücksichtigen, dass es für den Betroffenen meist nicht leicht ist, das Vorliegen der Kriterien einzuräumen. Die Gruppe sollte für persönliche und offene Berichte vom Gruppenleiter verstärkt werden.

Je nach Gruppenkonstellation ist es sinnvoll, die Abgrenzung zur Diagnose »Schädlicher Gebrauch« zu ziehen. Dabei sollten die Kriterien vorgestellt sowie die Abgrenzung zwischen den beiden Diagnosen erklärt werden. Beim schädlichen Gebrauch liegt zwar eine Gesundheitsschädigung vor, allerdings keine Entzugssymptomatik. Die Patienten erkennen häufig schnell, dass der Weg zur Abhängigkeit über den schädlichen Gebrauch führt.

Schwierige Situationen

Wenn sich Patienten in der Gruppe befinden, die erstmalig eine suchtspezifische Behandlung in Anspruch nehmen, können diese zutreffende Kriterien verleugnen. Im besten Fall schafft es der Therapeut, durch Hinterfragen der Äußerungen oder durch eine gezielte (sokratische) Exploration vor der Gruppe den betreffenden Patienten davon zu überzeugen, dass das Kriterium doch zutreffend ist. Auf keinen Fall darf sich der Patient in die Enge getrieben fühlen.

Der Therapeut kann ganz allgemein in der Gruppe erwähnen, dass es manchmal erst im Verlauf der Therapie gelingt, wichtige Dinge über die eigene Erkrankung zu erfahren und anzunehmen.

Befinden sich Betroffene in der Gruppe, die bereits Therapieerfahrung haben, kann ihre Entwicklung, was die Einstellung zum Ausmaß ihres Suchtmittelproblems betrifft, einbezogen werden.

Setzt sich ein Gruppenteilnehmer zum ersten Mal mit der Frage auseinander, ob bei ihm eine Abhängigkeitserkrankung vorliegt oder nicht, kann die Person sehr erschrocken darüber sein, wenn sie die Kriterien hierfür tatsächlich erfüllt. Dieses Gefühl sollte in der Gruppe angesprochen und validiert (als nachvollziehbar rückgemeldet) werden.

Therapeut: *Frau M., Sie haben die Kriterien der Abhängigkeit eben erst kennen gelernt und auch einige als bei sich selbst zutreffend eingestuft. Wie geht es Ihnen damit?*

Patientin: *Im Moment bin ich ziemlich schockiert, weil ich dachte, dass es bei mir eigentlich gar nicht so schlimm ist. Und nun sieht es doch so aus, als wäre ich abhängig. Das zu verdauen ist nicht so einfach!*

Therapeut: *Verstehe, vielleicht hatten Sie auch viel Hoffnung daran geknüpft, noch nicht so schwer betroffen zu sein. Der Weg aus der Problematik heraus wirkt dann leichter zu bewältigen. Ich kann verstehen, dass Sie erst einmal einen Moment Zeit brauchen, um zu akzeptieren, dass es sich tatsächlich um eine Abhängigkeit handelt.*

Es ist wichtig, aber auch bestürzend für den Patienten, zu verstehen, was es bedeutet, »abhängig zu sein«. Schreck oder Bestürzung sind in diesem Moment durchaus adäquate Emotionen.

Meist ist es für die Patienten schwierig zu verstehen, dass eine Abhängigkeitserkrankung nicht einen täglichen Suchtmittelkonsum voraussetzt. Häufig dient es auch dem Schutz des eigenen Selbstwertes, sich von »wirklich Abhängigen« abzugrenzen (»*So schlimm ist es bei mir noch nicht*«). Dann ist es eine Herausforderung, sich nicht in eine Diskussion über unterschiedliche Schweregrade der Abhängigkeit verwickeln zu lassen, sondern zu wiederholen, wie Kriterien für psychische Erkrankungen entstehen. Es kann auch hilfreich sein, auf die unterschiedlichen Trinktypen nach Jellinek (Jellinek 1960) einzugehen, um unterschiedliche Krankheitsbilder darzustellen. Er beschreibt fünf Trinktypen: Unterschieden werden das Trinken aus einem Konflikt heraus (Alpha-Typ) und der Konsum bei gesellschaftlichen Anlässen (Beta-Typ). Abhängigkeitsmerkmale zeigen sich beim häufigen

Rauschtrinken mit Kontrollverlust und kurzen Abstinenzphasen (Gamma-Typ), beim Konsum mit konstant hohem Alkoholpegel ohne Rauscherleben (Delta-Typ) und dem so genannte »Quartalstrinken« mit Kontrollverlust (Epsilon-Typ). Diese Einteilung charakterisiert häufig auftretende, unterschiedliche Konsumformen.

Tipps

Die Therapeuten müssen sich im Klaren darüber sein, dass es nicht so einfach ist, vor einer Gruppe von Zeiten des Kontrollverlustes, von Entzugszeichen oder heimlicher Toleranzentwicklung zu sprechen. Es ist wichtig, respektvoll und wertschätzend damit umzugehen, um den Patienten einen offenen Umgang mit dem Thema zu ermöglichen.

III Psychotherapeutischer Teil

Arbeitsblatt Nr. 7

> # Die Diagnose der Abhängigkeit

Auf diesem Arbeitsblatt können Sie für sich persönlich die Kriterien einer Abhängigkeit überprüfen. Die Diagnose »Abhängigkeit« wird gestellt, wenn innerhalb eines Jahres mindestens drei der folgenden Kriterien auftraten:

Kriterium 1: **Zwang, zu konsumieren** ja O   nein O
Es besteht ein starker Wunsch oder eine Art Zwang, eine Substanz zu konsumieren.
Ich habe dies in folgenden Situationen bei mir bemerkt:

....
....
....
....

Kriterium 2: **verminderte Kontrollfähigkeit**   ja O   nein O
Es besteht eine verminderte Kontrollfähigkeit bezüglich des Beginns, der Beendigung und der Menge des Konsums. Ich habe dies in folgenden Situationen bei mir bemerkt:

....
....
....
....

Kriterium 3: **körperliches Entzugssyndrom**   ja O   nein O
Bei Beendigung oder Reduktion des Konsums kommt es zu einem körperlichen Entzugssyndrom. Ich kenne folgende Entzugssymptome:

....
....
....
....

Kriterium 4: **Toleranzentwicklung** ja O nein O
Es liegt eine Toleranzentwicklung vor, wenn zunehmend höhere Substanzmengen erforderlich sind, um die ursprünglich durch niedrigere Dosen erreichten Wirkungen hervorzurufen. Meine Konsummengen haben sich folgendermaßen verändert:

....
....
....
....
....

Kriterium 5: **Interessenverlust** ja O nein O
Fortschreitende Vernachlässigung anderer Vergnügen oder Interessen zugunsten des Substanzkonsums, erhöhter Zeitaufwand, um die Substanz zu beschaffen, zu konsumieren oder sich von den Folgen des Konsums zu erholen. Im Rahmen der Abhängigkeitsentwicklung habe ich folgende Personen bzw. Dinge vernachlässigt, die mir früher wichtig waren:

....
....
....
....
....

Kriterium 6: **Konsum trotz schädlicher Folgen** ja O nein O
Anhaltender Substanzkonsum trotz des Nachweises und der Kenntnis eindeutiger schädlicher Folgen, wie z. B. Leberschädigung oder depressive Verstimmungen. Ich habe weiterhin die Substanz konsumiert, obwohl ich folgende körperliche, psychische oder soziale Folgen erlitten habe:

....
....
....
....
....

Nach Kienast et al. (2007). Alkoholabhängigkeit – ein Leitfaden zur Gruppentherapie. Stuttgart: Kohlhammer.

15 Suchtentwicklung – Sitzung 1

Ziel der Sitzung

Wenn sich ein Betroffener mit seiner Erkrankung auseinandersetzt, dann geht es auch um die Erforschung der Ursachen für das Auftreten der Abhängigkeitserkrankung. Viele unserer Patienten beschäftigen sich bereits lange vor Beginn einer Behandlung mit den möglichen Ursachen für die Entwicklung von bestimmten Symptomen. Eine therapeutische Arbeit beginnt mit der Exploration des Krankheitsmodells des Patienten. Von diesem ausgehend können wichtige fachliche Informationen zu den Ursachen einer Abhängigkeitserkrankung gegeben werden.

→ individuelles Erklärungsmodell der Patienten für ihre Abhängigkeit besprechen

Inhalt

1. Begrüßung, Besprechung der Hausaufgabe

2. Einführung in das Thema, Rationale

Therapeut:
Was hat Sie zur Aufnahme der Therapie bewegt? Waren Sie mit der Entwicklung Ihres Suchtmittelkonsums nicht mehr einverstanden?
  Einige von Ihnen kämpfen vielleicht schon sehr lange gegen die Abhängigkeit von Alkohol, Medikamenten oder Drogen. Um daran arbeiten zu können, was Ihnen in Zukunft helfen wird, auf die Suchtmittel zu verzichten, müssen wir zunächst gemeinsam überlegen, warum ausgerechnet Sie da hineingeraten sind. Bestimmt haben Sie selbst schon darüber nachgedacht. Wir werden darüber sprechen, welche Erklärungen Sie selbst und welche die Wissenschaft gefunden haben. Dann verstehen Sie sich und Ihre Erkrankung besser und haben mehr Möglichkeiten, in Zukunft anders mit ihr umzugehen.

3. Warum ich da hineingeraten bin

Zunächst erhalten alle Teilnehmer der Gruppe Karteikärtchen und Stifte. Die Aufgabenstellung lautet:

Therapeut:
Ich möchte Sie bitten, sich für 15 Minuten an einem ruhigen Platz zu überlegen, warum Sie eine Suchterkrankung entwickelt haben. Versuchen Sie, alle Erklärungsmodelle, die Sie für sich aufgestellt haben, einzubeziehen. Auf jeder Karte wird eine Idee notiert. Vielleicht haben Sie auch schon von anderen eine Erklärung für Ihr Suchtproblem gehört. Alles, was Ihnen plausibel erscheint, können Sie aufschreiben.

Die Gruppenteilnehmer ziehen sich für eine Viertelstunde in die Einzelarbeit zurück.

Therapeut:
Gut, Sie haben verschiedene Punkte notiert. Diese wollen wir jetzt vier Kategorien zuordnen, die auch aus Sicht der Wissenschaft eine wichtige Rolle für Suchterkrankungen spielen. Ich werde Sie in der Zuordnung unterstützen. In der nächsten Sitzung werde ich Ihnen erklären, welche wissenschaftlichen Modelle es zum Thema Suchtentwicklung gibt. Sie werden einige Punkte aus der heutigen Sitzung wiedererkennen.
  Der Therapeut zeichnet vier große Kreise, die sich jeweils leicht überschneiden. In die Kreise wird Gene, biologische Wirkung, psychologische Faktoren und soziale Faktoren notiert (▶ Abb. 1).

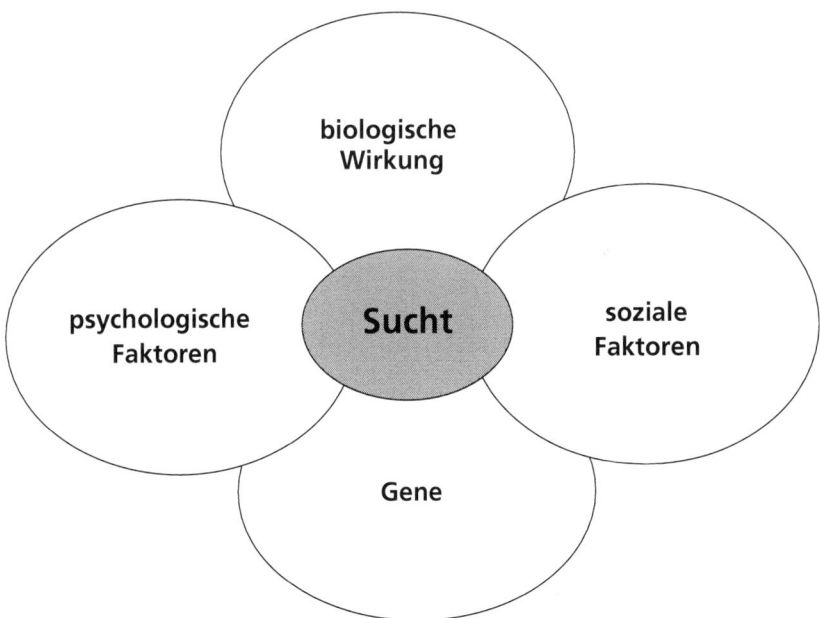

Abb. 1: Relevante Faktoren für die Entstehung einer Suchterkrankung

Therapeut:
Nun bin ich gespannt auf Ihre Erklärungsmodelle. Bitte lesen Sie nacheinander Ihre notierten Punkte vor, und erklären Sie sie der Gruppe. Kleben Sie das Karteikärtchen dann in den entsprechenden Kreis. Ich werde Ihnen bei der Zuordnung helfen. Die Zuordnungen werden in der nächsten Sitzung für Sie noch nachvollziehbarer, wenn die wissenschaftlichen Modelle dazu geliefert werden.

Bei der Schilderung der Gruppenteilnehmer ist es wieder wichtig, möglichst konkrete Informationen zu erhalten. Nennt ein Patient aus der Gruppe »Gruppenzwang« als Erklärung, sollte nachgefragt werden: Was war das für eine Gruppe? Wodurch ist der Druck zum Mitkonsumieren entstanden? Es soll nicht zu einer Sammlung von Schlagworten kommen, sondern zu einer persönlichen Schilderung von Erlebnissen.

Patient: *Also ich glaube, dass meine schlechte Kindheit schuld daran ist, dass ich abhängig geworden bin.*
Therapeut: *Sie sehen die Ursachen also in Ihrer Kindheit. Was genau haben Sie denn erlebt? Welche Ereignisse sehen Sie als Auslöser?*
Patient: *Tja, ich war sehr früh auf mich allein gestellt. Meine Eltern hatten wenig Interesse an dem, was ich so getan habe. Auch als ich abends immer länger draußen unterwegs war, hatte dies keine Konsequenzen. Ich bin mir nicht einmal sicher, ob es ihnen aufgefallen ist. Daraus habe ich geschlossen, dass es sie auch nicht besonders stören würde, wenn ich hin und wieder kiffe.*

Im besten Fall ergibt sich ein Gespräch in der Gruppe, die Gruppenteilnehmer sollten sich zu ihren jeweiligen Erklärungsmodellen befragen und sich austauschen. Die aufgeklebten Kärtchen werden bis zur nächsten Sitzung aufbewahrt.

4.   Hausaufgabe – Entstehung von Sucht

Therapeut:
Ich möchte Sie bitten, sich bis zur nächsten Gruppensitzung mit Hilfe des Arbeitsblattes Nr. 8 »Entstehung von Sucht« noch einmal mit dem Verlauf Ihres Konsums zu beschäftigen, also mit Ihrem Suchtlebenslauf (▶ Arbeitsblatt Nr. 8). Es geht darum, bezogen auf Ihr Lebensalter einzuzeichnen, wann Sie wie viele Drogen oder Alkohol zu sich genommen haben.

Schwierige Situationen

Bei der Erarbeitung der individuellen Erklärungsmodelle für die Entstehung ihrer Suchterkrankung berichten die Patienten teilweise sehr ergreifend von Erlebnissen aus ihrer Kindheit. Dies hat Einfluss auf die Stimmung innerhalb der Gruppe. Es ist schwer, dem Betroffenen gegenüber empathisch zu wirken und trotzdem auf die Zeit zu achten. Je nachdem, in welchem Rahmen das Gruppenprogramm eingesetzt wird, kann auch ein Einzelgespräch angeboten werden, in dem Teilnehmer an einer anderen Stelle die Gelegenheit bekommen, ausführlicher über Erlebnisse zu berichten.

Die Erfragung des persönlichen Erklärungsmodells für die Suchtentwicklung kann zur Folge haben, dass die Betroffenen die auslösenden Faktoren ausschließlich bei anderen Personen suchen, sich also jeglicher Eigenverantwortung entziehen. Es können Sätze fallen wie »*Ich konnte gar nicht anders.*« oder »*Meine Eltern haben mich in die Sucht getrieben.*«. Die Äußerungen sollten nicht entwertet werden, sie bieten aber Gelegenheit, die Aussagen aufzugreifen: »*Ich kann mir vorstellen, dass Sie es sehr schwer hatten. Wenn Sie Ihre Sucht einzig durch das Verhalten anderer begründen, haben Sie dann überhaupt eine Chance, aus eigenen Kräften wieder herauszukommen? An welcher Stelle haben Sie denn vielleicht selbst eine Entscheidung getroffen, die zu Ihrem Suchtmittelproblem beigetragen hat?*«

Tipps

Um dieser Gruppensitzung möglichst viel Inhalt zu geben, sollte jeder Teilnehmer etwas beisteuern. Vielleicht gibt es den einen oder anderen, der sich noch gar nicht viel Gedanken zu dem Thema gemacht hat. Die 15 Minuten Einzelarbeit sollten dann genutzt werden, Spekulationen anzustellen, warum man von einer Suchterkrankung betroffen ist.

Arbeitsblatt Nr. 8

Entstehung von Sucht

Wie entsteht Sucht? Die Entstehung von Sucht kann durch unterschiedliche Bereiche erklärt werden. Einige Beispiele sind aufgeführt.

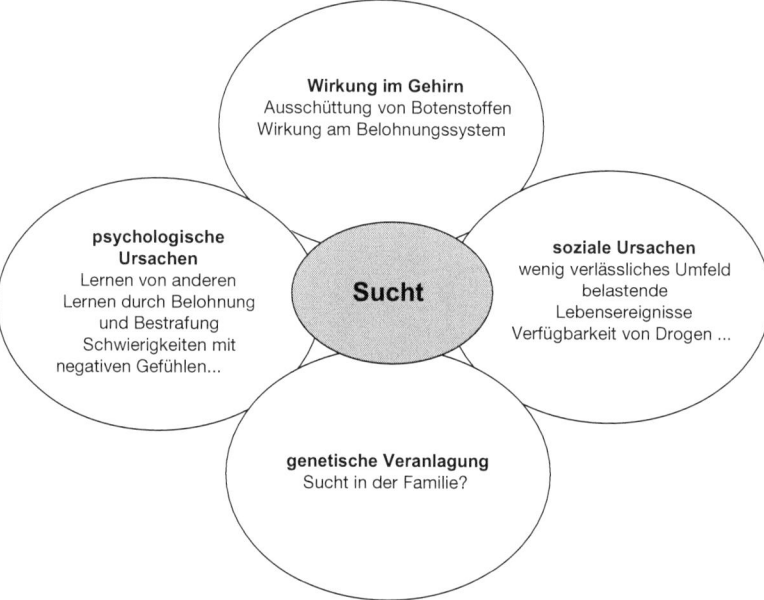

Meine persönliche Geschichte:
Bitte zeichnen Sie in Form einer Linie ein, in welchem Lebensalter Sie wie viel Suchtmittel konsumiert haben und welche Ereignisse dabei wichtig waren (Schicksalsschläge, Erfolge usw.).

16 Suchtentwicklung – Sitzung 2

Ziel der Sitzung

Nachdem in der vorausgegangenen Sitzung die persönlichen Erklärungsmodelle der Gruppenteilnehmer erarbeitet wurden, geht es heute um die Ergänzung der fachlichen Sicht zum Thema Suchtentwicklung. Hier werden einige theoretische Grundlagen vermittelt. Die Autoren vertreten ein biopsychosoziales Modell, für das mehrere Faktoren eine Rolle spielen: Sowohl die neurobiologische als auch die psychologische Wirkung einer Substanz haben Einfluss, ebenso bestimmte Lebensumstände, Vorbilder und Erwartungen an den Substanzkonsum. Ein gewisser Anteil des Risikos, eine Suchterkrankung zu entwickeln, geht auch auf eine genetische Vorbelastung zurück.

Es ist hilfreich, immer wieder auf die Beispiele der Patienten, die in der letzten Sitzung gesammelt wurden, zu verweisen. Die Gruppenteilnehmer sollen in dieser Sitzung mehr Verständnis für die Entwicklung ihrer Suchterkrankung aufbauen und die Prinzipien der positiven und negativen Verstärkung kennen lernen.

→ fachliche Sicht von Suchtentstehung und -entwicklung ergänzen
→ Vermitteln der Prinzipien der Konditionierung

Inhalt

1. Begrüßung, Besprechung der Hausaufgabe

2. Einführung in das Thema, Rationale

Therapeut:
In der letzten Stunde haben wir Ihre persönlichen Erklärungsmodelle gesammelt und gefragt, warum Sie in eine Suchterkrankung geraten sind. Es ist eine ganze Menge wichtiger Gründe zusammengetragen worden. Hier sehen Sie zur Erinnerung das Plakat mit der Zuordnung der genannten Punkte in die vier Kategorien: genetische, biologische, psychologische und soziale Ursachen (vgl. ▶ Abb. 1). Heute möchte ich Ihnen als Ergänzung die wissenschaftlichen Ansichten darlegen. Ziel ist, dass Sie über die Entstehungsbedingungen von Suchterkrankung gut informiert sind.

3. Was die Wissenschaft sagt

Gene

Therapeut:
Wir schauen uns zusammen an, welche Faktoren aus Sicht der Wissenschaft zur Suchtentstehung und -aufrechterhaltung beitragen. Sie werden merken, dass sich darin viele Ihrer eigenen Entstehungsmodelle wiederfinden. Wichtig ist, dass es nicht einen einzigen Faktor gibt, der die Entstehung von Sucht und Abhängigkeit begründet. Aus fachlicher Sicht ist es die Kombination aus mehreren Punkten. Zudem kann bei jedem von Ihnen die Verteilung dieser Faktoren unterschiedlich sein. Es gibt also kein allgemeingültiges Modell.

Grob eingeteilt können diese vier Faktoren eine Rolle spielen. Was meinen Sie: Ist Sucht vererbbar? Wer von Ihnen hat Eltern oder Großeltern, die Alkohol, Drogen oder süchtigmachende Medikamente konsumiert haben?

Inhaltlich ist vom Therapeuten zu vermitteln, dass die Veranlagung zur Ausbildung von süchtigem Verhalten vererbt werden kann, es aber kein festes Bedingungsgefüge ist, dass Kinder von abhängigen Eltern ebenfalls eine Suchterkrankung entwickeln müssen. Hier kann ebenfalls auf die Eigenschaft des »sensation seekings« eingegangen werden. Dies beschreibt nach Zuckerman eine Verhaltensdisposition auf genetischer Ebene. Diese ist durch die ständige Suche nach neuen Anreizen und abwechslungsreichen Eindrücken gekennzeichnet (Zuckerman 1994). Eine Verbindung zwischen dieser Eigenschaft und süchtigem Verhalten wurde in verschiedenen Untersuchungen nachgewiesen (Comeau et al. 2001; Woicik et al. 2009).

Biologische Wirkung

Im nächsten Schritt werden die biologischen Wirkmechanismen von Alkohol und Drogen als Bedingung zur Entstehung der Sucht besprochen. Auch hier können die Gruppenteilnehmer zunächst berichten, welche Wirkung der Substanz für sie am reizvollsten war. Der Therapeut erklärt nun in einfachen Worten den Wirkmechanismus der Suchtmittel über verschiedene Transmittersysteme. Der Begriff des Rezeptors und dessen Funktion sollten erklärt werden sowie die Veränderung der Anzahl der Rezeptoren bei regelmäßigem Konsum und der Zusammenhang zum Auftreten von Entzugssymptomen. Einfache Zeichnungen wie Abbildungen 2 bis 4 auf dem Flipchart sind hierfür hilfreich (in Anlehnung an Heinz, Batra et al. 2012; ▶ Abbildung 2, 3 und 4).

Therapeut:
Dem Körper zugefügte Suchtmittel entfalten ihre Wirkung, indem sie an bestimmten Rezeptoren unserer Nervenzellen »andocken«. Rezeptoren oder »Andockstellen« erkennen körpereigene Moleküle als Botenstoffe. Diese Botenstoffe, die auch extern zugeführt werden können oder deren Wirkung von anderen Substanzen (z. B. Cannabinoide, Nikotin, Alkohol etc.) imitiert wird, führen zur Weitergabe von Signalen mit der Konsequenz z. B. einer beruhigenden oder anregenden Wirkung (▶ Abb. 2). Der Körper versucht, ein Gleichgewicht

zwischen diesen beiden Prozessen herzustellen. Sonst wären wir immer sehr müde oder immer sehr aufgeregt. Fügen wir dem Körper beständig eine Substanz zu, die bspw. beruhigend wirkt, dann muss der Körper regulierend eingreifen: Er bildet mehr »Andockstellen« für anregende Stoffe aus und weniger für sedierende (▶ Abb. 3). Die Veränderung der Anzahl der Rezeptoren ist auch eine Erklärung für die Entwicklung einer Toleranz gegenüber hohen Substanzmengen, die konsumiert werden können. Bei einer sedierenden, also stark beruhigenden Substanz wird die Anzahl der Rezeptoren hierfür heruntergefahren und die Anzahl derer für erregende Prozesse hoch – zumal bspw. Alkohol die erregenden Prozesse zusätzlich in ihrer Wirkung blockiert. Fällt das von außen zugeführte Suchtmittel weg, entsteht ein starkes Ungleichgewicht (▶ Abb. 4). Dies ist die Ursache für das Auftreten von Entzugszeichen. An dieser Stelle ist der Körper erneut bestrebt, ein Gleichgewicht herzustellen und passt die Rezeptorenzahl der Abstinenz an. Die Entzugszeichen nehmen ab, das von außen zugefügte Suchtmittel wird für die Herstellung eines Gleichgewichts nicht mehr benötigt.

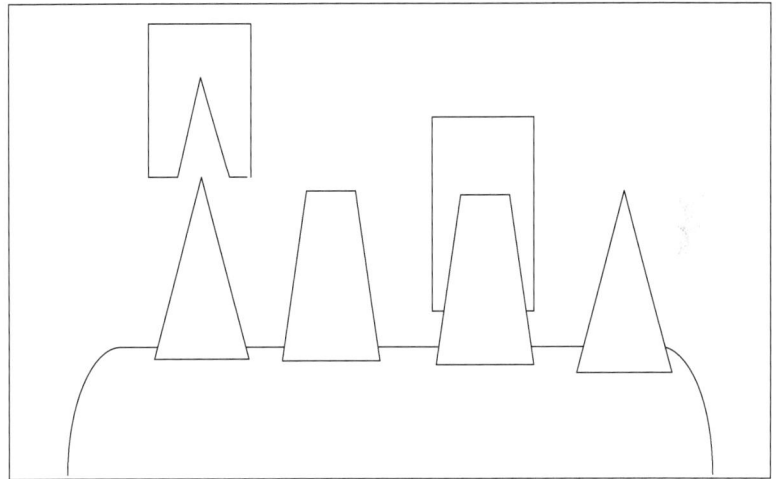

Abb. 2: »Normalzustand« – eine gewisse Anzahl an Rezeptoren ist im Körper vorhanden, entsprechende Neurotransmitter docken an.

Auch die Rolle des Belohnungssystems sollte angesprochen werden. Die Gruppenteilnehmer sollten verstehen, dass über die biologische Wirkweise der Substanzen ein hohes Risiko besteht, erneut zum Suchtmittel zu greifen.

Für die Vermittlung dieser Inhalte sind die Folien zu Belohnungssystem und Konditionierung verwendbar (▶ Folien zu Belohnungssystem und Konditionierung). Anhand der Darstellungen kann erklärt werden, wo das Belohnungssystem lokalisiert ist und wodurch es angeregt wird.

III Psychotherapeutischer Teil

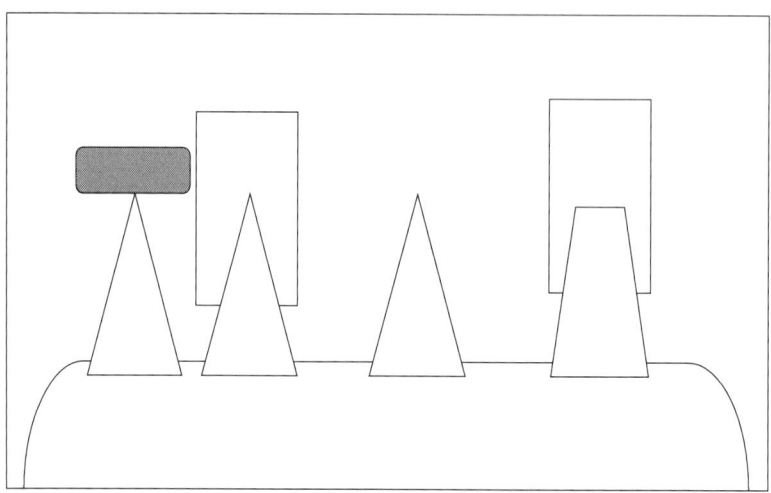

Abb. 3: Wird dem Körper regelmäßig eine Substanz zugefügt, verändert sich die Anzahl der Rezeptoren, da der Körper versucht, ein Gleichgewicht anzustreben. Alkohol blockiert zusätzlich bestimmte Rezeptoren (grauer Balken).

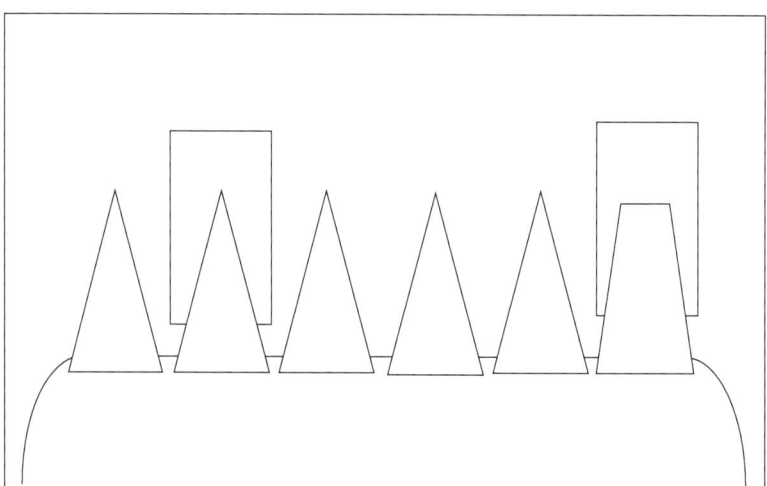

Abb. 4: Fällt die Zufuhr des Suchtmittels weg, liegen viele Rezeptoren frei. Es kommt zu einem Ungleichgewicht innerhalb des Systems, was sich in Entzugssymptomen äußert.

Psychologische Faktoren

Zum »psychologischen Faktor« gehören die Prinzipien des Modelllernens, der klassischen Konditionierung und des operanten Konditionierens. Natürlich nehmen die Patienten nicht an einer Verhaltenstherapiefortbildung teil. Dennoch finden die

Gruppenteilnehmer in der Regel schnell eigene Beispiele für diese Konstrukte und sind an der Thematik sehr interessiert.

Zunächst wird das »Lernen am Modell« (Bandura 1977) besprochen:

Therapeut:
Unser Verhalten hat immer etwas mit bestimmen Lernprozessen zu tun, die wir jetzt genauer anschauen. Einige von Ihnen haben vorhin berichtet, dass Sucht auch schon in ihrer Familie vorgekommen ist. Sie haben aus Ihrer Kindheit vielleicht ganz schlechte Erinnerungen an einen trinkenden Vater und sind nun trotzdem selbst in der Situation, dass Sie zu viel Alkohol konsumieren. Warum passiert das? Neben der genetischen Komponente, die wir schon besprochen haben, spielt auch unsere Eigenschaft, durch Beobachtung zu lernen, eine Rolle. So hat der trinkende Vater vermittelt, dass der Griff zur Flasche beim Auftreten von Problemen eine Fluchtmöglichkeit ist.

Auch andere Modelle können eine Rolle spielen: Im Freundeskreis sind es vielleicht die auf den ersten Blick selbstsicheren Personen, die den Konsum vorleben. Häufig wird das Verhalten Älterer nachgeahmt. Der Konsum von Suchtmitteln scheint ein Weg zu sein, sich mit bestimmten attraktiven Charaktereigenschaften zu versehen, die man gerne hätte. Es gibt auch Idole der Film- und Musikbranche, die durch ihren Suchtmittelkonsum ein bestimmtes Lebensgefühl zu verkörpern scheinen. Hier besteht ebenso die Gefahr, durch das Einnehmen derselben Suchtmittel dieses Lebensgefühl nachzuahmen.

Es ist wichtig, den Patienten Zeit für Anmerkungen und Fragen zu lassen, bevor zur operanten und klassischen Konditionierung nach Skinner und Pawlow (Edelmann 2000) weitergegangen wird.

Therapeut:
Eine andere Form des Lernens geschieht durch die Auswertung der Konsequenzen unseres Handelns. Einfacher gesagt: Wenn dem, was wir tun, etwas Angenehmes folgt oder etwas Unangenehmes wegfällt, dann neigen wir dazu, das Verhalten zu wiederholen. Zwei Beispiele: Wenn sich nach dem Heroinkonsum ein wohliges Gefühl einstellt, dann wird das als eine angenehme, als eine positive Folge des Konsums bewertet. Wenn ich mit dem Einschlafen Schwierigkeiten habe und ich merke, dass es besser geht, wenn ich zwei Bier getrunken habe, dann ist die Wahrscheinlichkeit erhöht, dass ich meine Einschlafstörungen auch in Zukunft damit bekämpfe: Etwas Unangenehmes wird durch den Alkohol beseitigt. Ist man erst einmal in die Abhängigkeit geraten, dann tritt dieser Mechanismus noch stärker in den Vordergrund: Körperliche Entzugszeichen werden durch die Fortsetzung des Konsums beseitigt. Das Gehirn speichert: Mit dem Suchtmittel fühle ich mich besser.

Ein weiteres Lernprinzip, das für eine Suchterkrankung eine wichtige Rolle spielt, ist das »Klassische Konditionieren«. Darunter versteht man die Kopplung eigentlich neutraler Reize mit den positiven oder negativen Folgen einer Tätigkeit oder eines Ereignisses. Die erste aller Untersuchungen hierzu fand mit einem Hund statt, der zur Fütterung immer das Läuten einer Glocke gehört hat. Dieses Geräusch löste dann später schon einen vermehrten Speichelfluss aus, ohne dass Futter in der Nähe war. Der Hund hatte gelernt, dass die Glocke fest mit dem Futter in Verbindung steht und etwas Positives ankündigt.

Die Aufrechterhaltung der Sucht hat also viel damit zu tun, dass unser Gehirn speichert, welche Umgebungsfaktoren in einer bestimmten Situation vorhanden waren. Ein einfaches

Bespiel: Ein Betroffener hat immer zu einer bestimmten Musik Cannabis geraucht. Hört er später diese Musik, wird sein Gehirn automatisch die Erinnerung an den Cannabiskonsum abrufen, es kann Suchtdruck entstehen. Diese Mechanismen werden auch in der Gruppensitzung bedeutsam, in der wir uns mit der Abwehr von Rückfällen beschäftigen.

Kennen Sie eigentlich neutrale Dinge, die Sie stark an Ihre Konsumzeiten erinnern und Suchtdruck auslösen können?

Soziale Faktoren

Zuletzt werden soziale Faktoren besprochen, welche die Entstehung einer Abhängigkeitserkrankung begünstigen können. Unter den von den Patienten während der ersten Sitzung gesammelten Punkte werden sich bereits einige von diesen finden lassen:

- psychische Erkrankungen oder Suchterkrankungen der Eltern
- unzuverlässiger Erziehungsstil der Eltern
- häufig wechselnde Bezugspersonen in der Kindheit
- belastende Lebensereignisse
- Missbrauch in der Kindheit
- konsumierender Freundeskreis oder einer, der den Konsum akzeptiert
- Zugehörigkeit zu einer bestimmten Gruppe (bspw. Migranten)
- Stress/Überforderung
- Verfügbarkeit von Drogen

Schwierige Situationen

Das Thema »Vererbung einer Veranlagung zu süchtigem Verhalten« wird brisant, wenn Gruppenteilnehmer selbst Kinder haben. Die Angst der Eltern, ihre Problematik weitervererbt zu haben, ist besonders groß, wenn die Kinder noch recht klein sind. Es bedarf also etwas Fingerspitzengefühl, ernsthaft auf das Thema einzugehen, ohne Panik auszulösen.

Bei konkreten Nachfragen der Gruppenteilnehmer ist der Verweis auf das Modelllernen sinnvoll. Häufig wird unterschätzt, wie früh Kinder das Verhalten und Verhaltensänderungen der Eltern registrieren.

Tipps

In Gruppensitzungen, in denen vorrangig Wissen vermittelt wird, sollte der Therapeut darauf achten, die Gruppe viel einzubeziehen und eigene Redebeiträge eher kurz zu halten. So können die Inhalte von den Teilnehmern besser verfolgt und aufgenommen werden.

Ein weiteres Mal ist die einfache Sprache zu betonen, die wir verwenden sollten. Manchmal ist die Beschränkung auf die wesentlichen Dinge nicht einfach. Die Gruppe kann mit Widerstand reagieren, wenn sie überfordert wird.

Folien zu Belohnungssystem und Konditionierung

Belohnungssystem

Durch den Konsum von Suchtmitteln wird die Dopaminausschüttung erhöht. Die Folge ist ein angenehmer Gefühlszustand.

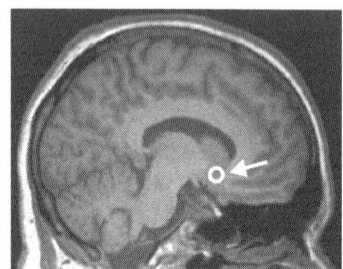

Belohnungssystem

- Im Belohnungssystem werden grundlegende Dinge gesteuert: Nahrungsaufnahme, Sexualität und elterliche Fürsorge – das System hat deshalb eine wichtige Bedeutung für uns.
- Wird durch die Einnahme der Substanzen das Belohnungssystem aktiviert, lernt das Gehirn eine Verknüpfung zu bilden: auf die Einnahme folgte etwas Positives. Es lohnt sich daher, das Verhalten zu wiederholen.

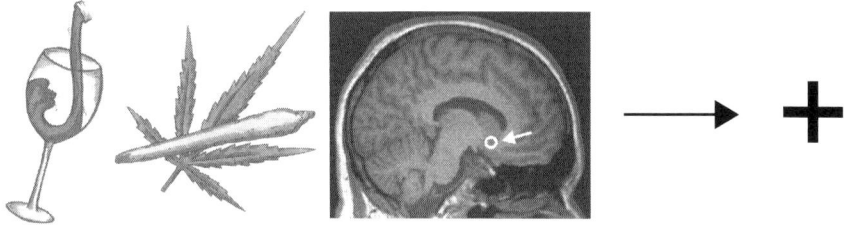

Belohnungssystem

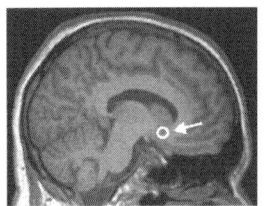

- Nicht nur das Belohnungssystem, sondern viele andere Bereiche des Gehirns, die mit Angst, Stimmung, Unruhe usw. zu tun haben, werden durch Suchtmittel beeinflusst.
- Das Gehirn lernt neben der belohnenden Funktion der Suchtmittel auch deren angstlösende, stimmungsverbessernde, beruhigende Wirkung kennen und bildet hier ähnliche Verknüpfungen aus: es lernt, die Einnahme zu wiederholen, um unangenehme Gemütszustände zu unterdrücken.

Konditionierung

- Der Konsum des Suchtmittels findet in einer typischen Umgebung oder in charakteristischen Situationen statt.
- Die Eigenschaften der Umgebung oder der Situationen werden im Gehirn an die Einnahme der Substanz gekoppelt.
- Bei Auftreten einer dieser Eigenschaften steigt die Lust auf das Suchtmittel – der Suchtdruck wird größer.

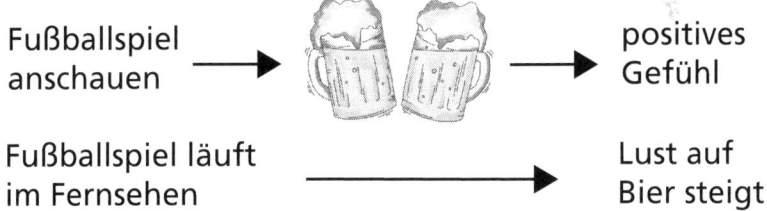

Fußballspiel anschauen → 🍺🍺 → positives Gefühl

Fußballspiel läuft im Fernsehen → Lust auf Bier steigt

17 Aufbau einer Abstinenzmotivation – Sitzung 1

Ziel der Sitzung

Unabhängig davon, ob ein Gruppenteilnehmer sich zum ersten Mal in Suchttherapie begibt oder schon Therapieerfahrung hat, ist eine Motivationsanalyse von zentraler Bedeutung. Das Ausmaß der Motivation ist entscheidend für die Auswahl der nächsten Behandlungsschritte.

In der Therapie sollte so mit den Patienten gearbeitet werden, dass sie die Motivation für eine Veränderung ihres bisherigen Verhaltens aufbauen können.

→ Abwägen der Vor- und Nachteile von Abstinenz und Konsum
→ Festigung der Abstinenzmotivation

Inhalt

1. Begrüßung, Besprechung der Hausaufgabe

2. Einführung in das Thema, Rationale

Therapeut:
Jeder von Ihnen absolviert diese Therapie aus seinen persönlichen Motiven, aus seinem eigenen Antrieb heraus. Und jeder von Ihnen hat seine eigenen Erfahrungen mit Suchtmittelkonsum gemacht. Heute geht es darum, noch einmal ganz bewusst abzuwägen: Weshalb ist mir eine Veränderung meines Konsumverhaltens wichtig, was fasziniert mich am Konsum und was hält mich davon ab? Was macht mir an der Abstinenz Angst?

3. Arbeit an der Entscheidungswaage

Die Arbeit mit der Entscheidungswaage geht in ihren Ursprüngen auf das Entscheidungsmodell von Janis und Mann (1977) zurück. Es geht darum, Pro und Contra verschiedener Optionen für eine Entscheidung abzuwägen. Dieser Ansatz wurde später von Prochaska und DiClemente in ihren Arbeiten zu Abläufen bei Verhaltensänderung übernommen (Prochaska et al. 1992) und durch eine Gewichtung der verschieden Pro- und Contra-Argumente ergänzt. In der Suchttherapie wird meistens mit einer vereinfachten Form der Entscheidungswaage gearbeitet, in der Vor- und Nachteile von den Optionen »Konsum« und »Abstinenz« gesammelt werden (Petry 1996). Die Beschäftigung und Sammlung von Vor- und Nachteilen der beiden Handlungsalternativen ermöglicht es den Gruppenteilnehmern, sich über ihren aktuellen Standpunkt bewusst zu werden. Im Bild der Waage gesprochen kann festgestellt werden, in welcher Waagschale mehr Gewicht liegt. Da die Entscheidung für oder gegen eine Abstinenz auch viel mit den Vorteilen des Konsums und mit Angst vor den Nachteilen einer Abstinenz zu tun hat, müssen diese Punkte einbezogen werden. Einzig ein Aufzählen der Vorteile der Abstinenz würde dem inneren Konflikt der Patienten nicht gerecht werden.

Die Bearbeitung der Entscheidungswaage kann diagnostisch und therapeutisch eingesetzt werden. Bei der Erarbeitung der Motivationswaage zusammen mit dem Patienten empfiehlt es sich, zunächst Vor- und Nachteile des Konsums zu erarbeiten, um dann zunächst Vorteile der Abstinenz und schließlich die Nachteile der Abstinenz zu besprechen. Dies bietet die Möglichkeit, zum Schluss über Hindernisse für die Umsetzung der Abstinenz (sogenannte »roadblocks«) zu sprechen und Hilfen zur Überwindung dieser Schwierigkeiten bei der Umsetzung der Abstinenz zu erarbeiten.

Das Arbeitsblatt Nr. 9 »Pro und Contra« mit der Entscheidungswaage wird ausgeteilt (▶ Arbeitsblatt Nr. 9). Die Gruppenteilnehmer werden mit dem Waagemodell vertraut gemacht. Sie werden dazu aufgefordert, in Einzelarbeit die einzelnen Spalten mit den für sie persönlich zutreffenden Punkten auszufüllen (▶ Abb. 5).

Therapeut:
Auf dem Arbeitsblatt sehen Sie vier Felder, die für die Einstellung zu Abstinenz oder Konsum eine wichtige Rolle spielen. Für beide Alternativen können Sie sicherlich Vor- und Nachteile benennen. Vielleicht trauern Sie etwas Bestimmtem hinterher, wenn Sie das Suchtmittel aufgeben. Diese von Ihnen vermisste Wirkung des Suchtmittels wäre dann ein »Vorteil des Konsums«. Vielleicht gibt es etwas, das eine Abstinenz für Sie sehr reizvoll macht. Letzteres wäre in das Feld »Vorteile der Abstinenz« einzutragen.

Nehmen Sie sich etwas Zeit und versuchen Sie, in alle Felder etwas zu notieren und alle ihre Gedanken unterzubringen.

4. Auswertung der Entscheidungswaage

Im Anschluss daran sollen die Patienten für jedes Argument der vier Felder Gewichtungen vornehmen (Gewichtung von 1 bis 10: 1 = gar nicht wichtig, 10 = sehr wichtig). Im nächsten Schritt wird die Summe der Felder gebildet. Dabei werden Vorteile des Konsums und Nachteile der Abstinenz zusammengefasst, ebenso Nachteile des Konsums und Vorteile der Abstinenz. Die Patienten werden nach den Argumenten der einzelnen Felder mit dem höchsten Gewicht gefragt. Der Therapeut ist darauf bedacht, die Argumente durch explorative Fragen gut herauszuarbeiten: »*Was bedeutet es für Sie, wenn Sie sagen, Sie sind durch die Abstinenz ruhiger geworden. In welchen Situationen fällt Ihnen das auf?*« oder »*Sie sagen, Sie haben Angst, dass Ihre Frau Sie verlässt, wenn Sie weiter konsumieren. Warum möchten Sie das vermeiden?*«.

Vor- und Nachteile des Konsums bzw. der Abstinenz

Vorteile des Cannabiskonsums	Vorteile der Abstinenz
lustigere Gespräche mit den Kumpels	keine Angst um den Führerschein
bessere Wahrnehmung von Musik	klaren Kopf haben
macht locker	keinen Stress mit der Freundin
macht keinen Kater	wieder arbeiten gehen können
gute Art der Entspannung	körperlich fit sein
naturbelassene Substanz	weiterkommen im Leben
macht körperlich nicht abhängig	leistungsfähiger sein
macht alle Dinge, die man tut, irgendwie angenehmer	wieder zuverlässig sein können

Nachteile der Abstinenz	Nachteile des Cannabiskonsums
man hat ständig seine Probleme im Kopf	Illegalität
alles macht weniger Spaß, als bekifft zu sein	ständiger Stress wegen der Beschaffung
nicht gut entspannen können	kostet viel
man kann seine Gefühle nicht durchs Kiffen regulieren, muss so durch	verschlechtert die Konzentration
der Alltag ist langweilig	nicht Auto fahren können
nicht mehr mit den alten Freunden zusammen sein können	Lügen müssen, um den Konsum zu verheimlichen
	Angstzustände treten auf
	man vernachlässigt alles andere

Abb. 5: Beispiel für eine ausgefüllte Entscheidungswaage

Für jeden Patienten soll sowohl die Kontrastierung der Gesamtsumme als auch die Kontrastierung der Summe aus den wichtigsten Argumenten vor der Patientengruppe erfolgen. Den Gruppenteilnehmern wird dadurch verdeutlicht, dass die Verfolgung einer dauerhaften Abstinenz eine wirkliche Entscheidung erfordert. Verhindert werden kann diese insbesondere durch die Punkte, welche die Gruppenteilnehmer in das Feld »Nachteile der Abstinenz« eingetragen haben. Entweder wegen vorausgegangener Erfahrungen oder aufgrund von bestehenden Befürchtungen ist die Abstinenz mit negativen Erwartungen verbunden, welche die Betroffenen in der Abhängigkeit halten können. Es ist wichtig, diese einzubeziehen.

Dies geschieht hauptsächlich durch die Exploration, die Validierung und wenn möglich die Relativierung der Befürchtungen. Hierzu können gut die Erfahrungen anderer Gruppenteilnehmer, die bereits Abstinenzphasen hinter sich haben, einbezogen werden.

Therapeut:
Wie Sie anhand der Arbeit mit der Entscheidungswaage sehen, haben Sie eine Entscheidung für die Abstinenz getroffen. Diese ist vergleichbar mit einer Weggabelung, an der Sie einen alten Weg verlassen, um einen neuen Weg zu begehen. Der alte Weg hatte sicher manche Vorteile für Sie, hat aber auch längerfristig sehr viele Nachteile mit sich gebracht. Die Gegenüberstellung bzw. die Summe der von Ihnen genannten Punkte hat Sie nun zu der Entscheidung gebracht, einen neuen Weg gehen zu wollen.
Der neue Weg ist Ihnen vielleicht noch unbekannt. Einerseits wird er mit vielen neuen positiven Erfahrungen verbunden sein, andererseits werden Sie Hürden oder Stolpersteine bewältigen müssen. Da Sie sich für eine Behandlung entschieden haben, werden wir mit Ihnen Möglichkeiten erarbeiten, wie Sie zukünftige Hürden oder Stolpersteine besser bewältigen können.

Schwierige Situationen

Leugnung der Vorteile des Konsums

Obwohl alle Gruppenteilnehmer viel Erfahrungen mit Suchtmitteln haben und es Faktoren gegeben haben muss, die zu einer Fortführung des Konsums geführt haben, kommt es vor, dass das Feld »Vorteile des Konsums« leer bleibt. Begründet wird dies mit der Aussage, dass die Sucht nur Nachteile mit sich gebracht habe und nichts daran gut sei. Das entspricht nicht der Realität. Gerade die positiven Erinnerungen an die erste Zeit des Suchtmittelkonsums bergen eine große Rückfallgefahr. Wenn von Anfang an am Konsum alles nur negativ gewesen wäre, dann wäre er nicht fortgesetzt worden. Es fand aber zu Beginn eine operante Konditionierung aufgrund der kurzfristig positiven Wirkung der Substanz statt. Diese Tatsache darf nicht in Vergessenheit geraten, sonst wird eine grundlegende Rückfallgefahr ausgeblendet.

Die Angaben sind unkonkret

Ein Patient schreibt in die Spalte »Vorteile der Abstinenz« drei Punkte, darunter steht »und tausend Dinge mehr«. Damit geht jeglicher emotionaler Gehalt verloren. Der Patient sollte aufgefordert werden, die Liste der Vorteile der Abstinenz durch die Auflistung konkreter Punkte zu verlängern.

Positive Bilanz zugunsten des Substanzkonsums

Was, wenn die Auswertung der Entscheidungswaage zugunsten des Konsums ausfällt? Dies kann passieren, wenn der betreffende Gruppenteilnehmer noch sehr ambivalent ist. Ambivalenz soll uns im Verlauf der Therapie nicht abschrecken, sondern dazu auffordern, Motivation zu schaffen. Es kann wie folgt interveniert werden: »*Heute zeigt Ihre Entscheidungswaage eine Tendenz zum Konsum. Das bedeutet, dass Sie gut auf sich achten müssen. Lassen Sie sich dadurch nicht frustrieren. Trotz der Tatsache, dass der Konsum Ihres Suchtmittels für Sie sehr reizvoll ist, sind Sie hier und arbeiten aktiv in der Therapie mit. Wieso ist das wichtig für Sie?*«

Tipps

Bei der Vorstellung und Gewichtung der einzelnen Argumente können sehr emotionale Momente entstehen, insbesondere, wenn es um die Schilderung der sozialen oder gesundheitlichen Folgen der Suchterkrankung geht. Die Emotionalität ist an dieser Stelle förderlich, sie sollte nicht vom Therapeuten abgeschwächt werden. Geschehnisse mit emotionalem Gehalt werden besser erinnert. Gruppenteilnehmer sollten sich in späteren Situationen ins Gedächtnis rufen können: Weshalb wollte ich aufhören? Warum war mir die Abstinenz so wichtig?

Manchmal passiert es, dass Stichworte in die Entscheidungswaage eingetragen werden, die rational betrachtet zwar richtig sind, für die betreffende Person aber in Wirklichkeit keinerlei Bedeutung haben. Notiert ein alkoholabhängiger Patient bei den Nachteilen des Alkoholkonsums »gesundheitliche Probleme«, so wiegt dieses Argument nur dann, wenn eine gute Gesundheit für denjenigen ein hohes Gut ist und gesundheitliche Schäden tatsächlich abschrecken. Ist der Patient aber bisher von gesundheitlichen Folgen verschont geblieben und sieht für sich auch keinerlei Gefahr, welche zu entwickeln, dann wäre dieser Punkt für ihn persönlich nicht wirklich wichtig und damit wenig brauchbar für die motivationale Arbeit.

Zusätzliche Übung

Braucht die Gruppe mehr Anlaufzeit, kann mit folgender Frage begonnen werden: »*Stellen Sie sich einen perfekten cleanen oder abstinenten Tag vor. Was würden Sie an einem solchen Tag tun? Wären Sie allein oder mit jemandem zusammen? Wo würden Sie sich aufhalten?*«

Die Entscheidungswaage kann auch gemeinsam am Flipchart bearbeitet werden. Das erleichtert den thematischen Einstieg für Gruppenteilnehmer, die sich bisher wenig Gedanken über die Vor- und Nachteile von Konsum und Abstinenz gemacht haben. Aus einem solchen Vorgehen würde sich als Konsequenz ergeben, dass jeder einzelne als Hausaufgabe seine persönliche Waage erstellt.

Arbeitsblatt Nr. 9

Pro und Contra

Vorteile des Konsums | Nachteile des Konsums

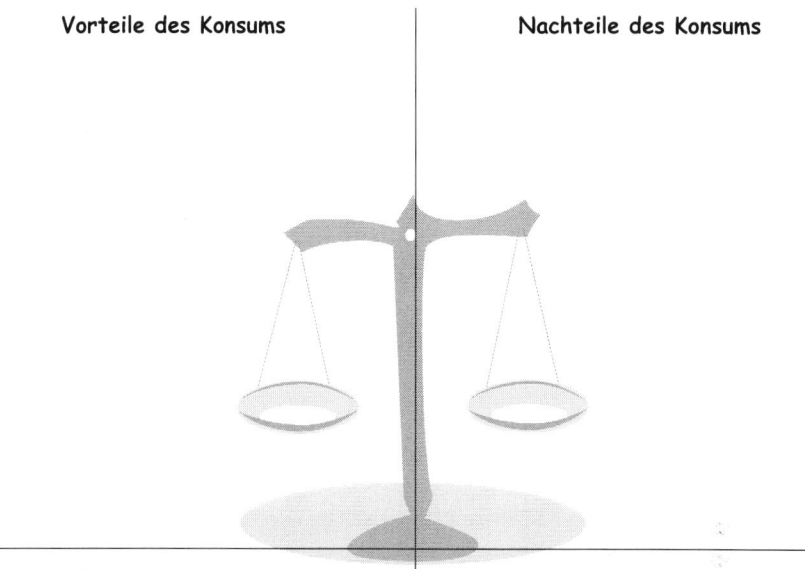

Nachteile der Abstinenz | Vorteile der Abstinenz

18 Aufbau einer Abstinenzmotivation – Sitzung 2

Ziele der Sitzung

In der Gruppensitzung soll durch Selbstexploration mit offen gestellten Fragen die Abstinenzmotivation verdeutlicht werden. Der Austausch innerhalb der Gruppe verfestigt die eigenen Einstellungen.

→ Festigung der Abstinenzmotivation

Inhalt

1. Begrüßung, Besprechung der Hausaufgabe

2. Einführung in das Thema, Rationale

Therapeut:
Eventuell haben Sie in der Auswertung Ihrer Entscheidungswaage in der letzten Gruppensitzung bemerkt, dass Ihre persönliche Bilanz für die Abstinenz spricht. Eine solche Entscheidung wird mit einigen Veränderungen einhergehen, Schritte in Richtung des Ziels werden konkreter. Bleibt die Tendenz zur Abstinenz trotzdem bestehen? Bleibt die Motivation erhalten, auch wenn es an die konkrete Umsetzung geht? Um die Motivation zu stärken und sie auf den Prüfstand zu stellen, sollen Sie sich heute einige Fragen beantworten.

3. Selbstexploration

Die Gruppenteilnehmer erhalten das Arbeitsblatt Nr. 10 »Meine Gedanken zur Abstinenz« mit verschiedenen Fragen, die sich auf die Abstinenzmotivation beziehen (▶ Arbeitsblatt Nr. 10). Durch die Beantwortung der Fragen soll die Motivation geprüft werden, die Patienten sollen entdecken, an welchen Stellen die Bereitschaft, die Fähigkeiten und Überzeugungen zur Veränderung noch untermauert werden müssen.

Die Patienten erarbeiten die Antworten auf die Fragen zunächst allein, anschließend soll die Gruppe sich untereinander austauschen.

Schwierige Situationen

Geringe Selbstwirksamkeitserwartung

Ein Gruppenteilnehmer beschreibt seinen dringenden Wunsch und seine Absicht, auf sein Suchtmittel in Zukunft zu verzichten, es besteht aber keinerlei Selbstwirksamkeitserwartung, kein Zutrauen in die eigenen Handlungskompetenzen. Dies kann für die Gruppe sehr ernüchternd sein, es kann Angst machen, dass sich jemand die Umsetzung nicht zutraut.

Hier ist der Therapeut gefragt. Wenn jemand vielleicht schon mehrfach in der Vorgeschichte versucht hat, mit dem Suchtmittelkonsum aufzuhören, ist eine geringe Selbstwirksamkeitserwartung nachvollziehbar. Patienten schützen sich dadurch auch, um nicht wieder mit einem Scheitern an den eigenen Ansprüchen konfrontiert zu werden. Bringt jemand aber den festen Wunsch für den Aufbau einer Abstinenz mit, sollte in der Therapie Schritt für Schritt an den Fertigkeiten gearbeitet werden, die den Betroffenen in seiner Selbstwirksamkeitserwartung unterstützen. Mögliche Ansätze sind: Durch die regelmäßige Teilnahme an der Gruppentherapie bleibt derjenige aktiv in der Umsetzung seines Wunsches, dieser Schritt ist sehr wichtig. Hilfreich ist auch, den Blick weg von langfristigen Zielen zu wenden, um im aktuellen Zeitfenster handlungsfähig zu bleiben: Wie überstehe ich den heutigen Tag abstinent? Was kann mir dabei helfen? Auf welche meiner Fertigkeiten kann ich mich dabei verlassen?

Übergroßer Optimismus

Hemmschwellen für die Abstinenz werden komplett ausgeblendet, das suchtmittelfreie Leben fast glorifiziert, ohne potenzielle Probleme zu bedenken. Natürlich ist es förderlich, wenn sich ein Patient für die Abstinenz entscheiden kann. Aus therapeutischer Sicht ist eine Selbstüberschätzung bei der Umsetzung allerdings kritisch zu sehen. Hemmnisse wie bspw. die Distanzierung zu konsumierenden Freunden können das Ziel der Abstinenz ganz schnell ins Wanken bringen. Die Patienten müssen solche Gefühle einkalkulieren und sie in die Motivationsprüfung einbeziehen.

Tipps

Um die Gruppensitzung spannender zu gestalten, kann jeder Patient für einen anderen die Frage beantworten (bspw. »*Ich denke, Herr P. erhofft sich durch die Abstinenz weniger Streit mit seiner Ehefrau.*«). Die Antwort des anderen wird dann mit der des betreffenden Patienten verglichen.

Arbeitsblatt Nr. 10

Meine Gedanken zur Abstinenz

- Wie könnte mein Leben aussehen, wenn ich abstinent bin?

- Was erhoffe ich mir durch die Abstinenz?

- Welche Schritte muss ich unternehmen, um die Abstinenz zu erhalten?

- Welche Veränderungen muss ich für die Abstinenz noch umsetzen?

- Welche habe ich schon bewältigt?

- Was habe ich während früherer Abstinenzphasen unternommen, um abstinent zu bleiben?

- Was sind negative Veränderungen, die durch eine Abstinenz bedingt sind?

- Womit kann ich negative Veränderungen korrigieren?

19 Entwicklung von Zielen

Ziel der Sitzung

Patienten, die sich in einer Therapie befinden, neigen dazu, ihre Ziele unkonkret und global zu formulieren (»*abstinent leben*«, »*an mir arbeiten*« etc.). Die therapeutische Aufgabe liegt darin, die Gruppenteilnehmer zu unterstützen, die Ziele operationalisierbar zu machen und die Frage zu formulieren, woran sich erkennen lässt, ob das Ziel erreicht ist. Für die Umsetzung langfristiger oder globaler Ziele sollten kurzfristige Teilziele festgelegt werden, um Schritt für Schritt Erfolge erleben zu können.

→ Formulierung von operationalisierbaren lang- und kurzfristigen Zielen, welche den Wunsch nach Abstinenz stärken sollen

Inhalt

1. Begrüßung, Besprechung der Hausaufgabe

2. Einführung in das Thema, Rationale

Therapeut:
Ein abstinentes Leben umfasst viele Bereiche und Sie alle haben bestimmte Ziele, die Sie damit verbinden. Häufig sind es große Ziele, die ihre Erfüllung nur auf längere Sicht haben können. Wenn man große Ziele verfolgt, geht es darum, die einzelnen Stationen, die einen dort hinbringen, in Teilziele zu verpacken. Zwischenerfolge schaffen die notwendige Motivation, um weiter zu kämpfen. Wenn wir feste Ziele haben und Etappenziele Schritt für Schritt erreichen, dann steigt die Motivation, die Vorsätze weiter zu verfolgen!

3. Formulierung der einzelnen Ziele

Therapeut:
Was macht ein gutes Ziel aus? Es sollte positiv formuliert und umsetzbar sein. Gibt es keine Chance, ein bestimmtes Ziel zu erreichen, ist die Verfolgung nur frustrierend. Der wichtigste

Punkt ist aber, dass im Vorfeld genau klar sein muss: Woran würde ich erkennen, dass ich ein Ziel erreicht habe? Hat eine Person bspw. als Ziel, sich wieder mehr um die Familie zu kümmern, dann wäre eine wichtige Frage, was denn dazugehört. Woran könnte man festmachen, dass sich die Person tatsächlich mehr um die Familie kümmert? Welche Personen sind da konkret gemeint und was heißt »kümmern«? Ist es mit Gedanken an die anderen getan oder geht es darum, sich regelmäßig telefonisch zu melden, sich zu besuchen? Erst durch das konkrete Festlegen wird manchmal klar, wie das Ziel überhaupt genau aussieht und ob es tatsächlich ein realistisches Ziel ist.

Die Patienten sollen mit Hilfe des Arbeitsblattes Nr. 11 »Ziele« ein langfristiges Ziel aufschreiben und mehrere dazugehörige Teilziele, die in näherer Zukunft für das Erlangen des langfristigen Ziels hilfreich sind (▶ Arbeitsblatt Nr. 11). Die Aufgabe des Therapeuten besteht darin, im Austausch mit der Gruppe darauf zu achten, ob die Ziele operationalisierbar sind, ob sie umzusetzen sind und ob die Teilziele tatsächlich passend und zielführend sind. Wenn die Gruppenteilnehmer sich untereinander und mit den Therapeuten über die Ziele und Teilziele ausgetauscht haben, sollen sie dazu angeregt werden, sich bereits während des Therapieprogramms an die ersten Etappen zur Zielerreichung zu wagen.

Schwierige Situationen

Wenn Therapeuten nicht von Beginn der Sitzung an gut darauf achten, dass die Patienten strukturiert vorgehen und sich ein realistisches Ziel suchen, kann die Formulierung des langfristigen Ziels mehrere Teilziele oder auch konkurrierende bzw. inkompatible Ziele enthalten. Dadurch wird die Umsetzung unübersichtlich oder unerreichbar. Es gelingt nicht mehr, in Bezug stehende Teilziele zu benennen.

Es geht also darum, darauf zu achten, dass das langfristige Ziel möglichst konkret und singulär ist. Auch die Einteilung der Zwischenziele muss gut begleitet werden. Patienten sind manchmal ungeduldig, erwarten sehr viel von sich und haben Nachholbedarf. Manchmal werden kleine Teilziele entwertet, werden nicht notiert, da diese ja »klar« seien. Aber sie neigen auch dazu, sich zu überschätzen und scheitern manchmal an eben genau diesen Schritten, denen sie gar keine Bedeutung beimessen. Die Gruppenteilnehmer sollen sich wieder handlungsfähig erleben und Erfolge durch das Erreichen von kleineren Zielen erlangen.

Tipps

Um das Thema für die Gruppenteilnehmer greifbarer zu machen, bietet sich ein Bespiel am Flipchart als Einstieg an.

Therapeut:
Ich versetze mich nun in die Rolle eines Gruppenteilnehmers und beschäftige mich in der neu erworbenen Abstinenz damit, wo ich hinmöchte, was ich erreichen will. Ich erinnere mich an die Tatsache, dass ich durch den Alkoholkonsum meinen Freundeskreis sehr vernachlässigt habe. Zuletzt habe ich mich gar nicht mehr gemeldet, weil es mir peinlich war, dass ich durch den Alkohol in eine so fürchterliche Lage geraten war. Mein großes Ziel ist es, den Kontakt zu meinen Freunden wiederaufzubauen. Wie könnte ich das schaffen? Mögliche Teilziele wären: Einen Brief oder eine Mail schreiben, wo ich erkläre, was in den letzten Monaten passiert ist. Als nächsten Schritt möchte ich mir vornehmen, sie anzurufen. Wenn das Telefonat gut läuft, dann würde ich sie gern zu mir zum Essen einladen und etwas für sie kochen. So wie ich es vor meinem Absturz getan habe.

III Psychotherapeutischer Teil

Arbeitsblatt Nr. 11

Ziele

Mein langfristiges Ziel:

....

....

Welche Teilziele bringen mich diesem näher?

....

....

....

....

....

....

Was will ich schaffen?

Habe ich an erreichbare Teilziele gedacht?

20 Problemlösen: Meine Baustellen – Sitzung 1

Ziel der Sitzung

Die Teilnehmer der Gruppentherapie sollen Strategien zum Problemlösen in alltäglichen Situationen erwerben, um einen Suchtmittelrückfall in problematischen Situationen vermeiden zu können. Nur wenn alternative Problemlösetechniken erlernt werden, können Belastungen oder alltägliche Schwierigkeiten, die in der Vergangenheit zum Suchtmittelkonsum führten, in Zukunft anders bewältigt werden. Im Verlauf einer Suchterkrankung erwerben einige Patienten die Überzeugung, dass sie das Suchtmittel brauchen, um Probleme aktiv angehen zu können, da in nüchterner Verfassung schnell Überforderungsgefühle wahrgenommen wurden. Das Vertrauen in die eigenen Problemlösefertigkeiten ist bei diesen Personen sehr gering.

→ Zusammenhang zwischen Suchtmittelkonsum und Gefühlen der Überforderung in Problemsituationen herstellen
→ mehr Flexibilität im Problemlösen vermitteln
→ die Selbstwirksamkeitserwartung der Patienten in problematischen Situationen stärken

Inhalt

1. Begrüßung, Besprechung der Hausaufgabe

2. Einführung in das Thema, Rationale

Therapeut
Wir alle haben im Alltag mit vielen Baustellen zu tun, an denen wir arbeiten. Das heißt, dass es Aufgaben oder Probleme gibt, die gelöst werden sollen, was eine echte Herausforderung darstellen kann. Einige von Ihnen haben in der Vergangenheit in solchen Momenten vielleicht das Gefühl gehabt, dass diese Baustellen eine wirkliche Belastung darstellen und einen zum Suchtmittelkonsum geführt haben. Manche haben vielleicht das Suchtmittel gebraucht, um aktiv an eine Aufgabe herangehen zu können und den »inneren Schweine-

hund« zu überwinden. Heute wollen wir überlegen, wie Sie mit den Baustellen in Zukunft klarkommen können, ohne zum Suchtmittel greifen zu müssen.

3. Welche Strategien waren bisher erfolgreich?

Die Teilnehmer der Gruppen bringen eine Menge Erfahrungen im Umgang mit Problemen mit. Sie haben bereits nützliche und hilfreiche Problemlösestrategien erworben. Da die Selbstwirksamkeit der Patienten gestärkt werden soll, sollen sie einschätzen, was bisher gut gelaufen ist.

Therapeut:
Welche Strategien waren bisher erfolgreich, wenn Sie eine Aufgabe oder ein Problem lösen wollten – wenn Sie also an Ihren Baustellen gearbeitet haben?

Der Therapeut notiert die wichtigsten Punkte der Patienten am Flipchart. Dazu gehören:

- Schritt für Schritt vorgehen
- sich Hilfe suchen
- nicht gleich aufgeben, wenn etwas nicht klappt
- an frühere erfolgreiche Situationen denken
- sich Mut zusprechen

Manchmal benötigen die Gruppenteilnehmer Zeit, um sich auf das etwas abstrakte Thema einzulassen. Der Therapeut unterstützt bei der Identifikation der hilfreichen Strategien.

4. Sammlung der aktuellen »Baustellen«

Da im Verlauf der Stunde an den aktuellen Problemen der Patienten gearbeitet werden soll, erfolgt zunächst deren Sammlung. Hierbei ist es wichtig, dass nicht nur sehr große oder existenzielle Themen genannt werden, sondern auch alltägliche Aufgaben, die vielleicht regelmäßig aufgeschoben und vertagt werden.

Therapeut:
Sammeln wir zunächst gemeinsam, mit welchen Themen Sie sich gerade beschäftigen oder beschäftigen sollten, welches Ihre Baustellen sind. Dabei müssen wir uns nicht nur mit ganz großen schwerwiegenden Themen beschäftigen. Es geht auch um die Aufgaben, die Sie vielleicht schon länger vor sich herschieben und die jetzt in der neu erworbenen Abstinenz wieder ins Gedächtnis kommen.

5. Ich versuche etwas Neues

Bei den genannten Problembereichen waren frühere Lösungsversuche nicht erfolgreich. Deshalb geht es darum, neue Lösungswege zu erschließen. Dabei soll auch die Gruppe eine wichtige Rolle spielen. Denn durch die Gruppe können einzelne Teilnehmer auf neue Ideen kommen und ermutigt werden, andere Lösungsmöglichkeiten auszuprobieren.

Therapeut:
Bei unserer Baustellen-Sammlung waren die bisher versuchten Strategien vielleicht nicht erfolgreich oder die Baustellen sind noch offen, weil der Suchtmittelkonsum in der Vergangenheit die aktive Problembewältigung nicht möglich gemacht hat. Jetzt versuchen wir, neue Lösungsmöglichkeiten zu sammeln, die in der Zukunft hilfreich sein könnten. Wir neigen dazu, alt bekannte Wege einzuschlagen, auch wenn diese nicht besonders zielführend waren. Nun geht es um neue Erfahrungen und die Erweiterung Ihres Werkzeugs, mit dem Sie an Ihrer Baustelle arbeiten können.

Gemeinsam wird ein von den Patienten genanntes Problem ausgewählt. Der Therapeut hält sich während des Aufschreibens am Flipchart bereits an die Einteilung auf dem Arbeitsblatt Nr. 12 »Probleme lösen« für die Hausaufgaben.

Das Arbeitsblatt Nr. 12 bietet die Möglichkeit eines schematischen Vorgehens für die Lösung eines Problems (▶ Arbeitsblatt Nr. 12):

- Im ersten Schritt, der Problemdefinition, soll das Problem möglichst genau beschrieben werden. Dabei sollte darauf geachtet werden, dass tatsächlich nur *eine* »Baustelle« konkretisiert wird.
- Im zweiten Schritt geht es darum, das Ziel festzulegen, das mit der Lösung des Problems in Verbindung steht. Zielformulierungen können von Person zu Person unterschiedlich sein. Hat ein Gruppenteilnehmer bspw. Schulden, kann ein Ziel sein, komplett schuldenfrei zu sein oder auch, die Schuldenproblematik anzugehen. Die Zielformulierung ist also wichtig, um festlegen zu können, welche Fertigkeiten die Person dorthin bringen können.
- Im dritten Schritt werden Lösungsmöglichkeiten zunächst wertungsfrei gesammelt. Wie könnte das Ziel erreicht werden? Eine Bewertung der Lösungsalternativen während des Sammelns sollte vermieden werden, um nicht von vornherein eventuell zielführende Handlungsalternativen auszuschließen und so neuen Verhaltensweisen eine Chance zu geben.
- Eine Bewertung findet im vierten Schritt statt. Was sind die Vor-, was die Nachteile der Strategie? Berücksichtigt werden bisherige Erfahrungen oder solche, die beim Ausprobieren der Strategie gemacht werden. Eventuell gibt es Gründe, die die Strategie ausscheiden lassen.
- Schritt fünf: Zum Schluss wird geprüft, welcher Lösungsversuch erfolgreich war. Dieser soll auch in Zukunft genutzt werden.

Das Problem des Gruppenteilnehmers wird auf dem Flipchart unter »Was ist das Problem?« notiert (Problemdefinition). Dann wird mit dem betreffenden Patienten ein Ziel formuliert (Zielformulierung). Wie sollte die Situation aussehen, wenn sie zufriedenstellend gelöst wäre? Es folgt eine Sammlung an Lösungsmöglichkeiten aus der Patientengruppe im Rahmen eines »Brainstormings«, ehe aus der Fülle der genannten Möglichkeiten eine praktikable Lösung ausgewählt wird.

Therapeut:
Zunächst sammeln wir alle Ideen zur Lösung dieses Problems. Wir versuchen dabei, die Vorschläge noch nicht zu bewerten – weder die eigenen Vorschläge noch die der anderen. Auch »verrückte« Ideen dürfen genannt werden, weil sie uns auf neue Lösungswege führen.

Die genannten Vorschläge werden notiert, eventuelle Bewertungen durch die Patienten vertagt. Wenn die Sammlung komplett ist, sollen die Gruppenteilnehmer über Vor- und Nachteile der einzelnen Vorschläge diskutieren. Am Ende wird der Patient, den das Problem betrifft, interviewt, welche Strategie er als nächstes ausprobieren möchte. Er wird motiviert, etwas auszusuchen, das er bisher noch nicht versucht hat.

Je nach Komplexität des Problems oder Diskussionsfreude der Gruppe können innerhalb der Gruppenstunde mehrere Probleme aus der Sammlung bearbeitet werden.

6. Hausaufgabe – Probleme lösen

Jeder aus der Gruppe erhält das Arbeitsblatt Nr. 12 zum Thema »Probleme lösen« mit der Aufgabe, eine Problemkonstellation allein oder auch in einer Kleingruppe mit anderen Patienten zu bearbeiten (▶ Arbeitsblatt Nr. 12). Dabei sollte ein persönliches Problem anhand des bereits in der Sitzung besprochenen Schemas bearbeitet werden.

Schwierige Situationen

Bei der Sammlung der aktuellen Probleme kann es passieren, dass ausschließlich Punkte genannt werden, die große Bereiche (bspw. Arbeit, Wohnung, Gesundheit) oder solche, die schwierig zu operationalisieren sind, umfassen. Der Therapeut ist hier gefragt, auf möglichst konkrete Situationsbeschreibungen und Zielformulierungen zu achten.

In dieser Gruppenstunde ist es nicht erforderlich, nur Probleme im Zusammenhang mit dem Suchtmittelkonsum zu bearbeiten. Es kann dennoch passieren, dass Gruppenteilnehmer als Problem »Alkoholabhängigkeit« formulieren oder eine ihrer Risikosituationen auswählen. Dieses Thema soll nicht ausgeblendet, aber dennoch auf die Sitzungen zum Umgang mit Risikosituationen verschoben werden.

Manche Patienten können keine Problembereiche benennen. Hier kann auf Alltagsaufgaben verwiesen werden, die uns nicht leicht von der Hand gehen (Aufgaben aus dem Haushalt, Steuererklärung, unangenehme Telefonate etc.). Wenn möglich sollte jeder Teilnehmer einen Punkt zur Problemsammlung beitragen. Die

Feststellung, kein aktuelles Thema beisteuern zu können, verbirgt die große Gefahr der Vermeidung, sich mit seinen wirklich akuten Themen auseinander zu setzen.

Tipps

Zeit lassen – das Thema erscheint machen Patienten sehr abstrakt. Wenn die Gruppe einen einfacheren Zugang zu dem Thema braucht, kann die nachfolgend dargestellte alternative Sitzung zum Thema Problemlösen unter Verwendung der Bergmetapher durchgeführt werden.

Arbeitsblatt Nr. 12

Probleme lösen

Was ist das Problem?

Was ist das Ziel? Wie soll es sein, wenn das Problem gelöst ist?

Welche Lösungsmöglichkeiten habe ich?

Was war gut/schlecht am Lösungsversuch?

Ich war erfolgreich mit:

21 Problemlösen: Auf geht's zum Gipfel! – Sitzung 2

Ziel der Sitzung

Die Arbeit mit den eigenen Problemen ist für die Gruppenteilnehmer anstrengend, häufig auch entmutigend. Das Problemlösetraining kann als sehr technisch wahrgenommen werden. In dieser Sitzung wird mit einer Metapher gearbeitet, um dem entgegen zu wirken. Durch die Auswahl dieses Vorgehens kann es für einige Gruppenteilnehmer leichter sein, einen ersten Blick auf die eigenen Problembereiche zu werfen.

Das Verdrängen der aktuellen Probleme tritt ganz besonders häufig bei Abhängigen von illegalen Drogen auf. Die Frustrationstoleranz ist meist gering. Bereits die Idee von auftretenden Schwierigkeiten in der Problemlösung verleitet dazu, das ursprüngliche Ziel aus den Augen zu verlieren. Die Gruppenteilnehmer sollen nach dem Erkennen der eigenen Problembereiche eine Vorstellung von mehr Handlungsfähigkeit in der Problembewältigung entwickeln.

→ Einsicht in die eigenen Problembereiche
→ Entwicklung einer Idee von aktivem Problemlösen
→ Erwerb von mehr Selbstwirksamkeitserwartung

Inhalt

1. Begrüßung, Besprechung der Hausaufgabe

2. Einführung in das Thema, Rationale

Therapeut:
Vielleicht stimmen Sie mir zu, dass der Konsum von Drogen oder Alkohol schnell einen so großen Stellenwert erlangt, dass man alles andere vergisst oder als unwichtig wahrnimmt. Wird der Kopf klarer, rücken die Dinge, die man verdrängt hat, die aber erledigt werden müssen, wieder in den Vordergrund. Es kann passieren, dass man sich dann ziemlich erschreckt oder die Probleme als einen riesigen Berg wahrnimmt, den man nicht bezwingen kann. Aber auch hohe Berge sind zu erklimmen. Wir werden später darüber sprechen, wie.

Wenn man eine Vorstellung hat, wie man Schritt für Schritt weiterkommt, dann hat man auch mehr Vertrauen in die eigenen Kräfte.

3. Eine Bergtour

Der Therapeut zeichnet den Umriss eines Berges mit Gipfelkreuz auf das Flipchart.

Therapeut:
Stellen Sie sich vor, Sie haben eine Bergtour vor sich und wollen bis zum Gipfelkreuz kommen, wie würden Sie sich vorbereiten? Welche Dinge würden Sie mitnehmen? Gehen Sie allein los oder in Begleitung? Wie würden Sie Ihre Route wählen?

Um den Bergumriss herum werden die Vorschläge der Gruppenteilnehmer notiert. Diese können kurz diskutiert werden. Unterschiedliche Meinungen sollen Platz finden.

4. Übertragung aus der Metapher

Therapeut:'
Wenn Sie sich nun bitte vorstellen, der Berg stellte eines Ihrer Probleme dar. Wie können wir die Punkte, die wir gemeinsam aufgeschrieben haben, darauf übertragen?

Die Metapher der Bergtour eignet sich gut, um das Thema des Problemlösens anschaulicher zu machen. Die einzelnen Stichpunkte, die auf dem Flipchart notiert sind, lassen einen einfachen Bezug zum Thema zu (▶ Tab. 1).

Tab. 1: Beispiele für die Arbeit an der Metapher und der Übertragung auf Alltagsprobleme

Bergtour	Problembewältigung
für gute körperliche Verfassung sorgen	Entgiftung, um wieder fit zu werden
ortskundigen Bergführer mitnehmen	Helfer, die sich mit dem jeweiligen Gebiet auskennen
Camps auf dem Weg zu Gipfel nutzen	Zwischenziele, die bewältigbar sind und die den Berg der Probleme langsam schrumpfen lassen
Fotoapparat einstecken	Fähigkeit, den Erfolg wahrzunehmen

5. Arbeit mit Beispielen

Anhand einzelner Beispiele von aktuellen Problemen der Gruppenteilnehmer soll mit der Gruppe erarbeitet werden, welche Zwischenetappen und Hilfsmittel zielführend sind. Durch die Thematisierung der einzelnen Probleme und der Vorschläge zur Problemlösung soll die Motivation aufgebaut werden, sich tatsächlich um das

Problem zu kümmern. Der »Berg« wird für die Gruppenteilnehmer bezwingbar. Der Therapeut kann die Verbindlichkeit erhöhen, indem er fragt: *»Wann könnten Sie mit dem ersten Schritt beginnen?«.* Die Patienten sollen verstehen, dass eine erlebte Handlungsunfähigkeit und das Aufschieben von wichtigen Erledigungen mit der damit verbundenen Unzufriedenheit einen Suchtmittelrückfall auslösen können und mehr Handlungskompetenzen die Abstinenz sichern.

6. Hausaufgabe – Probleme lösen

Auf dem alternativen Arbeitsblatt zum Thema »Probleme lösen« (▶ Arbeitsblatt Nr. 13 »Auf geht's!«) sollen die Patienten eintragen, um welches Problem sie sich als nächstes kümmern möchten, wer ihnen dabei helfen kann und welche Teilziele sie sich setzen.

Schwierige Situationen

Die Arbeit mit Metaphern ist für mache Gruppenteilnehmer vielleicht etwas gewöhnungsbedürftig. In der Regel gelingt es aber ganz gut, die Gruppe zu diesem kleinen »Experiment« zu überreden, wenn man als Therapeut konsequent in dem Bild bleibt.

Tipps

Bei der Bewältigung von Problemen und schrittweisem Vorgehen ist die Aufrechterhaltung der Motivation sehr davon abhängig, das Erreichen von Teilzeilen auch als Erfolg zu werten. Die Patienten sollen lernen, jeden erreichten Schritt positiv zu bewerten und als Vorankommen zu interpretieren.

Arbeitsblatt Nr. 13

Auf geht's!

Welche Probleme belasten mich?

_____
_____
_____

Um welches Problem möchte ich
mich als Nächstes kümmern?   _____

Bevor ich loslege: Wer kann mir bei meinem Problem helfen?

_____
_____

Was ist mein Ziel bei diesem Problem?

_____
_____

Welche Teilziele bringen mich zum Ziel?

1. _____

2. _____

3. _____

Wie wird es sein, wenn das Problem gelöst ist?

_____
_____

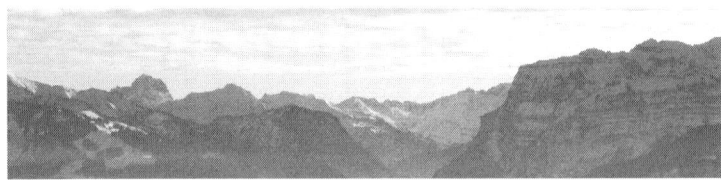

22 Emotionsregulation

Ziele der Sitzung

Die Abstinenz von Drogen oder Alkohol kann durch verschiedene Ereignisse, Situationen oder Emotionen bedroht sein. Häufig berichten Patienten von Rückfällen, nachdem sie starke Gefühle erlebt haben. Manche emotionalen Zustände werden sogar als nicht bewältigbar oder so übermächtig wahrgenommen, dass es keinen anderen Ausweg als den Griff zum Suchtmittel zu geben scheint. In Zukunft sollen die Betroffenen andere Wege finden, wie sie mit diesen Situationen oder ihren Emotionen umgehen können, ohne zum Suchtmittel zu greifen.

→ Aufzeigen der Rückfallgefahr, die von starken emotionalen Zuständen ausgeht
→ alternative Verhaltensweisen zum Umgang mit emotionalen Zuständen finden, um den Rückfall zu vermeiden

Inhalt

1. Begrüßung, Besprechung der Hausaufgabe

2. Einführung in das Thema, Rationale

Therapeut:
Gefühle beeinflussen unsere Gedanken und Handlungen. Wir erleben ganz unterschiedliche Gefühle, die uns vielleicht manchmal zu viel werden. Einige verursachen eine innere Anspannung. Das müssen nicht nur die unangenehmen Gefühle sein. Die Frage ist, wie man auf solche Gefühlszustände reagiert. Viele unserer Patienten berichten, dass sie bestimmte Gefühle in der Vergangenheit dazu gebracht haben, Suchtmittel zu konsumieren, um mit diesen umgehen zu können. Für Ihr Ziel, abstinent zu bleiben, ist also wichtig, einen Umgang mit Emotionen zu finden, der Sie nicht in Gefahr bringt, Ihr Abstinenz-Ziel aus den Augen zu verlieren.

3. Diskussion über verschiedene Annahmen zu Gefühlen

Therapeut:
Zum Thema Emotionen oder Gefühle gibt es unterschiedliche Einstellungen und Annahmen. Mich interessiert, was Sie über die folgenden Sätze denken:

- Gefühle sind unwichtig, sie sollten ignoriert werden.
- Gefühle zu zeigen, macht einen verletzlich.

Die Gruppe soll herausarbeiten, dass Gefühle ein wichtiger Bestandteil unseres Erlebens sind und wir sie wahrnehmen müssen. In diesem Teil der Sitzung ergibt sich häufig eine Diskussion über die Vor- und Nachteile eines offenen Umgangs mit dem eigenen inneren Erleben. Therapeuten sollen herausstellen, dass das Verdrängen oder Wegschieben von Gefühlen die Gefahr des Aufstaus und impulshaften Auslebens beinhaltet.

4. Brainstorming: Welche Gefühle gibt es?

Am Flipchart sollen zunächst Gefühle gesammelt werden, ohne dass schon der Zusammenhang zum Suchtmittelkonsum hergestellt wird. Der Therapeut achtet darauf, dass die Gefühle möglichst konkret benannt werden.

Therapeut:
Wir wollen zunächst alle Gefühle sammeln, die Ihnen einfallen. Welche Gefühle gibt es? Wie haben Sie sich heute schon gefühlt?

An dieser Stelle können Informationen zu Grundemotionen und zu Angst als überlebensnotwendigem Faktor gegeben werden.

Therapeut:
Bestimmte Gefühle werden von Menschen aller Kulturen auf dieselbe Art ausgedrückt und damit auch von allen verstanden. Man nennt sie Grundemotionen. Dazu gehören Angst, Trauer, Freude, Ärger, Überraschung und Ekel. Unsere Art und Weise, sie auszudrücken, ist genetisch festgelegt. Für die Entwicklung der Menschheit hat das Gefühl der Angst einen wichtigen Stellenwert, da Angst uns vor gefährlichen Situationen schützt, die im schlimmsten Fall lebensbedrohlich sind. Im Zustand der Angst reagiert unser Körper durch Veränderungen von Herzschlag, Blutdruck und Durchblutung, so dass wir auf »Flucht« oder »Angriff« vorbereitet sind.

5. Zusammenhang zwischen bestimmten Gefühlen und Suchtdruck/Suchtmittelkonsum

Therapeut:
Welche Gefühle standen für Sie bisher im Zusammenhang mit Ihrem Suchtmittelkonsum?

Jeder Patient soll hierzu seine persönlichen Erfahrungen schildern. Die genannten Gefühle werden markiert. Die Patienten stellen meist schnell fest, dass es sowohl dem Konsum vorausgehende als auch dem Konsum folgende Gefühlszustände gibt. Beide sollen beleuchtet werden. Wenn die Patientengruppe dies nicht selbstständig erfasst, wird sie hingeführt.

Therapeut:
Bestimmte Gefühlszustände haben bei Ihnen in der Vergangenheit vielleicht Suchtdruck oder Suchtmittelkonsum ausgelöst. Aber es gibt auch Gefühle, die erlebt werden, wenn bspw. die Wirkung der Substanz nachlässt und man realisiert, dass man entgegen aller Absichten wieder konsumiert hat. Wenn man nach dem Konsum Schuldgefühle entwickelt, so können diese sogar einen erneuten Griff zum Suchtmittel auslösen, weil die Schuldgefühle als so unangenehm erlebt werden. Damit baut sich eine Art Teufelskreis auf, aus dem nur schwer wieder herauszukommen ist (▶ Abb. 6).

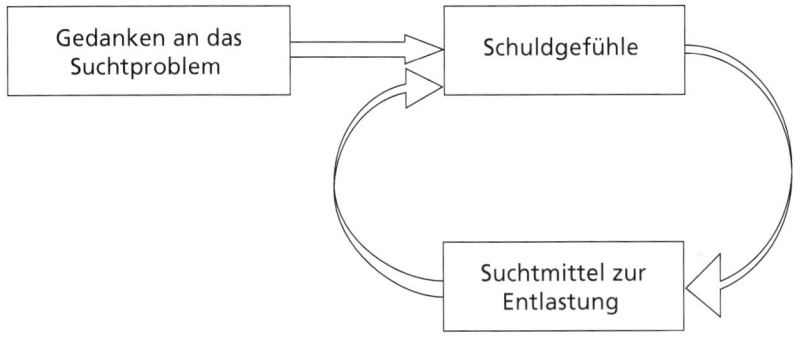

Abb. 6: Teufelskreis aus Schuldgefühlen und Suchtmittelkonsum

Nach der Runde wird deutlich, dass viele unterschiedliche Gefühle zu einem Suchtmittelkonsum führen können. Damit kann die Bedeutung dieser Sitzung erneut betont werden.

An dieser Stelle des Programms kann der Abschnitt zur Begegnung des kleinen Prinzen mit einem Trinker aus dem Buch »Der kleine Prinz« (Saint-Exupéry 2008) zitiert werden.

»*Den nächsten Planeten bewohnte ein Säufer. Dieser Besuch war sehr kurz, aber er tauchte den kleinen Prinzen in eine tiefe Schwermut. ›Was machst du da?‹ fragte er den Säufer, den er stumm vor einer Reihe leerer und einer Reihe voller Flaschen sitzend antraf. ›Ich trinke‹ antwortete der Säufer mit düsterer Miene. ›Warum trinkst du?‹ fragte ihn der kleine Prinz. ›Um zu vergessen‹, antwortete der Säufer. ›Um was zu vergessen?‹ erkundigte sich der kleine Prinz, der ihn schon bedauerte. ›Um zu vergessen, dass ich mich schäme‹, gestand der Säufer und senkte den Kopf. ›Weshalb schämst du dich?‹ fragte der kleine Prinz, der den Wunsch hatte, ihm zu helfen. ›Weil ich saufe!‹ endete der Säufer und verschloss sich endgültig in sein Schweigen.*«

6. Einführung der »Fieberkurve«

Die Patienten sollen nachvollziehen können, dass Gefühle unterschiedlich schnell aufkommen und sich dann wieder abschwächen. Sie werden hierfür mit dem Abtragen eines Gefühls in einer Verlaufskurve vertraut gemacht. Dazu gibt der Therapeut ein Beispiel.

Therapeut:
Man kann Gefühle in einer Kurve abbilden, in der eingezeichnet wird, wie der Verlauf der Wahrnehmung des Gefühls war, wie stark seine Intensität war und was es in seiner Ausprägung verändert hat (vgl. hierzu ▶ Abb. 7).

Ich habe mich heute über eine Nachricht geärgert, die ich erhalten habe. Mein Ärger kam schnell (Therapeut beginnt, die Kurve auf dem Flipchart zu zeichnen) *und hat erst wieder abgenommen, als ich mit jemandem über meinen Ärger gesprochen habe* (der Zeitpunkt des Gesprächs wird in der Kurve markiert und der weitere Verlauf eingezeichnet).

Im zweiten Schritt sollte zu der Gefühlskurve, die am Beispiel einer Situation eines Gruppenteilnehmers gezeichnet wird, auch eine Suchtdruckkurve eingezeichnet werden. Häufig zeigen die Kurven einen ähnlichen Verlauf.

Abbildung 7 stellt beispielhaft die Entwicklung von Ärger und Suchtdruck einer Patientin dar, die sich mit ihrer Nachbarin gestritten hat und dann Entlastung in einem Gespräch mit dem Ehemann gefunden hat (▶ Abb. 7).

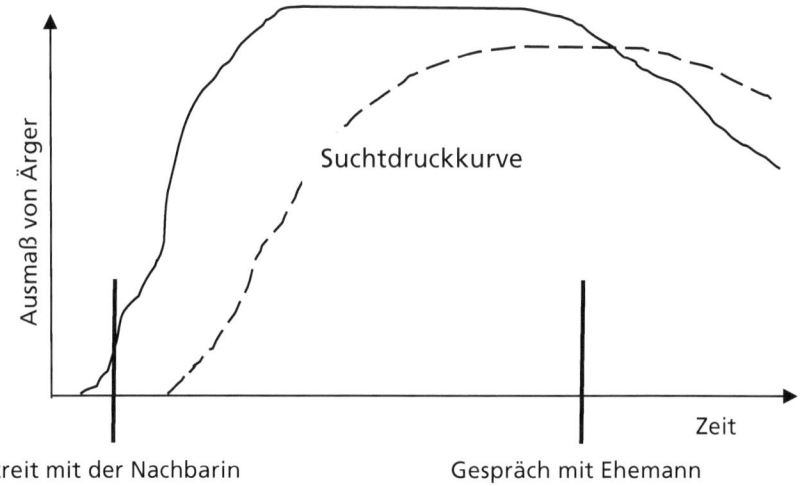

Abb. 7: Fieberkurve von Ärger und parallel auftretendem Suchtdruck

7. Sammeln von Verhaltensweisen zum Umgang mit Gefühlen

Ziel ist es, mit den Patienten gemeinsam möglichst viele Verhaltensalternativen zu einem Suchtmittelkonsum in bestimmten, emotional geladenen Momenten zu sammeln. Hierbei kann anhand einzelner Gefühle vorgegangen werden.

Wut oder Ärger eignen sich gut als Einstieg. Es geht darum, welche Verhaltensweise auf die »Fieberkurve« einwirken kann. Die Vorschläge werden in zwei Gruppen eingeteilt:

- Verhaltensweisen, mit denen man »mit dem Gefühl geht«, ihm also auf eine Art Ausdruck verleiht, und
- Verhaltensweisen, mit denen man »gegen das Gefühle geht«, sich also ablenkt und versucht, Distanz zum starken Gefühlserleben zu schaffen

Therapeut:
Wenn Sie richtig wütend sind, was machen Sie dann? Werden Sie Ihre Wut los oder nicht? (Vorschläge der Patienten werden auf dem Flipchart notiert.) Die Möglichkeiten zum Umgang mit Gefühlen lassen sich in zwei Gruppen einteilen: Entweder man geht mit dem Gefühl, verleiht diesem also Ausdruck, oder man geht gegen das Gefühl, was dann sinnvoll ist, wenn man zur übertriebenen Reaktion neigt oder der erlebte Gefühlsausdruck so stark ist, dass man sich selbst oder andere verbal oder tätlich verletzen könnte.

Die Teilnehmer der Gruppe sollen dazu angeregt werden, möglichst verschiedene Verhaltensalternativen im Umgang mit Gefühlen auszuprobieren, damit sie in Zukunft auf unterschiedliche Strategien zurückgreifen können. Bei Wut könnten Gespräche oder das Schreiben über die Wut dieser Ausdruck verleihen, eine Ablenkung bietet bspw. Sport.

8. Hausaufgabe – Emotionsregulation

Die Hausaufgabe umfasst eine Verlaufskurve eines Gefühls, das bis zur nächsten Gruppensitzung auftaucht. Die Patienten sollen versuchen, auf das Gefühlserleben einzuwirken und eine Handlungsalternative einsetzen, die an der Intensität des Gefühls etwas verändert, also bspw. negative Gefühle verringert oder positive Empfindungen verstärkt. In das Arbeitsblatt Nr. 14 »Fieberkurve« soll der Verlauf des Gefühls wie in der Sitzung eingezeichnet werden (▶ Arbeitsblatt Nr. 14).

Schwierige Situationen

Manche Patienten haben kaum Zugang zu den eigenen Gefühlen und erleben das Thema eventuell als Belastung. Hilfreich ist es, diese Patienten schon zu Beginn der

Einheit darauf aufmerksam zu machen und anzuweisen, sich zu melden, wenn es ihnen zu viel wird.

Teilweise werden bei der Sammlung von Gefühlen sehr extreme oder traumatisierende Erlebnisse angesprochen, in denen die Patienten mit massiven Gefühlszuständen konfrontiert waren. Das kann zu Folge haben, dass die anderen Gruppenteilnehmer sehr betroffen und vielleicht auch überfordert sind. Entlastend für alle ist es, dem Patienten zu spiegeln, dass seine Not in der Situation gut verstanden wird und Verständnis und Wertschätzung für seine Offenheit empfunden werden. Allerdings besteht für die Gruppensitzung die Gefahr, dass diese extreme Situation sehr viel Raum bekommt und viel Zeit bindet. Dem Patienten, der eine sehr extreme Situation anspricht, sollte erklärt werden, dass diese mehr Zeit und Raum bedarf, als in dieser Gruppenstunde gewährt werden können. In einem zeitnahen Einzelgespräch kann besser auf das Thema eingegangen werden. Wichtig ist zu betonen, dass in der Gruppenstunde alltägliche Situationen, die immer wieder auftreten können und in denen man tatsächlich auf seine Gefühle Einfluss nehmen kann, besprochen werden sollen.

Oft ist die Gruppe bezüglich des Umgangs mit Gefühlen sehr heterogen. Für einen Teil ist es wichtig, Gefühle häufiger und deutlicher auszudrücken, für einen anderen Teil kann es bedeutsam sein, Emotionsregulationsstrategien zu lernen, die vor zu heftigen Reaktionen schützen. Für den Gruppenleiter stellt dies eine Herausforderung dar, da er auf beide Extreme eingehen muss.

Tipps

Der Therapeut sollte auch positive Gefühle berücksichtigen und diese nicht außer Acht lassen! Für einige Patienten sind positive Gefühle mit Suchtmittelkonsum verbunden, da der Wunsch besteht, das Gefühl noch zu verbessern, es also mit dem Suchtmittel zu »tunen«. Damit können auch die positiven Gefühle die Abstinenz bedrohen.

Teilweise wird ein Gefühl der inneren Leere als schwierigster emotionaler Zustand benannt. Dies passiert insbesondere bei Patienten, die bspw. eine Borderline-Persönlichkeitsstörung als komorbide Diagnose aufweisen. Bei einer gravierenden Problematik sollte dies im Einzelgespräch besprochen werden. Strategien der inneren Achtsamkeit könnten hier entlastend wirken.

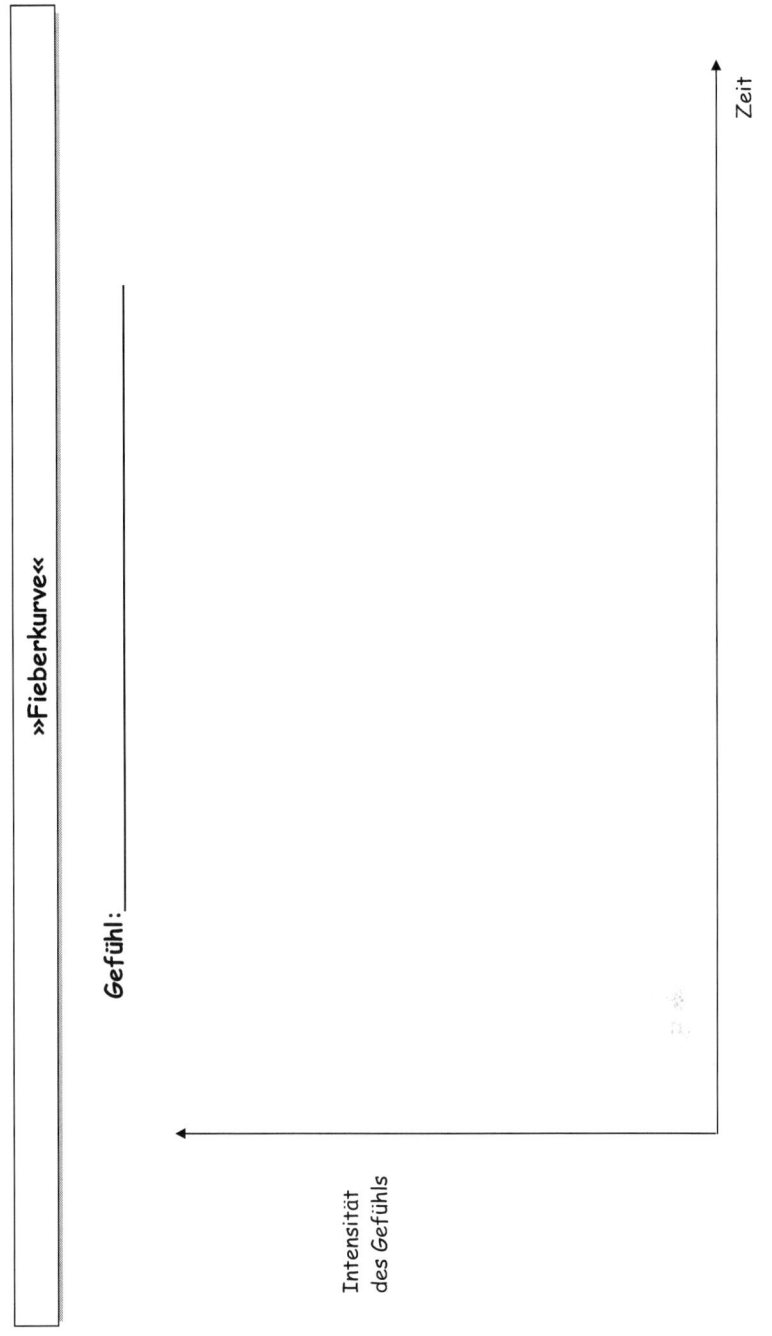

23 Stärken und Ressourcen

Ziel der Sitzung

Patienten gewinnen mit der Beendigung ihres Suchtmittelkonsums viel freie Zeit hinzu, die gefüllt werden muss. Es geht also um die Frage, wie in Zukunft die Freizeit gestaltet werden kann. Ideen hierfür leiten sich gut aus den Stärken und Ressourcen der Patienten ab.

Die Arbeit mit Ressourcen ist auch wichtig, um bei Abhängigen, die jegliche Kompetenzen jenseits des Drogen- oder Alkoholkonsums negieren, Vertrauen in die eigenen Fertigkeiten aufzubauen. Ein mangelndes Bewusstsein für eigene Stärken und Ressourcen wird nicht zuletzt auch durch die therapeutische Beschäftigung mit Defiziten unterstützt. Die Stärken und Fertigkeiten der Betroffenen dürfen nicht aus dem Blick geraten.

→ Ressourcen aktivieren
→ sich über suchtmittelferne Fertigkeiten definieren
→ Anreiz schaffen, angenehme Tätigkeiten aufzunehmen

Inhalt

1. Begrüßung, Besprechung der Hausaufgabe

2. Einführung in das Thema, Rationale

Therapeut:
Eine Therapie zu machen ist nicht einfach. Man ist viel mit seinen Problemen und mit Dingen, die in der letzten Zeit vielleicht nicht so gut geklappt haben, beschäftigt. Es ist aber genauso wichtig, die Dinge, die gut klappen und die man gut kann, im Blick zu behalten. Denn sonst wird der Selbstwert immer kleiner und man fühlt sich niedergeschlagen.

Also wird es heute um Ihre Stärken gehen. Darüber zu sprechen kann schwierig werden, was daran liegt, dass uns das ungewohnt ist. »Eigenlob stinkt«, heißt es. Deshalb traut man sich kaum, seine positiven Eigenschaften auch mal in den Mittelpunkt zu rücken. Heute werden wir genau das tun. Dies hat auch den Sinn, ein Gefühl dafür zu bekommen, wie man den Alltag bzw. die Freizeit in Zukunft gestalten möchte und was einem, abgesehen von Suchtmitteln, ein gutes Gefühl gibt.

3. Übung: Loben!

Damit ein Gefühl dafür entsteht, wie angenehm die Beschäftigung mit den eigenen Stärken sein kann, wird mit einer Übung begonnen. Damit die Übung nicht gleich zu schwierig ist, sollen die Gruppenteilnehmer sich zunächst mit den positiven Eigenschaften der anderen beschäftigen.

Therapeut:
Ich möchte Sie nun bitten, jemandem aus der Gruppe ein Kompliment zu machen oder jemanden zu loben. Sie können sich auch für etwas bedanken, das der andere für Sie getan hat. Benutzten Sie dabei bitte Sätze in der Ich-Form.

Natürlich ist die Übung schwierig (siehe Abschnitt zu schwierigen Situationen) und es sollte etwas Zeit eingeplant werden (ca. 15 Minuten). Aber die Gruppenteilnehmer kennen sich etwas und es reichen kleine Dinge, die rückgemeldet werden können, wie bspw. eine freundliche Begrüßung zu Beginn der Gruppensitzung
   Die Übung wird mit einem »Blitzlicht« beendet, wie es jedem in der Übung ging. Lob ist oft schwer auszusprechen, auch schwer anzunehmen. Aber ein positives Gefühl bleibt häufig trotz der etwas unangenehmen Situation.

4. Drei nicht ganz einfache Fragen

Therapeut:
So, der nächste Schritt wird etwas schwieriger. Ich schreibe drei Fragen auf. Es wäre prima, wenn Ihnen zu jeder Frage etwas einfiele.'
Was kann ich gut?
Worauf bin ich stolz?
Was mag ich an mir?
Es geht hier nicht um außergewöhnliche Dinge oder Fertigkeiten, die sonst niemand hat. Es geht darum, wieder ein Gefühl dafür zu bekommen, was man kann, auf welche positiven Eigenschaften Verlass ist.

Alle Gruppenteilnehmer sollen sich zu den Fragen äußern. Die Rolle des Therapeuten liegt vor allem darin, versteckte Abwertungen aufzudecken (bspw. »*Eigentlich kann ich mich gut durchsetzen, aber im letzten Gespräch mit meinem Chef hat es nicht geklappt.*« oder »*Ich kann ganz gut kochen, aber das ist ja nichts Besonderes.*«) und zu verhindern. Am schwierigsten ist die Frage »*Was mag ich an mir?*« Sie verleitet, dazu, sich allgemeineren Antworten von Vorrednern anzuschließen (bspw. »*Ich kann gut auf Menschen eingehen.*«). Wünschenswert wäre, dass jeder Gruppenteilnehmer seine individuellen Antworten findet.

Folgende Fragen können bei jedem Teilnehmer ergänzend besprochen werden:

- Wann wurde das, was gut gekonnt wird, zuletzt ausgeübt?
- Wofür können die individuellen Fertigkeiten beim Erreichen einer Abstinenz eingesetzt werden?
- Spielen die Dinge, die einen stolz machen, im Alltag eine Rolle?
- Wie häufig wird wohlwollend über die eigene Person nachgedacht?

5. Hausaufgabe – Daumen hoch!

Therapeut:
Auf Ihrem Arbeitsblatt, das für heute Ihre Hausaufgabe ist, werden Sie die Fragen wiederfinden, welche wir heute besprochen haben (▶ Arbeitsblatt Nr. 15 »Daumen hoch!«). Tragen Sie hier noch einmal für sich Ihre Stärken und positiven Eigenschaften ein. Der zweite Teil der Hausaufgabe besteht aus einer Auflistung verschiedener Tätigkeiten. Lesen Sie diese sorgfältig durch und bewerten Sie sie! Wenn Ihnen eine Tätigkeit angenehm ist, dann sollten Sie bald damit anfangen, ihr nachzugehen. Für den Aufbau einer zufriedenen Abstinenz brauchen Sie Ideen, wie Sie sich ein angenehmes Gefühl bereiten können.

Schwierige Situationen

Ein Lob anzunehmen ist schwer, deshalb passiert es schnell, dass jemand, der ein Lob erhält, versucht, dies abzuschwächen oder zu entkräften (bspw. *»Aber das ist doch gar nichts Besonderes, das würde doch jeder so machen.«*). Eine solche Reaktion sollte vermieden werden. Es geht darum, das Lob der anderen Gruppenteilnehmer anzunehmen und auf sich wirken zu lassen, ohne direkt darauf zu reagieren. Die Aufgabe des Therapeuten ist es, auf die Einhaltung dieser Regel zu achten.

Es kommt vor, dass Patienten versuchen zu vermeiden, jemanden anderen zu loben oder über sich selbst etwas zu sagen. Am häufigsten geschieht dies mit der Begründung, dass ihnen nichts einfällt. Da das Ziel darin besteht, dass alle mitmachen, kann derjenige noch etwas Zeit zum Nachdenken bekommen, wird dann erneut gefragt, ob er etwas beizusteuern hat. Wenn ihm zu sich selbst nichts einfällt, dann kann auch, nach Einverständnis des Teilnehmers, die Gruppe befragt werden, was er gut kann.

In dieser Gruppensitzung kann es passieren, dass Patienten, die nicht gut in die Gruppe integriert sind, keinerlei positive Rückmeldung der anderen erhalten. Im besten Fall fällt dies den anderen Teilnehmern auf und jemand ergänzt etwas. Im schlechtesten Fall reagiert die Person mit Rückzug und engagiert sich nicht mehr bei der Teilnahme. Der Therapeut sollte darauf achten, ein Klima herzustellen, in dem alle miteinander arbeiten können. Die Therapie funktioniert nur dann, wenn die Patienten aktiv teilnehmen.

Eine Möglichkeit, die Situation zu entschärfen, ist eine feste Vorgabe der Übung. Bspw. kann die Aufgabe lauten, dass jeder seinem linken Nebenmann ein Lob aussprechen soll. Alternativ kann festgelegt werden, dass jeder jeden lobt.

Tipps

Für die Patienten ist es hilfreich, wenn sie merken, dass der Therapeut ihre Hemmungen bei der Teilnahme nachvollziehen kann. Es ist sinnvoll, das Tempo etwas herauszunehmen und sich als Modell zur Verfügung zu stellen.

III Psychotherapeutischer Teil

Arbeitsblatt Nr. 15

Daumen hoch!

Was mag ich an mir? Worauf bin ich stolz? Was kann ich gut?

Liste angenehmer Erlebnisse

Stufen Sie die aufgeführten Tätigkeiten ein und überlegen Sie,
wie Sie die angenehmen Dinge im Alltag häufiger einsetzen können!

	sehr angenehm	angenehm	weder noch	unangenehm
ins Grüne fahren	++	+	0	-
zu einer Sportveranstaltung gehen	++	+	0	-
eine Selbsthilfegruppe besuchen	++	+	0	-
Bücher lesen	++	+	0	-
Musik hören	++	+	0	-
ein Instrument spielen	++	+	0	-
etwas Kreatives machen (malen ...)	++	+	0	-
Klettern oder Bergsteigen gehen	++	+	0	-
jemandem eine Freude bereiten	++	+	0	-
sich mit dem Glauben beschäftigen	++	+	0	-
fernsehen	++	+	0	-
ins Kino gehen	++	+	0	-
aufräumen	++	+	0	-
sich mit jemandem unterhalten	++	+	0	-
singen	++	+	0	-
Karten spielen	++	+	0	-
Kreuzworträtsel lösen	++	+	0	-
etwas Leckeres essen	++	+	0	-

1

23 Stärken und Ressourcen

	sehr angenehm	angenehm	weder noch	unangenehm
Kaffee trinken	++	+	0	-
duschen oder ein Bad nehmen	++	+	0	-
ein Nickerchen machen	++	+	0	-
sich mit Tieren beschäftigen	++	+	0	-
tanzen	++	+	0	-
in der Sonne sitzen	++	+	0	-
Billard spielen	++	+	0	-
sich stylen (frisieren, schminken ...)	++	+	0	-
Radio hören	++	+	0	-
einen Brief schreiben	++	+	0	-
sich um die eigene Gesundheit kümmern	++	+	0	-
den Himmel beobachten	++	+	0	-
Fahrrad fahren	++	+	0	-
Tagebuch schreiben	++	+	0	-
mit Gewichten trainieren	++	+	0	-
joggen gehen	++	+	0	-
jemandem Komplimente machen	++	+	0	-
Zeit mit der Familie verbringen	++	+	0	-
telefonieren	++	+	0	-
tagträumen	++	+	0	-
schwimmen	++	+	0	-
Zeitung lesen	++	+	0	-
sich um Pflanzen kümmern	++	+	0	-
Gegenstände reparieren	++	+	0	-
jemanden kennen lernen	++	+	0	-
ein persönliches Problem lösen	++	+	0	-
Freunde besuchen	++	+	0	-
	++	+	0	-
	++	+	0	-

2

24 Umgang mit Risikosituationen – Sitzung 1

Ziel der Sitzung

Es sollen Situationen bearbeitet werden, welche die Patienten als risikoreich bezüglich eines erneuten Substanzkonsums einschätzen, sogenannte »Risikosituationen«. Jeder Gruppenteilnehmer braucht für die Zukunft gute Fertigkeiten, mit solchen Situationen umzugehen und damit einen Rückfall vermeiden zu lernen. Hierbei ist es wichtig, sich darüber klar zu werden, welche Strategien man in Zukunft in der Situation anwenden möchte und diese im Alltag zu prüfen und zu üben.

→ Identifikation von Risikosituationen, in denen ein Rückfall droht
→ Erwerb von Strategien, mit deren Hilfe ein Rückfall zu vermeiden oder abzuwenden ist

Inhalt

1. Begrüßung, Besprechung der Hausaufgabe

2. Einführung in das Thema, Rationale

Therapeut:
Heute soll es um die Situationen gehen, die Ihre Abstinenz in Zukunft am meisten bedrohen. Es sind diejenigen, welche Sie auch in früheren Zeiten dazu verleitet haben, leichtsinnig zu werden und doch wieder etwas zu konsumieren, obwohl die Abstinenz Ihr großes Ziel war. In der aktuellen Behandlung geht es darum, dass Sie in Zukunft in solchen Situationen gut gewappnet sind. Diese Momente sollen Sie nicht überfallen oder überrumpeln, sondern an das erinnern, was Sie hier gelernt und geübt haben. Ein im Vorfeld gut gefasster Plan vergrößert die Chance, solche Situationen ohne Rückfall zu meistern.

3. Sammlung der Risikosituationen

In der Gruppe werden Risikosituationen gesammelt und am Flipchart notiert. Die Patienten werden darin unterstützt, möglichst konkrete Situationen zu nennen. So kann u. a. kann das Stichwort »Konflikte« konkretisiert werden, in dem man fragt, welche Art von Konflikten gemeint sei und mit wem diese ausgetragen werden, bspw. »Streit mit der Partnerin um den Haushalt« oder »Meinungsverschiedenheiten mit dem Chef«.

Je konkreter die Situation beschrieben wird, desto besser kann innerhalb der Gruppe nach Handlungsalternativen zum Rückfall gesucht werden.

Therapeut:
Erinnern Sie sich zurück an eine Zeit, in der Sie sich fest vorgenommen hatten, kein Suchtmittel mehr zu konsumieren. An welchem Punkt haben Sie Ihr Ziel aus den Augen verloren? In welchen Situationen merken Sie im Alltag, dass Ihnen das Suchtmittel erneut ganz nah kommt? Versuchen Sie, die so genannten Risikosituationen möglichst konkret zu beschreiben.

Der Therapeut kann selbst auch mögliche Risikosituationen ins Gespräch bringen, die von Betroffenen aus Erfahrung eher unterschlagen werden. Das sind Gelegenheiten wie Weihnachten, Silvester, Fasching/Karneval oder feierliche Anlässe wie Hochzeiten oder Geburtstage.

4. Was bisher hilfreich war

Die meisten Suchtpatienten haben in der Vorgeschichte schon einmal versucht, auf ihre Substanz zu verzichten, und haben in dieser Zeitspanne auch Risikosituationen erfolgreich, also abstinent, durchgestanden. Die bisher erfolgreichen Strategien sollen wertgeschätzt werden und die Gruppenteilnehmer nicht das Gefühl bekommen, dass alles, was sie bisher geschafft haben, nun nicht mehr von Bedeutung sei.

Meist entwickelt sich ein lebhafter Austausch, da die beschriebenen Erlebnisse von anderen vielleicht in ähnlicher Weise empfunden wurden.

5. Schutz für die nächsten Herausforderungen

Bei der Bearbeitung der Risikosituationen wird das bereits bekannte Schema aus der Gruppensitzung zum Thema Problemlösen (▶ Arbeitsblatt Nr. 12 »Probleme lösen«) verwendet. Eine genannte Risikosituation wird ausgewählt und genauer angeschaut (▶ Arbeitsblatt Nr. 16 »Risikosituation bewältigen«).

Therapeut:
Es gibt trotz erfolgreicher Bewältigung von früheren Momenten der Versuchung Situationen, in denen Sie sich unsicher sind. Nehmen wir mal das Beispiel von Frau M. Sie haben beschrieben, dass nach dem Sport mit den Freundinnen im Anschluss immer Sekt getrunken wird. Das ist also die Risikosituation »Nach dem gemeinsamen Sport trinken die Freun-

dinnen Sekt«. Wie wäre der Ausgang der Situation, den Sie als erfolgreich bezeichnen würden?

Die Zieldefinition ist wichtig, da diese unterschiedlich sein kann. Im Fall von Frau M. könnte das Ziel lauten: »Am Sport mit den Freundinnen weiterhin teilnehmen, aber im Anschluss keinen Alkohol trinken«.

Therapeut:
Was kann Frau M. also in dieser Situation tun? Welche Ideen haben Sie?

Die Vorschläge der Patientengruppe werden notiert. Auf Bewertungen soll vorerst verzichtet werden. Es geht zunächst einmal nur um die Entwicklung von Ideen. Wenn alle Ideen notiert sind, werden die Vor- und die Nachteile der einzelnen Vorschläge diskutiert. Wenn die Gruppe schon dazu bereit ist, können einzelne Sequenzen im Rollenspiel geprobt werden.

Therapeut:
Eine Möglichkeit für Frau M. wäre es also, nach dem Sport direkt nach Hause zu gehen und sich nicht dem Sekttrinken auszusetzen. Frau M., stellen Sie sich vor, wir sind Ihre Freundinnen. Der sportliche Teil des Abends ist vorbei und Sie möchten sich verabschieden, bevor zum Sekttrinken aufgebrochen wird. Mit welchen Worten können Sie dies tun?

In dieser Phase der Gruppensitzung ist es wichtig, die Patienten auch auf unangenehme Gegenfragen ihres Umfeldes vorzubereiten. So könnte Frau M. in unserem Beispiel in die Situation kommen, vor ihren Freundinnen ihr ablehnendes Verhalten rechtfertigen zu müssen.

Verschiedene Variationen können in einem Rollenspiel zum »Ablehnungstraining« (Lindenmeyer 2004) erprobt werden. Die Mitpatienten wissen oft sehr gut, mit welchen Reaktionen des Umfeldes man konfrontiert wird und können dies in der entsprechenden Rolle umsetzen.

6. Hausaufgabe – Risikosituation

Anhand des Arbeitsblattes (▶ Arbeitsblatt Nr. 16 »Risikosituation bewältigen«) sollen die Patienten eine ihrer persönlichen Risikosituation bearbeiten. Sie werden dazu angeregt, verschiedene Lösungsmöglichkeiten mit ihren Vor- und Nachteilen zu überlegen.

Schwierige Situationen

Es kommt immer wieder vor, dass Patienten beteuern, keine Risikosituation zu kennen. Dies ist häufig gekoppelt an den festen Entschluss, in Zukunft nichts mehr zu trinken, und die Überzeugung, wegen dieser Entscheidung nicht mehr in Gefahr zu kommen. Diese Haltung stößt bei Gruppenteilnehmern, die bereits einige nicht erfolgreiche Abstinenzversuche hinter sich haben, oft auf Gegenwehr. Aufgabe des Therapeuten ist es in diesem Fall, die Erfahrungen der Gruppe zu sammeln und im Rahmen eines allgemeinen Stimmungsbildes zu verdeutlichen, dass Risikosituationen zur Erkrankung dazu gehören. Wenn die technischen Möglichkeiten bestehen, kann dem Patienten auch eine »cue exposure« zur Abbildung der körperlichen Reaktionen bei der Konfrontation mit dem Suchtmittel angeboten werden. Wenn aus der Behandlung bereits Risikosituationen bekannt sind, der Patient diese allerdings nicht als solche bezeichnet, kann der Therapeut durch gezielte Fragen darauf hinarbeiten. Möglich ist auch eine Exploration, ob der Patient bereits einen eigenständigen Abstinenzversuch hinter sich hat und in welcher Situation er wieder zum Suchtmittel gegriffen hat.

Teilweise ergeben sich Situationen, in denen die Hilflosigkeit mancher Patienten in bestimmten Risikosituationen deutlich wird. Sätze wie *»Ich kann dann nicht anders, ich muss dann konsumieren«* verbreiten leicht ein Gefühl von Hoffnungslosigkeit. Auch hier kann die Gruppe gut genutzt werden: Berichte von Patienten, die ähnlich gedacht haben und dann aber andere Erfahrungen machen konnten, werden gesammelt. Außerdem ist es sinnvoll, den Patienten dann besonders in seiner Entscheidung für die Therapie zu bestärken und in Aussicht zu stellen, dass sich die Hilflosigkeit durch neu angeeignete Handlungskompetenzen verändert.

Tipps

Meist entspinnt sich eine Diskussion darüber, ob Notlügen zur Rückfallabwehr erlaubt sind oder nicht. Darf man bspw. sagen, dass man Medikamente einnimmt, die einen gleichzeitigen Alkoholkonsum verbieten, auch wenn das nicht der Wahrheit entspricht? Manche Betroffenen lehnen solche Notlügen kategorisch ab, manche sehen sie als gute Hilfe, sich über schwierige Situationen zu retten. Die Autoren befürworten generell ein Bestärken zur Offenheit, allerdings werden auch Notlügen als letztes Mittel zur Abstinenzsicherung akzeptiert.

Es ist sinnvoll, den Patienten, die auch öffentlich konsumiert haben, zu vermitteln, dass ihr Umfeld sie als konsumierend kennt. Wenn jemand bspw. bei einer Geburtstagsfeier angibt, dass das Ablehnen von alkoholischen Getränken durch das Zurücklegen des Weges mit dem eigenen Fahrzeug begründet ist, dann kann es passieren, dass er von seinem Umfeld damit konfrontiert wird, dass ihn dies in der Vergangenheit auch nicht vom Konsum abgehalten hat. Die Patienten sollten sich also gut auf entsprechende Reaktionen vorbereiten. Wenn der Therapeut in eine kurze Rollenspielsequenz mit dem Gruppenteilnehmer einsteigt, kann dieser passende Formulierungen üben. Die Einleitung eines kurzen Rollenspiels hat noch einen weiteren Vorteil: Die Patienten sehen, dass es eine Herausforderung ist, aus dem Stegreif zu reagieren und daher eine gute Vorbereitung Sinn macht.

Gern wird von Gruppenteilnehmern die Haltung vertreten, dass sie erst in der schwierigen Situation nach einer guten Lösung schauen wollten (*»Das lasse ich auf mich zukommen.«*). Aus therapeutischer Sicht ist ein solches Vorgehen kritisch zu betrachten, da man in brenzligen Momenten nur schwer klare Gedanken fasst. Die Patienten sollen darin bestärkt werden, sich in einem ruhigen Moment vorzubereiten und damit auf Sicherheit zu setzen. Es gibt evtl. auch Berichte von Patienten aus der Gruppe, die in Risikosituationen nicht spontan eine gute Lösung für sich gefunden haben und dann durch Überforderung in das alte, mit Suchtmittelkonsum verbundene Verhaltensmuster zurückfielen.

In dieser Gruppensitzung kann auch wiederholend auf die Mechanismen der klassischen Konditionierung eingegangen werden. Damit erwerben die Patienten mehr Verständnis für plötzlich auftretenden Suchtdruck.

Bei ausreichendem Zeitbudget kann der Therapeut Vorschläge für kleine Rollenspiele machen, in denen Ablehnung und Abgrenzung geübt werden. Das ist dann sinnvoll, wenn der Eindruck entsteht, dass die Gruppenteilnehmer manche schwierigen Situationen in ihre Beispiele nicht mit einbezogen haben. Je nach konsumierter Substanz können die folgenden Situationen von Bedeutung sein:

- Sektempfang beim Firmenjubiläum, einer Hochzeit etc.
- Besuch bringt eine Flasche Wein mit
- Dealer ruft an
- Einladung zum Drogenkonsum
- Freund kommt zu Besuch und hat einen Joint mitgebracht

Arbeitsblatt Nr. 16

Risikosituation bewältigen

Meine Risikosituation

Was ist das Ziel? Wie soll es sein, wenn die Risikosituation überstanden ist?

Welche Möglichkeiten habe ich?

Was war gut/schlecht daran?

Ich war erfolgreich mit:

25 Umgang mit Risikosituationen – Sitzung 2

Ziel der Sitzung

Bei der Bearbeitung von zukünftigen rückfallgefährlichen Risikosituationen ist die Differenzierung im Sinne einer Verhaltensanalyse hilfreich. Einbezogen werden Handlungen, Emotionen, Gedanken und körperliche Empfindungen. Bei der Bearbeitung der Gedanken stehen die erlaubniserteilenden Gedanken im Vordergrund. Die Betroffenen setzen diese ein, um die kognitive Dissonanz im Rahmen eines drohenden Rückfalls zu reduzieren. Beck und Kollegen haben die Bearbeitung der erlaubniserteilenden Gedanken in die kognitive Therapie von Suchterkrankungen aufgenommen (Beck et al. 1997).

Das Thema Gefühle wird in der Gruppensitzung zur Emotionsregulation ausführlich behandelt.

→ Bearbeitung der Risikosituationen im Sinne einer Verhaltensanalyse
→ Verdeutlichung des Zusammenhangs zwischen Denken, Fühlen und Handeln

Inhalt

1. Begrüßung, Besprechung der Hausaufgabe

2. Einführung in das Thema, Rationale

Therapeut:
Heute geht es darum, Situationen, welche die Abstinenz gefährden können, genauer, d. h. wie mit einer Lupe, anzuschauen. Dabei müssen wir darauf achten, dass wir die Situation in unterschiedlichen Ebenen betrachten und beschreiben. Würde man einen Film von einer Situation drehen, dann sieht man, wie sich die Person in dem Film verhält. Was gehört zu unserem Erleben noch dazu?

Dazu gehören außerdem körperliche Empfindungen, Gefühle und unsere Gedanken. Den Gefühlen ist eine ganze Gruppensitzung in unserem Programm gewidmet. Deshalb kümmern wir uns heute um Verhaltensweisen, körperliche Empfindungen und Gedanken, die mit dem Suchtmittelkonsum in Zusammenhang stehen können.

3. Verhalten

Therapeut:
In den letzten Sitzungen haben wir über einige Risikosituationen gesprochen, die mit Gewohnheiten oder Verhaltensweisen zu tun haben. Manches von dem, was wir tun, können wir verändern oder wenigstens versuchen, es nicht mehr zu machen. Es gibt aber auch Dinge, die wir nicht verhindern können. Dies wirkt sich auf den Umgang mit Risikosituationen aus. Wenn bspw. der Gang in den Supermarkt Trinkdruck auslöst, da dort Alkohol verfügbar ist, muss man gut überlegen, wie man in Zukunft mit dem Einkauf im Supermarkt umgeht. Ganz auf das Einkaufen zu verzichten, ist nicht möglich. Also muss man sich überlegen, welche Vorsichtsmaßnahmen man treffen kann, um nicht in Gefahr zu kommen, Alkohol zu kaufen. Man kann bspw. jemanden zum Einkauf mitnehmen und den Supermarkt, in dem man sonst immer Alkohol gekauft hat, meiden. Manche Gewohnheiten sollte man zum Schutz vor einem Rückfall aufgeben. Dazu gehört bspw. der Besuch der Stammkneipe. Welche Ihrer Gewohnheiten sollten Sie aus Ihrer Sicht aufgeben oder ändern, um sich besser vor dem Suchtmittelkonsum zu schützen?

Die Gruppenteilnehmer sollen abwägen, welche Handlungen so eng mit ihrem Suchtmittelkonsum in Verbindung stehen, dass ein Rückfall vorprogrammiert wäre. Hierbei ist zu vermitteln, dass es nicht darum geht, sein ganzes Leben umzustellen, sondern genau zu prüfen, ob die Fortführung bestimmter Gewohnheiten den Rückfall schon vorprogrammiert. Die Patienten sollen bspw. motiviert werden, soziale Kontakte, die bisher als oberstes Ziel den gemeinsamen Suchtmittelkonsum verfolgten, abzubrechen und sich stattdessen Menschen zuzuwenden, die sie in ihrer Abstinenz unterstützen. Die Angst vieler Betroffener ist, dass sie in Zukunft nicht nur auf das Suchtmittel, sondern auch auf viele andere Dinge verzichten müssen. In gewisser Hinsicht stimmt dies auch. Erst einmal steht der Verzicht als Konsequenz im Raum. Falsch wäre es allerdings, sich völlig zurückzuziehen und alle gewohnten Tätigkeiten aufzugeben. Die Patienten sollen achtsam und mit dem Bewusstsein für das Risiko durch den Alltag gehen, sich hierbei aber auch etwas zutrauen und Strategien zur Abstinenzsicherung prüfen. Gefährlich sind »Hintertürchen«, die sich Betroffene manchmal ganz bewusst offenhalten. Dazu gehören bspw. Alkoholvorräte in den eigenen vier Wänden, die häufig für Besucher bereitgehalten werden. Die Rückfallgefahr ist deutlich erhöht, wenn das Suchtmittel so leicht zugänglich ist. Die Gruppenteilnehmer sollten vielmehr darin unterstützt werden, Besucher zu empfangen und selbstbewusst mit nicht-alkoholischen Getränkeangeboten umzugehen.
Alle Teilnehmer werden befragt und zum Austausch angehalten.

4. Körperliche Empfindungen

Therapeut:
Wer von Ihnen kann eine körperliche Empfindung benennen, die in der Vergangenheit Suchtmittelkonsum ausgelöst hat?

Die Erfahrungen der Patienten sind hier sehr unterschiedlich. Meist werden verschiedene Arten von Schmerzen genannt, aber auch Unruhe oder – insbesondere bei den Konsumenten illegaler Drogen – Erkältungssymptome. Vermittelt werden soll, dass es darum geht, mit solchen körperlichen Empfindungen anders umzugehen, als im Sinne einer Selbstmedikation Suchtmittel zu konsumieren. Eine weitere wichtige Information ist, dass es körperliche Wahrnehmungen gibt, die an Entzugssymptome erinnern und deshalb Suchtdruck auslösen können.

5. Gedanken

Therapeut:
Unsere Gedanken spielen eine wichtige Rolle bei der Entscheidung, was wir tun oder was wir nicht tun. Gedanken haben auch die Funktion, bestimmte Verhaltensweisen zu rechtfertigen. Wir geben uns innerlich die Erlaubnis, bestimmte Dinge zu tun – selbst, wenn wir wissen, dass sie vielleicht nicht gut für uns sind. Stellen Sie sich vor, Sie sind dabei, etwas auf Ihr Gewicht zu achten und Süßigkeiten zu vermeiden. Vor Ihnen steht nun ein Stück Torte, das Ihre Lust auf Süßes weckt. Es schleichen sich Gedanken ein, die den Genuss der Torte »erlauben«, bspw. »Wenn ich die Torte esse, verzichte ich eben auf das Abendessen.« oder »Ich fange morgen mit meinem Vorhaben an, heute gönne ich mir noch einmal diesen Genuss.«.
  Solche Gedanken finden sich auch bezogen auf Suchtmittelkonsum. Die meisten von Ihnen haben mit dem Wissen konsumiert, dass es Ihnen nicht guttut, dass es nicht das Richtige ist, einem Ärger einhandelt. Und es gab trotzdem sogenannte erlaubniserteilende Gedanken, mit denen Sie sich den Suchtmittelkonsum zugestanden haben.

Der Therapeut kann beispielhaft folgenden Ablauf graphisch auf dem Flipchart darstellen (▶ Abb. 8).

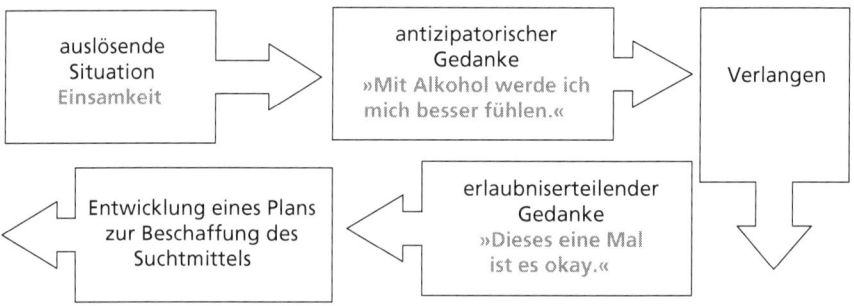

Abb. 8: Ablauf gedanklicher Prozesse vor einem Rückfall nach Beck et al. (1997)

Therapeut:
An welche dieser erlaubniserteilenden Gedanken können Sie sich erinnern?

Der Therapeut malt ein Männchen mit einer Gedankenblase an dem Flipchart. Dieses dient als Hilfestellung für die Formulierung typischer Gedankensätze, was den

Gruppenteilnehmern zu Beginn oft schwerfällt. Der Therapeut fordert die Patienten auf, die Gedanken in richtigen Sätzen zu formulieren. Er notiert sie mit etwas Abstand zwischen den Zeilen auf dem Flipchart.

Mögliche Nennungen der Gruppenteilnehmer könnten sein:

- »*Ein Bier ist kein Bier.*«
- »*Warum soll ich mir nicht etwas gönnen dürfen?*«
- »*Bei dem, was heute passiert ist, kann man gar nicht anders.*«
- »*Heute leiste ich mir noch einen Joint, ich kann ja morgen ganz aufhören.*«
- »*Wenn meine Frau so ein Theater macht, wie soll ich dann auf meine Beruhigungstabletten verzichten?*«
- »*So schlimm ist ein Bier ja nicht, ich kann nach dem einen ja auch gut wieder aufhören.*«

Therapeut:
Gut, nun haben wir eine ganze Sammlung sogenannter erlaubniserteilender Gedanken, die einen Suchtmittelkonsum einleiten können. Diese Gedanken werden Sie auch in Zukunft haben. Daher wird es wichtig sein, diesen etwas entgegensetzen zu können, das Sie vom Suchtmittelkonsum abhalten kann. Gut dafür sind »starke« Sätze, die Sie an Ihr Abstinenzziel erinnern.

Nehmen wir den Gedanken »Ein Bier ist kein Bier«. Was können Sie dagegenstellen, um in Zukunft nicht in diese Falle zu treten?

Gruppenteilnehmer, die schon etwas Therapie- oder Abstinenzerfahrung haben, tun sich leicht mit dieser Aufgabe. Als Gegengedanken für den Beispielsatz könnte genannt werden: »*Bei einem Bier bleibt es nicht*« oder »*Ein Bier ist eins zu viel*«. So soll für jeden genannten erlaubniserteilenden Gedanken ein Gegenstück gefunden werden.

6. Hausaufgabe – Risiko

Die Gruppenteilnehmer werden dazu aufgefordert, in den Dimensionen Situationen, Gefühle, Gedanken, körperliche Empfindungen ihr persönliches »Risikoprofil« zu erstellen und zu überlegen, was Ihnen helfen kann, sich trotz der Risiken gegen einen Rückfall zu entscheiden (▶ Arbeitsblatt Nr. 17 »Risiko«).

Schwierige Situationen

Das Tempo innerhalb dieser Sitzung hängt sehr von der kognitiven Leistungsfähigkeit der Patienten ab. Die Bearbeitung der unterschiedlichen Dimensionen verlangt einiges an kognitiver Flexibilität. Aufgabe des Therapeuten ist es, die Gruppe gut zu beobachten und das Tempo anzupassen.

Vielleicht geben Gruppenteilnehmer an, keine erlaubniserteilenden Gedanken zu kennen. Sie sollen motiviert werden, die Beispiele der anderen Teilnehmer aufzunehmen und zu überprüfen, ob sie die beschriebenen Gedanken kennen. Meist steigen solche Patienten etwas später in die aktive Gruppenteilnahme ein.

Es kann passieren, dass Betroffene Sätze wie »*Jetzt trinke ich was*« als Beispiel nennen, verbunden mit dem Einwand, dass sie nichts gegen den Suchtmittelkonsum setzen können, wenn sie sich erst einmal dazu entschieden haben. Der Satz, der die Entscheidung abbildet, ist aber nicht das, was wir als erlaubniserteilenden Gedanken bezeichnen. Dieser liegt im Geschehen früher und muss manchmal erst identifiziert werden. »*Jetzt trinke ich was*« ist bereits der handlungsleitende Satz, der in Folge der Erlaubniserteilung auftritt.

Tipps

Suchtdruckauslösende Situationen unter Einbeziehung der verschiedenen Dimensionen können gut mit dem entsprechenden Arbeitsblatt Nr. 18 »Bevor es eng wird« bearbeitet werden (▶ Arbeitsblatt Nr. 18). Dieses kann statt des Arbeitsblattes Nr. 17 »Risiko« ausgegeben oder noch in der Sitzung besprochen werden (▶ Arbeitsblatt Nr. 17).

Um den Einstieg zu erleichtern, kann der Therapeut mit einem Beispiel verdeutlichen, worauf das Arbeitsblatt abzielt. Er kann eine fiktive Suchtdrucksituation oder auch eine reale eines Gruppenteilnehmers auf den einzelnen Dimensionen anschauen (▶ Abb. 9).

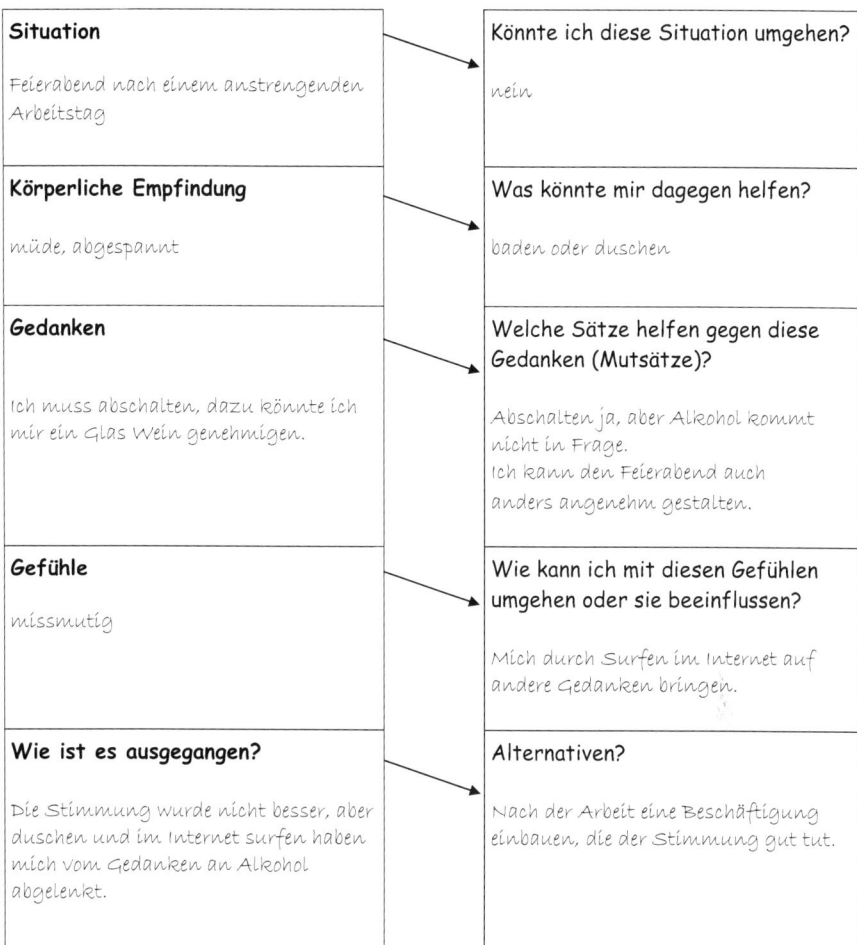

Abb. 9: Beispiel für das Arbeitsblatt Nr. 17 »Bevor es eng wird«

Arbeitsblatt Nr. 17

Risiko

Was birgt für mich Rückfallgefahr?

Welche Situationen:

Welche Gefühle:

Welche Gedanken:

Welche körperlichen Empfindungen:

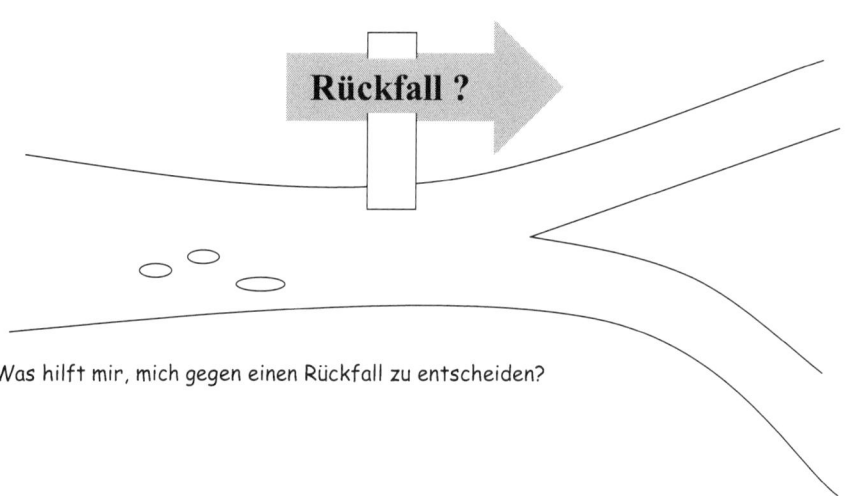

Was hilft mir, mich gegen einen Rückfall zu entscheiden?

Arbeitsblatt Nr. 18

Bevor es eng wird

Situation, in der Suchtdruck aufgetreten ist:

Situation	Könnte ich diese Situation umgehen?
körperliche Empfindung	Was könnte mir dagegen helfen?
Gedanken	Welche Sätze helfen gegen diese Gedanken (Mutsätze)?
Gefühle	Wie kann ich mit diesen Gefühlen umgehen oder sie beeinflussen?
Wie ist es ausgegangen?	Alternativen?

26 Tagesstruktur

Ziel der Sitzung

Häufige Auslöser für einen Suchtmittelkonsum sind Stress und Überforderung, aber auch Strukturlosigkeit und Langeweile. Diesen Extremen kann durch eine ausgewogenere Gestaltung des Alltags entgegengewirkt werden. Dazu sollen die Patienten in dieser Sitzung angeregt werden. Das Thema hat zudem seinen Platz in diesem Programm, um den Gruppenteilnehmern – in Ergänzung zur Gruppensitzung »Ressourcen« – Perspektiven und Ideen zu geben, wie sie ihren suchtmittelfreien Alltag in Zukunft gestalten können.

Teil der Sitzung soll sein, den Gruppenteilnehmern den Zusammenhang zwischen Denken, Fühlen und Handeln darzustellen und sie zu motivieren, diesen auch in der Gestaltung des Alltags mit zu berücksichtigen.

→ Aufbau einer Tagesstruktur, die Stress oder Langeweile vorbeugt und auch positive Aktivitäten einschließt
→ Entwickeln von Alternativen zum Suchtmittelkonsum, wenn es um Belohnung oder Entspannung geht

Inhalt

1. Begrüßung, Besprechung der Hausaufgabe

2. Einführung in das Thema, Rationale

Therapeut:
Viele von Ihnen werden das kennen: Langeweile, aber auch Zeitdruck und Überforderung. Beide Extreme können einen dazu verleiten, Suchtmittel zu konsumieren. Bei Langeweile dient der Suchtmittelkonsum als Zeitfüller, auch als Strukturgeber. In diesem Fall geht es darum, Alternativen zu finden, den Alltag anderes zu gestalten. Bei Suchtmittelkonsum wegen Stress und Überforderung ist das Ziel, den Alltag besser zu strukturieren und im Ablauf auch auf Pausen zu achten. Wir wollen heute besprechen, welche positiven Aktivitäten im Alltag wieder Platz finden sollen, wie Sie sich für erfüllte Pflichten belohnen

können und welche Möglichkeiten es gibt, zu entspannen – natürlich alles trotz des Verzichts auf das Suchtmittel.

3. Pflichten

Therapeut:
Fangen wir mal mit den Dingen an, die wir im Alltag zu erledigen haben, die wir tun müssen, auch wenn wir mal keine Lust dazu haben. Diese Pflichten geben uns im Alltag teilweise schon eine Struktur vor. Was würden Sie zu Ihren Pflichten zählen?

Der Therapeut schreibt die genannten Pflichten der Gruppe auf. Natürlich ist die Sammlung abhängig von der Lebenssituation der Patienten. Die Arbeit gehört zu den Pflichten, aber auch Haushalt, Versorgung von Haustieren, Steuererklärung, Müll entsorgen usw. Interessant kann die Frage sein, wie viel Zeit die Gruppenteilnehmer am Tag für ihre Pflichten aufwenden.

Die Pflichten werden gesammelt, um auf die Notwendigkeit eines Ausgleichs zu verweisen. Dies kann mit Hilfe einer Waage dargestellt werden (▶ Abb. 10). Die Patienten sollen sich fragen, ob sie ausreichend Zeit für positive Aktivitäten und Freizeitgestaltung einplanen.

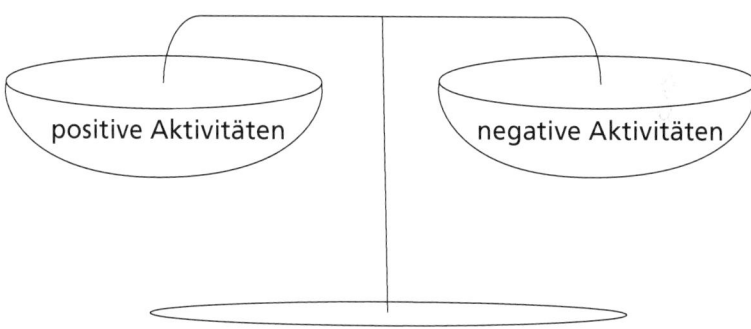

Abb. 10: Gleichgewicht von positiven und negativen Aktivitäten

4. Positive Tätigkeiten

Therapeut:
Meine nächste Frage ist, welche Tätigkeiten oder Beschäftigungen Sie kennen, die Ihnen gute Laune machen. Was macht Ihnen Spaß, wovon verbessert sich Ihre Stimmung?

Hier geht es hauptsächlich darum, den Patienten durch eine Sammlung von positiven Aktivitäten, Alternativen zum Suchtmittelkonsum aufzuzeigen. Die Gruppenteilnehmer sollen wieder eine Idee davon bekommen, wie sie ihren Alltag auch ohne Suchtmittel angenehm gestalten können. Hilfreiche Fragen, die der Therapeut stellen kann, sind: »*Was haben Sie früher gern gemacht?*«, »*Was wollten Sie schon lange Zeit mal wieder machen?*«, »*Was sind oder waren Ihre Hobbys?*«.

Wenn Beispiele von den Patienten genannt werden, kann der Therapeut nachfragen, wann diese zuletzt ausgeführt wurden. Dadurch kann verdeutlicht werden, dass der Suchtmittelkonsum dazu verleitet, alte Interessen zu vernachlässigen.

5. Belohnung

Suchtmittel haben einen belohnenden Effekt. Klassisches Beispiel für dieses Motiv zum Suchtmittelkonsum ist das »Feierabendbier«. Aber auch nach anderen anstrengenden Tätigkeiten steht häufig die Aussage: »*Jetzt gönne ich mir erst einmal ein Glas.*« Den Patienten soll vermittelt werden, dass der Wunsch nach Belohnung durchaus berechtigt ist. Es ist auch sinnvoll, sich immer wieder selbst für Anstrengungen zu belohnen – allerdings ohne Suchtmittel. Hierfür müssen sie wieder einen Blick für Alternativen bekommen. Da die finanzielle Situation von Gruppenteilnehmern angespannt sein kann, ist es wichtig, auch kostenneutrale Dinge aufzuzählen, dazu gehören soziale Verstärker (sich mit Freunden treffen, mit einem Freund telefonieren) oder Handlungsverstärker (bspw. in der Sonne sitzen, Lieblingsmusik hören, sich in ein frisch bezogenes Bett legen). Sonst kann der Eindruck entstehen, dass Belohnung nur durch die Erfüllung teurer Wünsche erfolgen kann.

Therapeut:
Kommen wir nun zu einer weiteren wichtigen Frage: Wer von Ihnen hat Alkohol oder Drogen konsumiert, um sich für eine Leistung zu belohnen, also um sich nach einer Anstrengung etwas Gutes zu tun?

Die Beispiele der Patienten werden gesammelt. Als nächstes stellt der Therapeut die Frage zur Diskussion, ob man sich selbst belohnen darf. Manche Menschen sind der festen Überzeugung, man dürfe sich nicht selbst für seine Leistungen oder Anstrengungen belohnen. Diese Einstellung kann revidiert werden, indem man einen Perspektivwechsel anregt: Darf sich jemand anderes für das, was er geschafft hat, belohnen? Warum darf ich es dann nicht auch?

Therapeut:
Wenn Sie sich heute für die anstrengende Teilnahme an der Gruppentherapie belohnen sollten, was würden Sie tun? Womit können Sie sich etwas Gutes tun?

Die Vorschläge der Patienten werden gesammelt. Es kann vorkommen, dass an diesem Punkt das Thema Suchtverlagerung von den Teilnehmern mit eingebracht wird, vor allem dann, wenn es um Kaufen, Essen oder Sport geht. Es ist positiv zu bewerten, wenn die Betroffenen sich mit ihrer Erkrankung schon so gut auskennen, dass sie diese Gefahr kennen und einkalkulieren.
An dieser Stelle sollte aber eher ermutigt werden, zunächst Alternativen zum Substanzkonsum zu finden – wenn notwendig, eben mit einer gewissen Vorsicht.
Die Vorschläge der Patienten sollten in folgender Hinsicht geprüft werden: Lässt sich die Belohnung leicht umsetzen? Hat der Vorschlag wirklich Verstärkerwert?

6. Entspannung

Therapeut:
Suchtmittelkonsum kann auch unseren Wunsch nach Entspannung befriedigen. Gerade wenn man nervös und unruhig ist, nur schwer zur Ruhe kommt, können Suchtmittel eingesetzt werden, um sich zu entspannen und abzuschalten. Auch in diesem Punkt wird es darum gehen, Alternativen einzusetzen. Der Wunsch nach Entspannung ist völlig natürlich und nachvollziehbar. Aber wodurch kann sie gelingen?

Auch hier werden die Vorschläge der Gruppenteilnehmer gesammelt. Überschneidungen zum Thema Belohnung und zum Thema positive Tätigkeiten sind möglich (bspw. Vollbad nehmen, Lieblingsmusik hören). Der Therapeut sollte darauf achten, dass von einem Teilnehmer nicht auf alle drei Fragen dieselbe Antwort gegeben wird.

An dieser Stelle der Sitzung ist Psychoedukation zum Thema Entspannung sinnvoll: Manche entspannen besser durch ruhige und reizarme Beschäftigungen und Entspannungsmethoden wie autogenes Training, manche erleben Entspannung hauptsächlich nach Aktivität. Beide Wege sind zu unterstützen, Hauptziel ist die Suche nach individuellen Alternativen zum Suchtmittelkonsum.

7. Zusammenhang zwischen Denken, Fühlen und Handeln

Den Gruppenteilnehmern soll vermittelt werden, dass sie durch den Einsatz positiver oder wohltuender Tätigkeiten Einfluss auf ihre Stimmung nehmen können. Auch ein wohlwollender Gedanke sich selbst gegenüber hilft, die Unzufriedenheit zu verscheuchen.

8. Hausaufgaben – Tagesstruktur

Die Patienten sollen sich für den Abend eine der genannten positiven, entspannenden oder belohnenden Tätigkeiten vornehmen und diese auch durchführen.

Ausgegeben werden kann das Arbeitsblatt Nr. 19 »Tagesplan« (▶ Arbeitsblatt Nr. 19). Es bietet eine gute Hilfe, einen bestimmten Tagesablauf festzulegen und damit Stress oder Langeweile zu vermeiden und genügend positive Aktivitäten einzubauen.

Schwierige Situationen

Insbesondere Personen, die bereits seit ihrer Jugend Suchtmittel konsumieren, haben kaum noch Erinnerungen an das Ausführen von angenehmen Tätigkeiten in nüchternem Zustand.

Ein Beispiel: Ein junger Patient, der wegen einer Cannabisabhängigkeit in Behandlung ist, schaut gern Filme an, hat dies aber immer unter dem Einfluss von THC getan. Er bezeichnet das Schauen von Filmen zwar als Tätigkeit, die gute Stimmung ausgelöst hat, weiß aber nicht, wie es sich ohne Cannabis entwickeln wird. In diesem Fall ist es eine wirkliche Herausforderung, den Patienten zum Ausprobieren zu motivieren: Es kann sein, dass das Schauen eines Films massiven Suchtdruck auslöst, also als Risikosituation einzustufen ist. Dann sollte der Patient dies zunächst vermeiden. Traut er sich eine Exposition mit dieser Tätigkeit zu, kann es passieren, dass er sie weniger attraktiv empfindet als unter Einfluss der Droge. Diese Gruppenteilnehmer neigen dazu, alle Freizeitgestaltungsmöglichkeiten ohne den Einfluss von Suchtmitteln zu entwerten. Eventuell auch, weil die große Angst besteht, nie wieder so viel Spaß und Entspannung zu erleben, wie in Konsumzeiten. Dann muss erneut in die Motivationsarbeit eingestiegen werden. Warum ist dem Patienten die Behandlung zu diesem Zeitpunkt wichtig? Kennt er andere Menschen, die in ihrer Freizeit Spaß haben, ohne etwas zu konsumieren? Will er diese Erfahrungen auch machen?

Tipps

In dieser Sitzung ist es wichtig, stets konkret zu bleiben. Es kann sein, dass Gruppenteilnehmer die Fragen unspezifisch beantworten (»*Mir fällt alles Mögliche ein, was ich tun könnte.*«). Ohne die Person bloßzustellen, soll um Konkretisierung gebeten werden.

Gelegentlich werden Beschäftigungsmöglichkeiten aufgezählt, die nicht umzusetzen sind! Wenn eine Gruppenteilnehmerin bspw. Baden als entspannende Tätigkeit nennt, lohnt es sich, nachzufragen, ob sie eine Badewanne hat. Nicht selten ist eher der Wunsch da, ohne dass Möglichkeiten der raschen Umsetzung bestehen.

Arbeitsblatt Nr. 19

Tagesplan

Wochentag: ……………………… Datum: ………………………

Uhrzeit	Tätigkeit
8:00 - 9:00	
9:00 - 10:00	
10:00 - 11:00	
11:00 - 12:00	
12:00 - 13:00	
13:00 - 14:00	
14:00 - 15:00	
15:00 - 16:00	
16:00 - 17:00	
17:00 - 18:00	
18:00 - 19:00	
19:00 - 20:00	
20:00 - 21:00	
21:00 - 22:00	
22:00 - 23:00	
23:00 - 24:00	

27 Genuss und Achtsamkeit

Ziel der Sitzung

Nach der Entscheidung für ein Leben ohne Suchtmittel sollen alternative Möglichkeiten des Genusserlebens und der Emotionsregulation zur Verfügung stehen. Solche Aspekte werden an verschiedenen Stellen dieses Programms aufgegriffen. In dieser Sitzung kann vertiefend darauf eingegangen werden, wie Genuss und Achtsamkeit zu realisieren sind. Für die Gruppenteilnehmer stellt es einen wichtigen Baustein zur Erarbeitung von Fertigkeiten dar, die im Verlauf der Abstinenz immer wieder zum Einsatz kommen sollten.

→ Gruppenteilnehmer mit den Prinzipien von Achtsamkeit und Genusstraining vertraut machen
→ praktische Übungen zur Vertiefung anbieten

Inhalt

1. Begrüßung, Besprechung der Hausaufgabe

2. Einführung in das Thema, Rationale

Therapeut:
Heute geht es darum, sich mehr mit Genuss und Innehalten zu beschäftigen. Sicherlich haben die meisten von Ihnen das Suchtmittel als eine Möglichkeit kennen gelernt, einen »Pausenknopf« zu drücken, abzuschalten von den alltäglichen Routinen und den Gedanken, die sich mit den eigenen Problemen beschäftigen. Das Gute ist, dass dies auch ohne den Einsatz von Suchtmitteln gelingen kann. Heute werden wir entsprechende Strategien besprechen und den Einsatz gleich üben.

3. Genuss

Vielleicht verbinden die meisten Gruppenteilnehmer Genuss ausschließlich mit der Einnahme ihres Suchtmittels. Es kann sein, dass alle Tätigkeiten unter dem Einfluss des Suchtmittels als genussreicher erlebt worden sind. Beispielsweise berichtet ein Teilnehmer, der täglich über den Tag verteilt Cannabis konsumiert hat, dass er seine Lieblingsmusik unter dem Einfluss der Droge viel besser genießen konnte als ohne. Für ihn wäre es ein Verlust, wenn diese Option der Potenzierung des genussvollen Erlebens wegfiele. Die Entscheidung für die Abstinenz schließt den Verstärker Cannabis aber aus.

Therapeut:
Dinge zu genießen sollte ein fester Bestandteil unseres Alltags sein. Genuss hat für uns einen belohnenden Effekt. Es geht darum, sich auch mit den schönen Seiten des Lebens zu beschäftigen. Und das geht tatsächlich auch ohne Suchtmittel.
Genießen ist auf allen unseren Sinneswahrnehmungen möglich: Riechen, Schmecken, Fühlen, Hören und Sehen bieten uns eine Menge genussvoller Erlebnisse. Fallen Ihnen genussvolle Momente ein? Welche Sinneswahrnehmungen waren beteiligt?

Die Gruppenteilnehmer steuern ihre Erfahrungsberichte bei. Bei Anlaufschwierigkeiten können die einzelnen Sinnesmodalitäten durchgegangen und der Reihe nachbearbeitet werden.
Es kann für die Teilnehmer recht schwierig sein, aus dem Stehgreif genussvolle Sinneswahrnehmungen zu benennen. Möglich ist je nach Gruppenkonstellation ein praktisches Herangehen. Verschiedene sensorische Stimuli können als Beispiele eingesetzt und in der Gruppe verteilt werden. Für die Gruppensituation eignen sich Dinge, die einen intensiven, angenehmen Geruch verströmen. Frisch gemahlener Kaffee, frisch gebackenes Brot oder frisch geschnittenes Gras haben einen charakteristischen Geruch, der genussvoll wahrgenommen werden kann, ebenso frische Kräuter oder Rosenduft.
Hier geht es darum, dass die Gruppenteilnehmer wahrnehmen und herausfinden, was für sie am angenehmsten ist. Wird etwas als Genuss wahrgenommen, sollte es regelmäßig im Alltag eingesetzt werden.

Therapeut:
Genuss findet also mit unterschiedlichen Sinneswahrnehmungen statt. Das hat den großen Vorteil, dass man sich im Alltag ganz verschiedene genussvolle Momente gönnen kann – wenn man sich die Zeit dazu nimmt und sich diese auch zugesteht. Versuchen Sie, sich regelmäßig solche Momente zu ermöglichen. Am besten fertigen Sie sich eine Liste mit Dingen an, die Sie genießen können. Ein großes Repertoire vergrößert den Spielraum.

4. Achtsamkeit

Therapeut:
Etwas anders ist das Vorgehen beim Üben von Achtsamkeit. Hier geht es um die Fertigkeiten, bestimmte Eindrücke genau wahrzunehmen, sie dabei aber nicht zu bewerten. Auch be-

stimmte Tätigkeiten, die wir sonst im Alltag ganz automatisch abspulen, können achtsam durchgeführt werden. Der Automatismus wird abgeschaltet und die Tätigkeiten werden mit der Konzentration all unserer Sinne darauf durchgeführt. Wozu kann das gut sein?

Der Ansatz kommt aus dem Buddhismus und soll uns helfen, Dinge einfach so anzunehmen, wie sie sind und sie nicht zu bewerten. Es geht um Aufmerksamkeitslenkung, nicht um bewusste Entspannung. In unserem Alltag begegnen uns viele Umstände, die vielleicht anstrengend sind oder Nerven kosten. Durch Suchtmittel kann man diese vorübergehend ausschalten. Es klappt aber auch mit achtsamkeitsbasierten Strategien. Sie nehmen uns aus dem Bewerten heraus und unterbrechen unsere Gedanken.

Neben diesen Effekten hat Achtsamkeit speziell für Suchterkrankungen noch einen weiteren wichtigen Aspekt: Indem man sich ganz auf eine bestimmte Tätigkeit oder eine bestimmte Sinneswahrnehmung konzentriert, kann man sich von auftretendem Suchtdruck ablenken.

5. Achtsamkeitsübungen

Achtsamkeit ist ein Konzept, das in vielen wissenschaftlichen Arbeiten diskutiert und validiert wurde. Zudem ist es ein Teil von etablierten Therapieformen wie der »Mindfulness-based Cognitive Therapy« (MBCT) (Segal et al. 2002) und der dialektisch-behavioralen Therapie (DBT) (Linehan 1993). Weitere Informationen und Übungen zur Achtsamkeit, auch im speziellen Kontext der Suchttherapie, finden sich ebenfalls in Mundle (2017) oder Wolf-Arehult und Beckmann (2018).

Hier soll nur exemplarisch eine Auswahl an Übungen beschrieben werden, die sich gut in ein Gruppenprogramm für Patienten mit einer Suchterkrankung integrieren lässt.

Achtsames Schmecken

Geübt werden kann mit einer Rosine, einem Bonbon, einer Erdbeere oder anderen essbaren Kleinigkeiten. Im Ablauf der Übung soll darauf geachtet werden, dass bspw. die Rosine zunächst betrachtet, gerochen und ausführlich befühlt wird. Anschließend sollte sie langsam in den Mund genommen und zerkaut werden. Das Ziel ist, die Aufmerksamkeit ausschließlich auf den Geschmack zu richten. Dabei sollte keine Bewertung stattfinden. Die Konzentration richtet sich auf die Wahrnehmung.

Die Gruppenteilnehmer werden merken, dass die Gedanken bei richtigem Durchführen der Aufgabe nicht noch bei anderen Dingen sein können. Durch die starke Bindung der Aufmerksamkeit ist man ausschließlich mit diesem Moment beschäftigt. Das kann Entlastung bringen, wenn man zum Grübeln neigt oder gedanklich sehr mit seinem Suchtmittel beschäftigt ist.

Für solche Übungen können alle Sinnesmodalitäten genutzt werden. Bei der Auswahl der Stimuli ist es nicht ausschlaggebend, dass sie angenehm sind. Auch unangenehme Gerüche können achtsam wahrgenommen werden.

Atemübung

Alle Gruppenteilnehmer sitzen aufrecht auf ihrem Stuhl, der Rücken sollte nicht angelehnt sein. Ziel ist nicht eine möglichst entspannte Haltung, sondern eine achtsame. Es kann passieren, dass man im Verlauf der Übung auch etwas Unangenehmes wahrnimmt oder Geräusche hört. Diese Eindrücke sollen zwar wahrgenommen, aber nicht bewertet werden (eine Bewertung würde sich bspw. in Ärger über ein störendes Geräusch äußern). Es ist wichtig, sich nicht länger mit ihnen aufzuhalten.

Für die Übung ist es hilfreich, die Augen zu schließen. Der eigene Atem soll danach einfach nur beobachtet werden. Es kann innerlich mitgesprochen werden: »einatmen ... ausatmen ...« Die Übung kann über einen beliebigen Zeitraum ausgeführt werden.

Achtsam Alltagstätigkeiten ausführen

Alltägliche Pflichten wie Spülen, Staubsaugen, Putzen oder Treppensteigen können ebenfalls achtsam ausgeführt werden. Das klingt für die Patienten zunächst banal. Ihnen soll aber deutlich werden, dass es bei den Verrichtungen dieser Tätigkeiten darum geht, den »Autopiloten« auszuschalten und zu vermeiden, mehrere Dinge gleichzeitig zu tun bzw. von einer Sache zur nächsten zu hetzen. Für den Einsatz von Achtsamkeit in Zusammenhang mit alltäglichen Pflichten gilt es, die Aufmerksamkeit vollkommen auf die Sache, die man tut, zu richten. Wie fühlt sich der Körper dabei an? Was tun meine Muskeln? Wie riecht es? Was kann ich dabei beobachten?

Weitere Übungen

Vorschläge für weitere Übungen sind:

- einen achtsamen Spaziergang unternehmen und nur darauf achten, welche Geräusche zu hören sind
- an verschiedenen Blüten riechen
- achtsames Befühlen von Samt, Seide oder Cord
- in der Sonne sitzen und die Wärme auf der Haut fühlen oder
- ein Foto aus dem letzten Urlaub betrachten und dabei alle Details einbeziehen.

6. Hausaufgabe – Üben

Therapeut:
Sie haben nun einige Übungen zum Thema Achtsamkeit kennen gelernt. Genuss und Achtsamkeit sind zwei Fertigkeiten, die Ihnen in Zukunft gute Dienste erweisen können, sollten Sie sie regelmäßig einsetzen. Denn Übung macht auch hier den Meister. Ihre Hausaufgabe ist es, täglich einige Minuten Zeit freizumachen und die Fertigkeiten zu vertiefen.

Schwierige Situationen

Das Erläutern und die Übung neuer Fertigkeiten und Methoden können in der Gruppe schwierig werden, wenn das Ausprobieren neuer Strategien abgewehrt wird und sich einzelne Gruppenteilnehmer nicht auf die Übungen einlassen. Um zu vermeiden, dass sich einzelne Patienten gegenseitig ablenken, können die Übungen so durchgeführt werden, dass die Gruppenteilnehmer sich nicht gegenseitig anschauen können (bspw. nach außen gedrehter Stuhl im Stuhlkreis).
   Manchmal bleibt ein Aha-Effekt beim ersten Versuch einer Übung aus. Vielleicht reagiert einer der Gruppenteilnehmer skeptisch und stellt fest, dass er keinerlei positive Wirkung der Achtsamkeitsübung bemerkt hat. Der Patient sollte ermutigt werden, Genuss und Achtsamkeit weiterhin zu üben, um damit ein vorschnelles Verwerfen der Strategie zu vermeiden. Häufig haben die Übungen erst dann den erwünschten Effekt, wenn man etwas vertrauter mit ihnen ist.

Tipps

Diese Gruppensitzung erfordert etwas Vorbereitung vom Therapeuten. Materialien für die Übungen (Kaffee, Brot, Kräuter, Rosinen etc.) sollten bereitgehalten werden.

28 Im Notfall

Ziel der Sitzung

Die Patienten sollen geeignete Verhaltensweisen identifizieren, die sie bei aufkommendem Suchtdruck einsetzen können, um einen Rückfall zu verhindern. Bestandteil der Gruppensitzung ist auch die Frage, mit welchen Möglichkeiten ein bereits stattfindender Rückfall unterbrochen werden kann. Unterschieden wird das Vorgehen bei einem einmaligen Ausrutscher (englisch: slip), mehreren Ausrutschern in Folge (englisch: lapse) und einem Rückfall mit vollständiger Rückkehr in alte Konsummuster (englisch: relapse).

→ Erstellung eines Notfallplans für Situationen mit Suchtdruck zur Rückfallabwehr
→ Strategien zur Unterbrechung eines Konsumereignisses
→ erneute Arbeit mit der Abstinenzmotivation

Inhalt

1. Begrüßung, Besprechung der Hausaufgabe

2. Einführung in das Thema, Rationale

Therapeut:
Sie kennen wahrscheinlich alle die Momente, in denen man hart für die erreichte Abstinenz kämpfen muss. Wie lange man es auch schon geschafft hat, suchtmittelfrei zu leben, Phasen mit starkem Suchtdruck kommen manchmal sehr plötzlich auf. Dann ist es wichtig, einen guten Plan in der Tasche zu haben, wie man versuchen wird, diese Situation zu meistern. Sie brauchen Ihren ganz persönlichen Notfallplan, Ihr Sicherheitsnetz.
Da Sie in Notfallsituationen großem Stress ausgesetzt sind und das zielgerichtete Denken vielleicht schwerfällt, sollten Sie einen ruhigen und sicheren Moment nutzen, um diesen Plan zu erstellen.

3. Wenn ein Rückfall droht

Therapeut:
Versetzen Sie sich in Gedanken in eine wirklich schwierige Situation mit viel Suchtdruck. An wen würden Sie sich in einem solchen Moment wenden? Zu wem würden Sie Kontakt aufnehmen?

Die Gruppe macht Vorschläge, die der Therapeut auf dem Flipchart sammelt. Es ergibt sich eine Mischung aus privaten Kontakten und professionellen Helfern. Es ist gut, die einzelnen Vorschläge durchzugehen und kurz zu diskutieren, Zugangswege zu erklären. Wichtige Anlaufstellen, die in diesem Zusammenhang besprochen werden sollten, sind die zuständige Klinik, Suchtberatungsstellen, Suchtambulanzen, Selbsthilfegruppen, Hausärzte und Psychiater. Die Patienten sollen immer wieder ihre Hemmschwellen prüfen: Würde ich dort wirklich anrufen? Was könnte mich davon abhalten?

Auch die Einbeziehung von Vertrauenspersonen im privaten Bereich ist sinnvoll, insbesondere dann, wenn die Vertrauensperson über das Suchtproblem informiert ist und sie weiß, dass sie Teil des Notfallplans der betroffenen Person ist.

Es ist hilfreich, die Gruppenteilnehmer immer wieder mit dem schlimmsten Fall zu konfrontieren, nämlich, dass die Person der Wahl nicht erreichbar ist, die Arztpraxis geschlossen hat oder bei der Suchtberatung alle Berater in einem Termin sind. Es geht also darum, einen Plan B zu entwickeln. Wer ist die zweite Person meiner Wahl?

Therapeut:
Andere Personen nehmen einen wichtigen Stellenwert im Notfallplan ein. Aber was, wenn der Suchtdruck nachts auftritt und die Hemmschwellen wachsen, eine Person anzurufen oder wenn tatsächlich niemand erreichbar ist? Dann müssen Sie für sich selbst sorgen. Mit welchen Tätigkeiten können sie einen Rückfall aufschieben? Was ermöglicht es Ihnen zu verhindern, dass der Suchtdruck die Übermacht gewinnt?

Gesammelt werden Tätigkeiten, die Ablenkung bieten oder den Betroffenen stark mit seinem Abstinenzziel konfrontieren. Es gibt Patienten, die für solche Momente einen Brief an sich schreiben. Inhalt dieser Briefe sind die Gründe für die Abstinenz, die Darstellung der negativen Seiten des Konsums und der positiven Seiten der Abstinenz. Teilweise enthalten die Briefe Appelle an die eigene Person, geschrieben in stabilen Zeiten, die in schwierigen Momenten einen Rückfall abwehren sollen. Die Briefe sollen in Momenten, in denen der Rückfall droht, gelesen werden.

Spaziergänge, Sport oder Musikhören sind häufig genannte praktikable und leicht umzusetzende rückfallabwehrende Maßnahmen.

Aufgabe des Therapeuten ist die Konkretisierung der Realisierbarkeit. Nennt ein Patient Joggen als Beispiel, dann fragt der Therapeut: »*Was ist, wenn Schnee und Eis auf den Wegen ist? Welche andere Tätigkeit können Sie dann vor den Rückfall schalten?*«

Vorschläge sollten mit der gesamten Gruppe auf dem Flipchart gesammelt werden.

4. Wenn ich schon rückfällig bin

Unter den Betroffenen herrscht häufig die Meinung vor, dass nichts mehr zu retten ist, wenn es zu einem Rückfall gekommen ist. Marlatt und Donovan bezeichneten dies als »Abstinenzverletzungseffekt« (2005): Kommt es zu einem einmaligen Konsum, kann es passieren, dass der Betroffene der Überzeugung ist, dass er nun die Kontrolle verloren habe und alles Erreichte verloren sei. Kognitionen wie *»Jetzt ist es sowieso egal.«* führen zum weiteren Konsum und damit zu einem fortgesetzten, schweren Rückfall.

Sicherlich werden in jeder Patientengruppe Personen sein, welche die Meinung vertreten, dass ein Konsumereignis nach einer Abstinenzzeit nur wieder im Absturz enden kann. Diese Überzeugung rührt aus Erfahrungen, welche die Betroffenen in der Vergangenheit gemacht haben. Hier soll den Patienten verdeutlicht werden, dass ein einmaliger Rückfall zwar die Abstinenz bedroht, aber nicht in der Katastrophe enden muss, wenn man sich direkt an professionelle Helfer wendet oder andere Punkte aus dem eigenen Notfallplan nutzt, um den Konsum wieder zu stoppen. Die Gefahr, dass ein einmaliger Ausrutscher (slip) in mehreren Konsumereignissen (lapse) und damit schließlich im vollständigen Rückfall (relapse) endet, ist sehr hoch, wenn Betroffene nicht aktiv dagegen angehen.

Innerhalb dieses Konzepts kann sich ein erlaubniserteilender Gedanke einschleichen: *»Hin und wieder zu konsumieren ist also kein Drama. Wenn ich mich ausreichend schnell um Hilfe bemühe, wird das Ganze meine Abstinenz nicht grundlegend bedrohen.«* Dies würde bedeuten, dass sich der Betroffene auf einen intermittierenden Konsum einstellt, indem er sich Rückfälle zugesteht. Damit ist ein Abstinenzvorhaben ernsthaft bedroht.

Aus Sicht der Autoren ist es an dieser Stelle wichtig, erneut die große Herausforderung des möglichen Ziels eines reduzierten Konsums zu betonen. Hat ein Betroffener bereits Toleranzentwicklung und/oder Kontrollverlust im Rahmen seiner Abhängigkeitsentwicklung kennengelernt, ist die Aufgabe eines gedrosselten Konsums schwieriger umzusetzen als eine vollständige Abstinenz. Diese Haltung begründet sich insbesondere aus den Erfahrungen, die uns unsere Patienten selbst weitergegeben haben. Frühere Verhaltensmuster werden sehr schnell reaktiviert, ein Rückfall in alte Konsummuster ist meist vorprogrammiert.

Therapeut:
Sollte es doch zu einem Rückfall kommen, was ist dann zu tun? Warum ist es wichtig, auch für diesen Fall einen Notfallplan zu haben?

Die Patienten sind in solchen Momenten oft mit Scham und Schuldgefühlen beschäftigt, die sie davon abhalten können, sich bei stattgefundenem Konsum Hilfe zu holen. Die Gruppensituation eignet sich gut dafür, gemeinsam die unterschiedlichen Handlungsalternativen durchzuspielen. Was ist, wenn ich mich an eine professionelle Stelle wende und um Hilfe bitte? Was ist, wenn ich den Rückfall nicht beende und weiter konsumiere?

Die Gruppenteilnehmer bekommen ein Notfallkärtchen ausgeteilt. Dieses sollen sie ausfüllen und immer bei sich führen (Kärtchen sollte in den Geldbeutel passen). Auf dem Kärtchen wird festgelegt, welche Strategien in welcher Reihenfolge zur

Rückfallabwehr eingesetzt werden. Den ersten Platz sollte die Strategie einnehmen, die am leichtesten umsetzbar ist (▶ Abb. 11).

Der Therapeut erklärt, wieso ein Notfallplan wichtig ist: Im Fall von großem Suchtdruck ist die Konzentrationsfähigkeit eingeschränkt, teilweise können die Betroffenen kaum einen klaren Gedanken fassen. Dann ist es hilfreich, einen schriftlichen Notfallplan vor sich zu haben, um mit der Umsetzung beginnen zu können.

Notfallplan

Wenn ich unter starkem Druck stehe, Suchtmittel zu konsumieren oder dies bereits getan habe, werde ich folgendes tun:

1.

2.

3.

Abstinenzmotivation:
Abstinenz ist für mich wichtig, weil…

Abb. 11: Notfallplan (hier dargestellt sind Vorder- und Rückseite eines Notfallkärtchens für den Geldbeutel)

5.   Gründe für die Abstinenz

In Suchtdruckmomenten kann es hilfreich sein, sich die Gründe, die einen zu dem Abstinenzversuch bewegt haben, ins Gedächtnis zu rufen. Deshalb ist die Vergegenwärtigung der Abstinenzmotivation ein Teil des Notfallplans. Die Patienten sollen möglichst genau aufschreiben, was sie dazu bewogen hat, den Konsum ihres Suchtmittels zu beenden.

6.   Hausaufgabe – Notfallplan

Der Notfallplan kann als Hausaufgabe ausgefüllt werden. Gruppenteilnehmer, die bereits Erfahrungen mit Notfallplänen haben, sollten ihre bestehenden überarbeiten, um sich nächstes Mal besser vor einem Rückfall schützen zu können.

Schwierige Situationen

Patienten sind immer wieder sehr skeptisch, was den Sinn eines Notfallplans angeht. Das kann auch damit zusammenhängen, dass sie durch die Erstellung eines solchen Plans die Verantwortung für ihre Abstinenzsicherung übernehmen müssen. Es kommt vielleicht zu Einwänden: »*Wenn ich so starken Suchtdruck bekomme, dass ich über Konsum nachdenke, dann kann mir sowieso nichts mehr helfen.*« oder »*Das kommt doch auf die Situation drauf an, was mir helfen könnte, da muss ich mir vorher keinen Plan machen.*« Im besten Fall reagieren die anderen Gruppenmitglieder auf diese Punkte und der Therapeut muss gar nicht mehr viel tun. Ansonsten sind hilfreiche Fragen des Therapeuten: »*Suchtdruck gehört zu einer Suchterkrankung dazu. Sie werden mit Suchtdruck konfrontiert sein. Heißt das, der nächste Rückfall ist damit schon vorprogrammiert? Möchten Sie versuchen, dem Suchtdruck etwas entgegenzusetzen?*« oder »*Haben Sie auch bisher versucht, in der schwierigen Situation zu überlegen, was Ihnen jetzt helfen könnte? Waren Sie mit der Strategie erfolgreich oder haben Sie konsumiert?*«

In erster Linie sollen die Gruppenteilnehmer dazu aufgefordert werden, den Notfallplan auszuprobieren.

Therapeut:
Nur was man ausprobiert hat, kann man auch wirklich bewerten.

Ein Gruppenteilnehmer äußert Erleichterung darüber, dass ein Ausrutscher nicht gleich der Untergang ist. Allerdings wird in der Aussage auch deutlich: Eine Entscheidung für eine komplette Abstinenz kann leider damit vermieden werden.

Patient:
Na gut, ich werde versuchen, auf die Schlaftabletten zu verzichten. Aber wenn ich dann mal im Notfall eine einnehme, kann ich das beim nächsten Treffen meiner Selbsthilfegruppe

erzählen. Ich werde es in Zukunft nicht mehr verheimlichen, das macht den Unterschied. Damit kann ich wieder an meiner Abstinenz anknüpfen.

Therapeut:
So wie Sie es beschreiben hat ein Rückfall damit an Schrecken verloren. Solange man sich nicht versteckt, ist es halb so wild. Aber wir dürfen nicht vergessen: Egal, ob einmaliger oder mehrmaliger Ausrutscher oder echter Rückfall – der Suchtmittelkonsum ist ein Verhalten, das ganz klar im Widerspruch zu einem Abstinenzvorhaben steht. Kalkuliert man vereinzelte Ausrutscher schon ein, geht es darum, das Therapieziel ein weiteres Mal zu überprüfen. Verfolge ich eine Suchtmittelabstinenz oder bin ich dabei, mich mit den Chancen des kontrollierten Konsums auseinanderzusetzen?

Tipps

Um den Patienten im Falle eines drohenden Rückfalls die Kontaktaufnahme zu einer professionellen Stelle zu erleichtern, kann der Ablauf eines solchen Gesprächs auch in der Gruppe durchgespielt werden.

Es ist hilfreich, wenn die Gruppenteilnehmer direkt in der Sitzung die Telefonnummern der für sie wichtigen Anlaufstellen von ihrem Therapeuten erhalten.

29   Angehörigengruppe

Ergänzend zum psychotherapeutischen Programm für die Patienten ist es sinnvoll, eine Angehörigengruppe anzubieten. Alle Angehörigen sollten eingeladen werden. Meist wollen jedoch nicht alle teilnehmen.

Das Programm für die eine Sitzung ist umfangreich und je nach Anzahl der Teilnehmer sollte die dafür vorgesehene Zeit auf bis zu 2 Stunden erweitert werden. Die Abendstunden bieten sich für eine solche Veranstaltung an, um zahlreiches Teilnehmen zu ermöglichen.

Ziel der Sitzung

Angehörige von Menschen mit einem Suchtmittelproblem haben mit vielen unterschiedlichen Gefühlen und Befürchtungen zu kämpfen. Die Gruppensitzung mit Angehörigen soll in erster Linie die Möglichkeit zum Austausch geben. Dass es anderen ähnlich geht, stellt häufig schon eine wichtige Entlastung dar. Ein weiterer Punkt ist, die Angehörigen mit Informationen zur Alkoholkrankheit zu versorgen. Häufige Fragen sind:

- Auf was sollte in Zukunft geachtet werden?
- Welche professionellen Stellen sind verlässliche Partner?
- Wie ist der Umgang mit dem Bedürfnis, den suchtkranken Angehörigen zu kontrollieren?

In einem weiteren psychoedukativen Teil wird auf das Konstrukt der Co-Abhängigkeit eingegangen.

- → Förderung des Austausches mit anderen Angehörigen
- → Informationsvermittlung über den Umgang mit einem suchtmittelkonsumierenden Angehörigen
- → Aufklärung über co-abhängiges Verhalten und dessen Gefahren

Inhalt

1. Begrüßung

Therapeut:
Ihre Angehörigen nehmen seit einiger Zeit an einer Gruppentherapie für Menschen mit einem Suchtmittelproblem teil. Im Rahmen des Programms möchte ich Ihnen die Möglichkeit geben, über Ihre Erfahrungen, Gefühle und Befürchtungen zu sprechen und Ihnen zudem einige Informationen vermitteln. Vielleicht ist es ungewohnt, in einer Runde Unbekannter über etwas zu sprechen, das sonst sehr im Verborgenen bleibt. Die Voraussetzung für diese Angehörigengruppe ist, dass jeder die hier erfahrenen Dinge für sich behält und damit vertrauensvoll umgeht. Schön wäre es, wenn Ihnen diese eine Sitzung ein Gefühl dafür geben kann, wie entlastend der Austausch mit anderen Betroffenen ist.

Da für die Angehörigenarbeit in diesem Programm nur eine Sitzung anberaumt ist, sollte auf längere Vorstellungsrunden verzichtet werden.

2. Einführung in das Thema, Rationale

Therapeut:
Ihre Angehörigen leiden an einer Erkrankung. Obwohl sie um die Schädlichkeit des Suchtmittels wissen, waren sie bisher nicht in der Lage, effektiv etwas dagegen zu unternehmen. Von außen betrachtet kann das so wirken, als würden sie sich nicht richtig darum bemühen. Aber es ist keine leichte Sache, alte Gewohnheiten aufzugeben, insbesondere, wenn das körperliche und psychische Verlangen danach sehr stark ist. Die Betroffenen leiden also unter ihrer Erkrankung. Und das tun Sie als Angehörige auch. Sicher gab es viele Situationen, in denen Sie nicht mehr weitergewusst haben.

Heute soll es um einen Austausch untereinander gehen, um Informationen und um einige Werkzeuge, die Sie an die Hand bekommen sollen, um in Zukunft besser gewappnet zu sein.

3. Jetzt geht es mal um mich

Dieser Teil der Sitzung beschäftigt sich mit den Gefühlen der Angehörigen. Die Aufarbeitung aller Emotionen ist in diesem Rahmen nicht möglich. Aber es ist ein erster wichtiger Schritt, die Gefühle offen auszusprechen, sie nicht wegzuschieben oder zu verheimlichen und ihnen eine Berechtigung zu geben. Das fällt manchmal schwer, weil auch sehr negative Gefühle dabei sei können.

Therapeut:
Zunächst möchte ich, dass Sie alle Gefühle aufzählen, die im Zusammenhang mit dem Suchtmittelproblem Ihres Angehörigen bei Ihnen aufgetreten sind. Welche können Sie benennen und wann sind diese Gefühle aufgetreten?

Die Sammlung erfolgt am Flipchart. Angehörige nennen meist Gefühle wie Sorge, Wut, Angst, Hilflosigkeit, Ärger und Verzweiflung. Der Austausch der Teilnehmer wird durch diese Aufgabe verstärkt.

Therapeut:
Hier ist eine Reihe von Gefühlen zusammengekommen. Vielleicht war es Ihnen in der Vergangenheit unangenehm oder peinlich, dass sie aufgetreten sind. Aber es ist völlig nachvollziehbar und verständlich, bei all dem, was Sie durchgemacht haben.
  Falls Sie Hilfe für die Bewältigung dieser Gefühle in Anspruch nehmen wollen: Sie können sich an jede Suchtberatungsstelle wenden. Dort können auch Angehörige Termine wahrnehmen. Zudem gibt es Selbsthilfegruppen für Angehörige von Suchtkranken, über die ebenfalls die Suchtberatungsstellen informieren (für Angehörige von Alkoholkranken siehe auch: www.al-anon.de). Sollten diese Hilfen nicht ausreichen, ist die Aufnahme einer ambulanten Psychotherapie sinnvoll.

4.   Vertrauen ist gut – Kontrolle ist besser?

Therapeut:
Bei all den schwierigen Momenten, die Sie erlebt haben, ist es anzunehmen, dass Sie große Hoffnung in die aktuelle Behandlung ihres Angehörigen setzen. Sicherlich ist der Wunsch groß, dass es nicht zu einem Rückfall kommt. Solche Momente können zu – häufig heimlichen – Kontrollen verleiten, die es Ihnen und dem Betroffenen schwer machen, sich wieder zu vertrauen. Kennt jemand von Ihnen solche Kontrollen?

Die Mehrzahl von Angehörigen Betroffener kann von Versuchen berichten, eine vermeintliche Suchtmittelfreiheit ihres Angehörigen zu objektivieren. Zu solchen gehören das Durchsuchen von früheren Suchtmittelverstecken, von Kleidung, Auto, Keller und Garage, Wäscheschrank etc. Teilweise wird versucht, eine Alkoholfahne zu riechen oder bei Drogenkonsum die Pupillen zu kontrollieren. Es gibt auch Familien oder Partnerschaften, in denen ein Atemalkohol-Messgerät oder Drogenschnelltests verwendet werden.

Therapeut:
Wie gesagt: Das Bedürfnis, die Situation zu kontrollieren, ist nachvollziehbar. Die Frage ist allerdings, wie sich die Beteiligten bei diesen Kontrollen fühlen. Häufig leiden Angehörige darunter, dass sie zu solchen Mitteln greifen und die Betroffenen empfinden die Maßnahmen als Nachweis fehlenden Vertrauens. Die Gefahr von Missverständnissen und falschen Unterstellungen ist groß.
  Aus diesem Grund empfehlen wir, möglichst viel Kontrolle an professionelle Helfer abzugeben. Man kann vereinbaren, dass sich der Betroffene regelmäßig beim Hausarzt zur Kontrolle der Leberwerte oder des Urins vorstellt und die Suchtberatungsstelle sowie eine Selbsthilfegruppe aufsucht, in welcher er die Möglichkeit hat, offen über Suchtdruck oder den stattgefundenen Konsum zu sprechen. Hilfreich ist zudem eine feste Vereinbarung: Welche Anlaufstelle wird bei einem vorgefallenen Konsum genutzt?
  Versuchen Sie nicht, auch noch Therapeut für Ihren Angehörigen zu sein. Diese Aufgabe sollte jemand anderes übernehmen.

5. Co-Abhängigkeit

Viele Angehörige haben diesen Begriff bereits gehört. Er wird allerdings unterschiedlich verwendet und verstanden. Gemeint ist ein Verhalten, welches das Suchtproblem des Betroffenen indirekt unterstützt und die Inanspruchnahme einer medizinisch-therapeutischen Hilfe verhindert. Dies soll nicht einer Schuldzuweisung gleichkommen, sondern vielmehr eine nachvollziehbare Entwicklung beschreiben, die durch die aufkommenden Gefühle und Erfahrungen gut verständlich ist (Thomasius und Küstner 2005).

Therapeut:
Es ist nicht leicht, als Angehöriger auf den Suchtmittelkonsum eines Familienmitglieds oder Partners zu reagieren, zumal bei der Auswahl der Reaktion noch das eigene Selbstbild eine Rolle spielt. Es kann passieren, dass unbewusst der Suchtmittelkonsum des Angehörigen geschützt wird, indem man bspw. versucht, ihn zu vertuschen oder zu verharmlosen. Die Entschuldigung des suchtkranken Angehörigen beim Arbeitgeber, das Wegräumen leerer Flaschen oder das Bereitstellen von »Alibis« gehören dazu. Am deutlichsten tritt die Co-Abhängigkeit zu Tage, wenn die Beschaffung des Suchtmittels erleichtert wird. Lebt man längere Zeit mit einem Menschen mit Suchtmittelproblem zusammen, neigt man dazu, viel zu übernehmen, damit der Suchtkranke bzw. die Familie weiter »funktionieren«. Manchmal ist es gar nicht so einfach, diese Rolle auch wieder aufzugeben.
Die Ansichten innerhalb der Suchttherapie haben sich mit der Zeit verändert: Es wird nicht mehr als erforderlich angesehen, dass es einem Betroffenen richtig schlecht gehen muss, um etwas verändern zu können. Aber als Angehöriger sollte man den Konsum auch nicht möglichst bequem gestalten.
Haben Sie dazu Fragen oder möchten Sie etwas anmerken?

An dieser Stelle haben die Angehörigen die Möglichkeit, sich erneut über ihre Erfahrungen auszutauschen. Der Therapeut beachtet, dass es nicht zu Schuldzuweisungen kommt oder es so dargestellt wird, als habe ein bestimmtes Verhalten jemanden in das Suchtmittelproblem getrieben. Die Tendenz, aus Hilflosigkeit und Überforderung auch schützend und verharmlosend aufzutreten, ist nachvollziehbar und nicht verwerflich. Überlegt werden sollte, welche Alternativen möglich sind, die respektvoll, aber klar abstinenz-orientiert sind.

6. Wichtig für die Zukunft

Den teilnehmenden Angehörigen kann in einer Sitzung nicht dasselbe Wissen über die Erkrankung vermittelt werden wie den Betroffenen in der mehrstündigen Gruppentherapie. Neben den in den oberen Abschnitten vermittelten Informationen sollte der Therapeut folgende Punkte ansprechen:

»Nein« zu kontrolliertem Konsum

Therapeut:
Sicher erinnern Sie sich an eine Zeit, in der Ihr Angehöriger sein Suchtmittel in Maßen und noch selten konsumiert hat. Der eine oder andere hat eventuell auch schon einmal gesagt: »Wenn es so wie früher wäre, nur hin und wieder einmal, dann wäre es nicht so schlimm.« Beim Alkohol könnte dies bspw. bedeuten, dass gegen ein Glas Wein zum Essen nichts einzuwenden ist, wenn es eben bei einem Glas bleibt.
  In der Regel haben unsere Patienten eine Toleranzentwicklung und einen Kontrollverlust erlebt. Das heißt: Sie haben immer mehr von ihrem Suchtmittel vertragen, damit auch mehr davon konsumiert und nicht mehr gut kontrollieren können, wann sie mit dem Konsum anfangen oder ihn beenden. In diesen Fällen raten wir von dem Versuch, das Suchtmittel kontrolliert, also wieder nur in Maßen, zu konsumieren, ab. Grund dafür sind die Berichte vieler Suchtkranker, die dies bereits ausprobiert haben und daran gescheitert sind. Es wird als sehr viel größere Herausforderung erlebt, den Konsum nach einer gewissen Menge zu unterbrechen, als ganz darauf zu verzichten. Die Gefahr, in die alten Konsummengen und -muster zurückzufallen, ist extrem hoch.

Substanzfreie Zone in den eigenen vier Wänden

Die Angehörigen sollten darin unterstützen, die eigenen vier Wände suchtmittelfrei zu halten. Das bedeutet auch, selbst auf die Substanz zu verzichten. Dies ist bezogen auf Alkohol häufig ein Problem. Hier ein weiteres Beispiel für Bedenken bezüglich eines alkoholfreien Wohnraums:

Therapeut:	*Ebenso wie in der Gruppentherapie möchte ich heute auch mit Ihnen besprechen, dass wir eine suchtmittelfreie Wohnung als ganz wichtige Sicherheitsstrategie sehen. Für Alkohol würde das bedeuten, dass alle Reserven aus Wohnung und Keller entsorgt werden müssen.*
Frau G.:	*Also in unserem Keller steht noch Wein, aber den hat mein Mann sowieso nie getrunken. Sein Bier ist leer. Und den Wein biete ich immer an, wenn meine Eltern zu Besuch kommen. Ich kann ihnen doch nicht nur Sprudel anbieten, wenn sie zum Essen da sind.*
Therapeut:	*Ich verstehe, Sie wollen eine gute Gastgeberin sein. Wir sollten das mit dem Wein allerdings erneut gemeinsam überdenken. Was, wenn Ihre Reserven im Keller die Abstinenz ihres Mannes ernsthaft bedrohen?*
Frau G.:	*Das glaube ich nicht, wie gesagt, er hat eigentlich nie Wein getrunken. Da müsste schon viel passieren...*
Therapeut:	*Menschen mit einer Suchtmittelabhängigkeit leiden immer wieder unter starkem Verlangen nach dem Suchtmittel, so genanntem Suchtdruck. Leider ist es so, dass in diesen Fällen ein Lieblingsgetränk häufig an Bedeutung verliert, es geht vielmehr um die Wirkung, nach der verlangt wird. Der Weg ihres Mannes in den eigenen Keller wäre sehr viel kürzer als in den nächsten Supermarkt oder zur nächsten Tankstelle. In einem Moment von Suchtdruck ist das Suchtmittel in den eigenen vier Wänden eine kaum zu meisternde Herausforderung.*

> *Vielleicht können Sie Ihre Eltern darüber aufklären, dass es in Zukunft keinen Alkohol bei Ihnen zu Hause geben wird. Oder Sie wagen das Experiment und schauen, ob Sie auch mit Mineralwasser eine gute Gastgeberin sein können.*

Verzicht auf Alkohol in Lebensmitteln

Ergänzend ist wichtig zu betonen, dass beim Einkauf in Zukunft auf alkoholfreie Speisen und Getränke geachtet werden soll, und dass Bier, Wein und Sekt in der alkoholfreien Form aufgrund des geringen Alkoholgehalts keine sinnvollen Alternativen sind.

Absprachen für stürmische Zeiten in ruhigen Zeiten

Die Familien/Partner sollten in einem ruhigen und stabilen Moment besprechen, was getan werden muss, wenn das Suchtmittel wieder an Bedeutung gewinnt oder es sogar schon zum Konsum gekommen ist. Gemeinsame Absprachen erhöhen die Verbindlichkeit, den Plan dann auch wirklich umzusetzen.

Schwierige Situationen

Angehörige können die Empfehlungen als übertrieben einschätzen. Nachvollziehbarerweise besteht bei ihnen der große Wunsch, dass das Suchtmittelproblem des Angehörigen durch die Therapie »gelöst« ist, also keine Bedeutung mehr hat. Ähnlich wie bei den Betroffenen treten Gedanken auf wie *»Jetzt ist die Krise überwunden und das Thema für uns abgeschlossen.«*. Prinzipiell ist es gut, wenn Zuversicht herrscht und nicht nur mit negativen Erwartungen in die Zukunft geschaut wird. Aber die grundlegende Frage für die Angehörigen ist: Wähle ich lieber die sichere Variante oder das Risiko? Meist wird zugunsten der Sicherheit entschieden, dazu gehören die Vorsichtsmaßnahmen, über die der Therapeut in dieser Sitzung informiert.

Manche Angehörigen sind vollständig von dem Gedanken eingenommen, dass sie eine Mitschuld an der Entwicklung tragen. Sie beschäftigen sich mit Fragen wie: »Hätte ich mich anders verhalten sollen?«, »Habe ich zu lange weggeschaut?«, »Warum habe ich es nicht geschafft, meinen Angehörigen zu schützen?«.

Eltern suchtmittelkonsumierender Kinder setzen sich oft damit auseinander, ob sie in der Erziehung »versagt« haben. Hier sollte der Schwerpunkt auf die Entlastung und der Blick in die Zukunft gelenkt werden: Niemand kann immer alles richtig machen und ein Suchtmittelproblem wird nie nur durch einen Faktor ausgelöst. Hilfreich für die aktuelle Situation ist vielmehr die Beschäftigung mit der Frage, was man einbringen kann und möchte, um den Angehörigen in seinem Abstinenzvorhaben zu unterstützen.

In manchen Momenten fällt der Gedanke an eine konstruktive Unterstützung des Betroffenen schwer. Der Angehörige kann keine Ressourcen mehr dafür aufbringen. Vielleicht stand vor wenigen Wochen noch das Thema Trennung/Scheidung im Raum, die Verunsicherung ist daher groß. Zu vermitteln ist: Es ist in Ordnung, nach sich selbst zu schauen, zur Ruhe zu kommen, die Geschehnisse zu sortieren. Dies kann dem Betroffenen mitgeteilt werden. In solchen Fällen ist es umso wichtiger, professionelle Helfer mit einzubeziehen – zur Unterstützung beider Seiten.

Tipps

Wichtig bleibt in der Sitzung durchgehend eine wertfreie Haltung des Therapeuten gegenüber bestimmten Verhaltensweisen oder Äußerungen der teilnehmenden Angehörigen.

Eventuell sind die Betroffenen skeptisch bezüglich der Sitzung, da sie nicht absehen können, was der Therapeut mit den Angehörigen bespricht. Es ist sinnvoll, die Gruppe der Betroffenen vorab zu informieren, was die Inhalte der Sitzung sein werden.

Es kann ebenfalls dazu kommen, dass der Therapeut mit sehr viel Frustration der Angehörigen konfrontiert ist, die sich auf das Hilfesystem beziehen. Vorwurfsvolle Haltungen und Unverständnis gegenüber bestimmten Sichtweisen und Handlungen können auftreten. Das ist keine einfache Situation. Der Therapeut sollte sich nicht in Rechtfertigungen verstricken, sondern sachlich und kurz gefasst die Sachlage schildern.

Literatur

APA (2000). Diagnostic and Statistical Manual of Mental Disorders – DSM-V (5th edition). Washington, DC 2013: American Psychiatric Association.
Bandura A (1977). Social Learning Theory. Englewood Cliffs, New Jersey: Prentice-Hall.
Beck AT, Wright FD, Newman CF, Liese BS (1997). Kognitive Therapie der Sucht. Weinheim: Beltz Psychologie Verlags Union.
Comeau N, Stewart SH, Loba P (2001). The relations of trait anxiety, anxiety sensitivity, and sensation seeking to adolescents' motivations for alcohol, cigarette, and marijuana use. Addict Behav, 26(6), 803–825.
Edelmann W (2000). Lernpsychologie (6. Auflage). Weinheim: Beltz Psychologie Verlags Union.
Heinz A, Batra A, Scherbaum N, Gouzoulis-Mayfrank E (2012). Neurobiologie der Abhängigkeit. Stuttgart: Kohlhammer.
Janis IL, Mann L (1977). Decision making: A psychological analysis of conflict, choice and commitment. New York: Free Press.

Jellinek EM (1960). The disease concept of alcoholism. New Haven: Hillhouse.
Kienast T, Lindenmeyer J, Löb M, Löber S, Heinz A (2007). Alkoholabhängigkeit. Stuttgart: Kohlhammer.
Lindenmeyer J (2004). Stationäre Verhaltenstherapie bei Alkoholabhängigkeit. Psychotherapie, 9(1).
Linehan M (1993). Cognitive-Behavioral Treatment of Borderline Personality Disorder. New York: The Guilford Press.
Mann K, Diehl A, Hein J, Heinz A (2010). Alkoholabhängigkeit. In: Voderholzer U Hohagen F (Hrsg.), Therapie psychischer Erkrankungen – state of the art. München: Urban & Fischer.
Marlatt GA, Donovan DM (2005). Relapse prevention – maintenance strategies in the treatment of addictive behaviors (Second edition). New York: The Guilford Press.
Mundle G (2017). Achtsamkeit in der Suchttherapie. Stuttgart: Kohlhammer Verlag.
Petry J (1996). Alkoholismustherapie: Gruppentherapeutische Motivierungsprogramme (3. Auflage). Weinheim Beltz/PVU.
Prochaska JO, DiClemente CC, Norcross JC (1992). In search of how people change. Applications to addictive behaviors. Am Psychol, 47(9), 1102–1114.
Saint-Exupéry A de (2008). Der kleine Prinz. Düsseldorf: Karl Rauch Verlag.
Segal ZV, Williams JM, Teasdale JD (2002). Mindfulness-based cognitive therapy for depression. New York: The Guilford Press.
Thomasius R, Küstner UJ (2005). Familie und Sucht. Stuttgart: Schattauer Verlag.
WHO (2010). Internationale Klassifikation psychischer Störungen – ICD-10 Kapitel V (F). Klinisch-diagnostische Leitlinien (7. überarbeitete Auflage). Bern: Verlag Hans Huber.
Woicik PA, Stewart SH, Pihl RO, Conrod PJ (2009). The Substance Use Risk Profile Scale: a scale measuring traits linked to reinforcement-specific substance use profiles. Addict Behav, 34 (12), 1042–1055.
Wolf-Arehult M, Beckmann C (2018). Achtsamkeitstraining (2. aktualisierte Auflage). Stuttgart: Kohlhammer Verlag.
Zuckerman M (1994). Behavioral Expressions and Biosocial Bases of Sensation Seeking. Cambridge: Cambridge University Press.

Hinweis zum Downloadmaterial

Die im Buch abgedruckten Arbeitsmaterialien können Sie als Zusatzmaterial kostenfrei herunterladen[3]:
  Link: https://dl.kohlhammer.de/978-3-17-038708-9

---

[3] Wichtiger urheberrechtlicher Hinweis: Alle zusätzlichen Materialien, die im Download-Bereich zur Verfügung gestellt werden, sind urheberrechtlich geschützt. Ihre Verwendung ist nur zum persönlichen und nichtgewerblichen Gebrauch erlaubt. Jede Verwendung außerhalb der engen Grenzen des Urheberrechts ist ohne Zustimmung des Verlags unzulässig und strafbar. Das gilt insbesondere für Vervielfältigungen, Übersetzungen, Mikroverfilmungen und für die Einspeicherung und Verarbeitung in elektronischen Systemen.

Stichwortverzeichnis

A

Abhängigkeit
- Kriterien 137–138
- Kriterien der ICD-10 138

Abhängigkeitserkrankung
- Stadien 56

Abstinenz
- Entwicklung von Zielen 167
- Motivation 158, 164

Acamprosat 101
Achtsamkeit 215–216
- Übungen 216

Alkohol
- biologische Wirkung 150
- in Hygieneartikeln 114
- in Lebensmitteln 112
- in Medikamenten 114

Alkoholentzug
- Komplikationen 88
- Medikamente 98

Alkoholfreies Bier 114
Ambivalenz 27
Ambulante Psychotherapie 106
Anti-Craving-Substanzen 97, 101

B

Belohnung 210
Belohnungssystem 151
Benzodiazepine 98
Betablocker 99
Bupropion 130
B-Vitamine 99

C

Carbamazepin 98
change talk 29
Clomethiazol 58, 98
Co-Abhängigkeit 228
CO-Messgerät 127
confidence talk 31
Craving 90

D

Delirium tremens 88
Disulfiram 101
Drogen
- biologische Wirkung 150

E

Emotionsregulation 181
Entscheidungswaage 159
Entspannung 211
Entzug 86
- Beruhigungs-/Schlafmittel 99
- Cannabis 89
- eigenständig durchgeführter 89
- Medikamente 98, 130
- Opiate 90

Entzugssymptome
- körperliche 87
- neurologische 88
- psychische 87–88
- vegetative 88

Entzugssyndrom 86
Entzugszeichen 86
- Alkohol 88
- Beruhigungs-/Schlafmittel 89
- Cannabis 89
- Opiate 90

Epileptische Anfälle 88
Erlaubniserteilende Gedanken 32, 202

F

Fagerström-Test 127
Fettleber 65
Fieberkurve 184
Folsäure 99

G

Gene 150
Genuss 215

Gruppenregeln 39
Gruppentherapie 34

H

Haloperidol 99
harm reduction 69
Hausaufgaben 39
Hepatitis 65
HIV 70

K

Kaffeesatzerbrechen 64
Knochenmark 66
Kognitive Dissonanz 32
Konditionierung 151
– operante und klassische 153
Konfrontations-Leugnungs-Falle 32
Kontrollierter Konsum 39, 229
Korsakow-Syndrom 67

L

Leberzirrhose 65
Lernen am Modell 153
Low-dose-Abhängigkeit 89

M

Mangelernährung 64
Medikamente
– Abhängigkeitspotenzial 57
– entzugserleichternde 97
Mikrozephalie 68
Motivational Interviewing 28

N

Naltrexon 102
Nikotinersatzpräparate 129
Notfallplan 222

O

Ösophagusvarizen 64

P

Pankreatitis 64
Polyneuropathie 67
Positive Tätigkeiten 209
Problemlösen 171, 177

Psychiatrische Institutsambulanz 106
Psychosoziale Folgen 79

Q

Qualifizierte Entgiftung 21

R

Raucherentwöhnungskurse 129
Rebound-Phänomen 91
Ressourcen 188
Rezeptor 150
Risikosituationen 194
roadblocks 159
Rückfall 47, 219
– lapse 219
– relapse 219
– Schutz vor 112
– slip 219

S

Schädlicher Gebrauch 139
Schwangerschaft 68, 128
Schweigepflichtserklärung 39
Selbstwirksamkeitserwartung 165
sensation seeking 150
Spider-Naevi 66
Streckmittel 70
Substanzfreie Zone 119
Substitution 100
Suchtdruck 113
Suchtentstehung
– psychologische Faktoren 152
– soziale Faktoren 154
Suchtentwicklung 144, 149
Suchtmittelkonsum
– körperliche Folgen 62
Suchtverlagerung 55
Suchtverlauf 55

T

Tabak 126
Tagesstruktur 208
Teerstuhl 64
Testosteron 66
Therapeutische Beziehung 26
Therapeutische Haltung 38
Therapievereinbarung 39
Tremor 88

V

Validierung 26
Vareniclin 130

W

Wernicke-Enzephalopathie 67
Widerstand 29, 40

Autorinnen und Autor

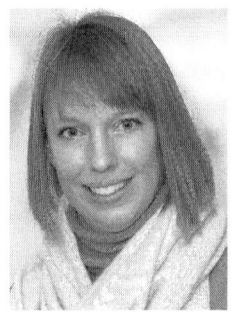

Dr. rer. nat. Franziska Schober
Studium der Psychologie an der Eberhard Karls Universität Tübingen von 1998 bis 2004. Weiterbildung zur Psychologischen Psychotherapeutin mit Fachrichtung Verhaltenstherapie von 2004 bis 2008. Im Suchtbereich tätig seit 2006 an der Universitätsklinik für Psychiatrie und Psychotherapie Tübingen: Hier Entwicklung und Implementierung manualisierter Gruppenpsychotherapieprogramme im stationären und tagesklinischen Bereich. Aktuell arbeitet Franziska Schober in ambulanter Psychotherapie mit abhängigkeitserkrankten Patienten sowie in der Weiterbildung für Psychotherapeuten.

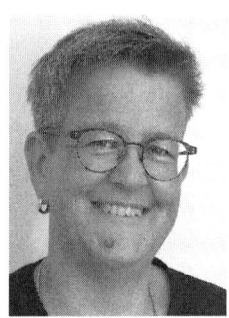

Dr. med. Friederike D. Wernz
1992 bis 1999 Studium der Humanmedizin an der Eberhard Karls Universität Tübingen. 2000 bis 2006 Weiterbildungsassistentin an der Universitätsklinik für Psychiatrie und Psychotherapie Tübingen. Promotion zur Dr. med. 2002. Seit 2006 Ärztin für Psychiatrie und Psychotherapie und Oberärztin mit den Schwerpunkten Sozialpsychiatrie und Suchtmedizin. Friederike Wernz leitet die Sucht-Psychotherapiestation und die Psychiatrische Institutsambulanz der Universitätsklinik für Psychiatrie und Psychotherapie Tübingen.

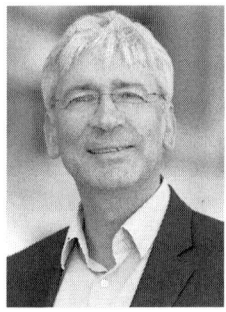

Prof. Dr. med. Anil Batra
Studium der Medizin 1982–1989, seit 1996 Arzt für Psychiatrie und Psychotherapie, Habilitation 1999 über Tabakabhängigkeit. Suchtmediziner an der Universitätsklinik für Psychiatrie und Psychotherapie Tübingen. Anil Batra ist stellv. Ärztlicher Direktor der Klinik, Leiter der Sektion Suchtmedizin und Suchtforschung und verantwortlich für die ärztliche Weiterbildung Psychotherapie – verhaltenstherapeutisch orientiert, Anerkennung als Supervisor. Herausgeber der Kohlhammer-Buchreihe »Störungsspezifische Psychotherapie«.